Ludwig Wilhelm Johannes Kotelmann

Gesundheitspflege im Mittelalter

Kulturgeschichtliche Studien nach Predigten des 13., 14., und 15. Jahrhunderts

Ludwig Wilhelm Johannes Kotelmann

Gesundheitspflege im Mittelalter
Kulturgeschichtliche Studien nach Predigten des 13., 14., und 15. Jahrhunderts

ISBN/EAN: 9783743392892

Hergestellt in Europa, USA, Kanada, Australien, Japan

Cover: Foto ©ninafisch / pixelio.de

Weitere Bücher finden Sie auf **www.hansebooks.com**

GESUNDHEITSPFLEGE

IM

MITTELALTER.

KULTURGESCHICHTLICHE STUDIEN

NACH PREDIGTEN DES 13., 14. UND 15. JAHRHUNDERTS

VON

DR. MED. ET PHIL. **L. KOTELMANN,**

AUGENARZT IN HAMBURG.

HAMBURG UND LEIPZIG,

VERLAG VON LEOPOLD VOSS.

1890.

Druck der Verlagsanstalt und Druckerei Aktien-Gesellschaft
(vormals J. F. Richter) in Hamburg.

Vorrede.

Das bis jetzt stark vernachlässigte Stu-
dium der Geschichte der Gesundheitspflege ist
thatsächlich lehrreicher und verspricht größeren
Lohn, als man gemeiniglich glaubt.

J. Uffelmann.

In dem nachstehenden Werke ist zum erstenmale der Versuch
gemacht worden, deutsche Predigten des Mittelalters als Quelle für
die Geschichte der Medizin zu benutzen.[1] Dieser Versuch darf
nicht überraschend erscheinen, wenn man bedenkt, daſs die da-
malige Predigtweise eine vorherrschend auf das Praktische gerich-
tete, ethische war und infolge dessen die verschiedensten Seiten
des menschlichen Lebens berührte. So bilden denn jene Reden
eine wichtige Fundgrube für die Kulturgeschichte und die damit
eng zusammenhängende Geschichte der Medizin.

Wenn wir nun aus dieser Quelle Beiträge zur Gesundheitspflege
des Mittelalters zu geben unternehmen, so wird niemand in den-
selben ein System der Hygiene oder gelehrte hygienische Ausein-
andersetzungen zu finden erwarten. Dazu ist die Gesundheitspflege
ein zu junger Zweig der medizinischen Wissenschaft, ganz abgesehen
davon, daſs eine Predigtsammlung kein hygienisches Kompendium
sein kann.

Vielmehr handelt es sich bei unseren Geistlichen nur um das,
was der nüchternen Beobachtung und dem gesunden Menschen-

---

[1] Die **Ausgabe** *altdeutscher Predigten* von Anton E. Schönbach, Graz,
1886—1888, welche als Abschluſs der älteren Sammlungen gilt, konnte leider
nicht mehr Berücksichtigung finden, da unsere Arbeit bereits seit längerer Zeit
vollendet war und nur, durch äuſsere Umstände veranlaſst, erst jetzt erscheint.

verstande die tägliche Erfahrung an die Hand gab, und ihre Ausführungen haben daher öfter mehr kulturhistorisches, als streng hygienisches Interesse. Doch bieten sie auch Stoff genug, der, wie beispielsweise die Verfälschung der Nahrungs- und Genufsmittel, zu den wichtigsten Kapiteln der Gesundheitspflege gehört.

Was die Form der Darstellung betrifft, so haben wir so viel als möglich die Quellen selbst reden lassen, indem wir charakteristische Stellen auswählten und dazu den verbindenden Text, der das Urteil leiten soll, gaben. Dadurch ist nicht nur eine gewisse Mannigfaltigkeit des Tones erzielt, sondern auch ein unmittelbares Verhältnis zwischen dem Leser und den Männern hergestellt, deren Predigten nach der Erklärung Jakob Grimms zu dem Besten gehören, was die deutsche Beredsamkeit alter und neuer Zeit hervorgebracht hat.

Mögen sie denn auch anderen wenigstens einen kleinen Teil des Genusses gewähren, den der Verfasser bei ihrem Studium reichlich empfunden hat!

Hamburg, im Oktober 1890.

L. Kotelmann.

Inhaltsverzeichnis.

R
171
.K8

Viertes Kapitel.
Die körperlichen Übungen.

Fünftes Kapitel.
Die ärztliche Hilfe.

Sechstes Kapitel.
Die Krankenpflege und Totenbestattung.

Schlufs.
Beurteilung des Mitgeteilten.

Einleitung.

Die benutzten Quellen.

In der Geschichte der Kanzelberedsamkeit wird die Zeit von 1250 bis 1510 immer eine hervorragende Epoche ausmachen. Wirkten doch damals eine Anzahl Männer als geistliche Redner, die das Volk mit so unwiderstehlicher Macht an sich zogen, dafs „oft nur der Tempel Gottes im Freien die Menge ihrer Hörer zu fassen vermochte".[1] Der älteste derselben ist der 1272 verstorbene Franziskanermönch Berthold von Regensburg.[2] In echt volkstümlicher und dennoch niemals niedriger Rede erschütterte er rohe Gemüter.

---

[1] K. Hase, *Kirchengeschichte.* Leipzig 1858. S. 312. W. Wackernagel, *Altdeutsche Predigten und Gebete.* Basel 1876. S. 69: „Bruoder berchtolt von regenfpurg der barfuos hat gepredict da cf menig tusent menfch hort ze zürich vor der ftat." Schnegraf gibt in der *Bibliothek der gesammt. deutsch. National-Litteratur.* Quedlinburg und Leipzig 1839. Bd. XI. Tl. 1. S. 81 sogar an, es hätten sich einmal über 200 000 (?) Menschen hinzugedrängt, als Berthold in dem Minoritenkloster zu Regensburg predigte.

[2] Chr. F. Kling, *Berthold, des Franciskaners deutsche Predigten, aus der zweiten Hälfte des 13. Jahrhunderts, theils vollständig, theils in Auszügen.* Berlin 1824. Vgl. J. Grimms Beurteilung dieser Schrift in den *Wiener Jahrbüchern der Litteratur.* 1825. Bd. XXXII. Oktob.- und Dezemb.-Heft. S. 194ff. F. Pfeiffer, *Berthold von Regensburg. Vollständige Ausgabe seiner Predigten mit Anmerkungen und Wörterbuch.* Wien 1862. Bd. I; Wien 1880. Bd. II von J. Strobl. Eine Charakteristik Bertholds findet sich bei W. Wackernagel, *Altdeutsche Predigten und Gebete.* S. 352—369; ebenso bei R. Cruel, *Geschichte der deutsch. Predigt im Mittelalter.* Detmold 1879. S. 306—322.

Kotelmann, Gesundheitspflege. 1

zog gegen die Ablafs- oder Pfennigprediger[1] zu Felde und drang
gegenüber dem Ceremonienwesen der damaligen Kirche auf eine
Verehrung Gottes im Geiste und in der Wahrheit. Eine ähnliche,
wenn auch weniger praktische Richtung verfolgte Meister Eckhart[2],
wahrscheinlich in Thüringen in der zweiten Hälfte des drei-
zehnten Jahrhunderts geboren. Wegen seiner mystisch-kontemplativen
Gesinnung ward er als Ketzer verdammt und lebte zuletzt in Köln,
wo er eine Schar hervorragender Schüler um sich versammelte.
Zu denselben gehörte vor allem Johann Tauler[3], den die Mitwelt
mit dem stolzen Beinamen eines „Doctor sublimis et illuminatus" be-
legt hat. Er zog als Dominikaner in verschiedenen Gegenden
Deutschlands predigend umher und schlug dann seinen Wohnsitz in
Strafsburg auf, wo er nach zwanzigjährigem Aufenthalte 1361 starb.
Aus seinen Predigten[4] strahlt uns die ganze Wärme innerster Über-
zeugung entgegen, und wir wüfsten denselben kein passenderes Motto,

[1] Für die Bezeichnung „pfenniueprediger" gibt Berthold folgende Er-
klärung ab: „Swenne (wenn) dû ûf stêst unde vergibest einem alle die sünde
die er ie getete umb einen einigen helbelinc (ein halber Pfennig) oder umb einigen
pfenninc, sô waenet er, er habe gebüezet, unde wil für baz niht mêr büezen."
F. Pfeiffer, Berthold von Regensburg. Bd. I. S. 117.
[2] F. Pfeiffer, Deutsche Mystiker des 14. Jahrhunderts. Leipzig 1857. Bd. II:
Meister Eckhart. Vgl. K. Schmidt, Meister Eckart; ein Beitrag zur Geschichte
der Theologie und Philosophie des Mittelalters. Theolog. Studien u. Kritiken. 1839.
Heft 3. S. 663 ff. W. Wackernagel a. a. O. S. 398—429. R. Cruel a. a. O.
S. 370—384.
[3] C. Schmidt, Johannes Tauler von Strafsburg. Beitrag zur Geschichte
der Mystik und des religiösen Lebens im 14. Jahrhundert. Hamburg 1841.
W. Wackernagel a. a. O. S. 429—431. R. Cruel a. a. O. S. 385—395.
[4] Die älteste Ausgabe von Taulers Predigten erschien 1498 in Leipzig;
zuletzt kamen dieselben 1826 in Frankfurt a. M. in 3 Bänden heraus. Wir
citieren nach der Baseler Ausgabe von 1521: Joannis Tauleri des heilige levers Predig,
fast fruchtbar zuo ein recht christlichen leben. Eine neuhochdeutsche Übersetzung
haben E. Kuntze und J. H. R. Biesenthal geliefert: Johann Taulers
Predigten auf alle Sonn- und Festtage im Jahr. Nach den Ausgaben von Joh.
Arndt und Phil. Jac. Spener. Berlin 1841—1842. 3 Teile. Luther äufsert
sich über Taulers Reden in einem Briefe an den sächsischen Kanzler Spalatin:
„Si te delectat puram solidam antiquae similhmam Theologiam legere in Germanica
lingua effusam, sermones Joh. Tauleri praedicatoriae professionis comparare tibi
potes. Neque enim ego vel in Latina vel in nostra lingua Theologiam vidi salu-
briorem, et cum Evangelio consonantiorem." Epistol. XXIII ad Spalat. in der
Walchschen Ausgabe der Werke Luthers. Bd. XXI. S. 567.

als das Quinctilianische „Pectus est, quod disertum facit,“ vorzu-
setzen. Als der letzte dieses Kreises endlich ist Geiler von Keisers-
berg[1] zu nennen, einer der tiefsten Menschenkenner, die es je gegeben
hat. Er war 1445 zu Schaffhausen geboren, studierte 1475 zu Basel,
ward 1478 Prediger am Münster zu Strafsburg und starb daselbst im
Jahre 1510. Seine Predigten[2], namentlich die, welche er über
Sebastian Brants Narrenschiff hielt[3], sind weniger auf Erhebung

---

[1] Geilers Leben haben zwei der namhaftesten Humanisten lateinisch beschrie-
ben, Jacob Wimpheling 1510 und Beatus Rhenanus 1511. Eine neuere
Biographie verdanken wir F. W. Ph. von Ammon, *Geiler von Kaysersbergs
Leben, Lehren und Predigten*. Erlangen 1826. Vgl. auch W. Wackernagel
a. a. O. S. 441—444. R. Cruel a. a. O. S. 538—556.

[2] *Dis schön buoch genat der seelen Paradifs, von waren und volkümen
tugenden sagend. hatt geprediget, und zuoletft corrigiert, der gottfoerchtig, hoch
beruemt doctor ün predicant. Johanes Geiler vö Keyfzerfperg zuo den
Reüwic in Strafsburg. Als man zalt nach der geburt Chrifti unfzers herren Taufent
Fünffhundert und dreü Jar.* Strafsburg 1510. — *Das buch Granatapfel. im latein
genant Malogranatus. hett in im gar vil und manig heilfam und fueffer under-
weyfung und leer, den unhebenden, uffnemenden und volkomen menfchen, mit fampt
geiftlicher bedeütung des ufzgangs der kinder Ifrael von Egypto. Item ein merck-
liche underrichtung der geiftlichen fpinnerin. Item ettlich predigen von dē hafen
im pfeffer. Unnd von fyben fchwertern. unnd fcheiden, nach geiftlicher ufzlegung.
Merers teyls geprediget durch den hochgelerten doctor Johannem Geyler vonn
Keyferfperg.* Strafsburg 1516. — *Die Emeis Dis ift das buoch von der Omeiffen.
unnd auch. Her der künnig ich diente gern. Und fage von Eigentfchafft der
Omeiffen, und gibt underweifung ru dē unholden und hexen, und von gefpenft
der geift. unnd von dem wuetenden heer wunderbarlich, und nützlich zewiffen,
was man darvon halten oder glauben foll. Und ift von dem hochgelerten doctor
Joanes Geiler vo Keiferfperg Predicant der Keiferlichen freien ftatt Strafz-
burg, der felben zeit. in eim quadragefimal gepredigt worden alle fontag in der faften
etc.* Strafsburg 1516. 2. Aufl. Strafsburg 1517. — *Euangelia mit ufzlegüg Des hoch
gelertē Doctor Keiferfpergs: und ufz dem Plenarium und funft vil guoter Exempel
Nutzlich, Sümer und Winttertheil durch dz gatz iar. Introit, anfang der Mefz
Epiftel und Collect etc. und auch me von den Heilige und die zwölff Euāgelia die
der Doctor auch gepredigt vnn ufzgelegt hat, feint von feine mund angefchriben, vn
getruckt mit gnad vn Priuilegio ufz weifzet wy nach ftot.* Strafsburg 1517. — *Doctor
Keiferfzbergs Poftill: Ueber die fyer Euangelia durchs jor, fampt dem Quadra-
gefimal, und von ettlichen Heyligen; newlich ufzgangen.* Strafsburg 1522.

[3] *Des hochwirdigen doctor Keiferfpergs narenfchiff fo er gepredigt hat zuo
ftrafzburg in der hohen ftifft dafelbft Predicat d' zeit. 1498. dis geprediget. Und
ufz latin in tütfch bracht, darin vil weifzheit ift zuo lernē, und leert auch die
narrefchel hinweck werffen. ift nütz und guot allen menfchen.* Strafzburg 1520

1*

des Gemüts, als auf Verbesserung der Sitten gerichtet, aber sie
verfolgen die Thorheiten der Welt und der Kirche mit so
derbem, kaustischem Witze, dafs sie unerreicht in dieser Beziehung
dastehen.[1]

Wenn aber auch die bisher Genannten die hervorragendsten
Prediger jener Zeit sind, und wir deshalb vorzugsweise aus ihren
Reden unsre Darstellung schöpften, so haben uns doch noch
eine Anzahl andrer Predigtsammlungen für unsern Zweck vor-
gelegen. Es sind dies die Sermone des dreizehnten Jahrhunderts in
H. Hoffmanns *Fundgruben*[2], die damit gleichzeitigen *Deutschen
Predigten*, herausgegeben von Grieshaber[3], die elsässischen Pre-
digten des vierzehnten Jahrhunderts in der Birlingerschen Zeit-
schrift *Alemannia*[4], sowie die geistlichen Reden in dem ersten
Bande der *Deutschen Mystiker des vierzehnten Jahrhunderts* von
Pfeiffer.[5] Auch die Predigten, welche die *Bibliothek der gesamten
deutschen Nationallitteratur*[6], Mones *Anzeiger für Kunde der
deutschen Vorzeit*[7] und Wackernagels *Altdeutsche Predigten und*

------

[1] Vgl. Mundt, *Kunst der deutschen Prosa.* S. 178 ff.

[2] H. Hoffmann, *Fundgruben für Geschichte deutscher Sprache und
Litteratur.* Breslau 1830. Tl. I. S. 70—126. Vgl. R. Cruel a. a. O. S. 155—167.

[3] F. K. Grieshaber, *Deutsche Predigten des XIII. Jahrhunderts zum
erstenmal herausgegeben.* Stuttgart 1844. Abt. 1; Stuttgart 1846. Abt. 2. Vgl.
W. Wackernagel a. a. O. S. 372—375. R. Cruel a. a. O. S. 322—336.

[4] A. Birlinger, *Alemannia, Zeitschrift für Sprache, Litteratur und Volks-
kunde des Elsafses und Oberrheins.* Bonn 1873. Bd. I. S. 60—87, 186—194,
225—250.

[5] F. Pfeiffer, *Deutsche Mystiker des 14. Jahrhunderts.* Leipzig 1845.
Bd. I. Enthält das Heiligenleben des Hermann von Fritslar, sowie die
Predigten des Nikolaus von Strafsburg und David von Augsburg. Über
Nikolaus von Strafsburg vgl. W. Wackernagel a. a. O. S. 393—398.

[6] *Bibliothek der gesammten deutschen National-Literatur von der ältesten
bis auf die neuere Zeit.* Bd. XI. Tl. 1: K. Roth, *Deutsche Predigten des XII. und
XIII. Jahrhunderts.* Quedlinburg und Leipzig 1839. Bd. XI. Tl. 2: H. Leyser,
Deutsche Predigten des XIII. und XIV. Jahrhunderts. Quedlinburg und Leipzig
1838. Über die Rothsche Sammlung vgl. R. Cruel a. a. O. S. 191—194, über
die Leysersche R. Cruel a. a. O. S. 181—190.

[7] H. Frh. von Aufsefs, *Anzeiger für Kunde des deutschen Mittelalters.*
Jahrg. 1 und 2. Nürnberg 1832. 1833; Jahrg. 3 von H. Frh. v. u. z. Aufsefs
und Professor Mone. Nürnberg 1834; Jahrg. 4 ff. unter dem Titel: *Anzeiger
für Kunde der teutschen Vorzeit* von F. J. Mone. Karlsruhe 1835 ff.

Gebete[1] enthalten, wurden hin und wieder von uns benutzt. — Dagegen haben wir zu der damaligen Profanlitteratur nur alsdann unsre Zuflucht genommen, wenn sie eine wertvolle Ergänzung zu den Mitteilungen unsrer Prediger bot. Auf diese Weise sind aufser dem Nibelungenliede Heinrich von Veldeke, Hartmann von Aue, Walther von der Vogelweide, Gottfried von Strafs- burg, Wirnt von Gravenberg, Wolfram von Eschenbach, Ulrich von Lichtenstein, Konrad von Würzburg, Sebastian Brant und andre von uns angezogen worden. Ganz vereinzelt haben uns auch zwei niederdeutsche Urkunden als Quellen gedient.

---

[1] W. Wackernagel, *Altdeutsche Predigten und Gebete aus Handschriften*. Basel 1876. Die darin enthaltenen Predigten aus einem Nonnenkloster bespricht R. Cruel a. a. O. S. 355—361 und Wackernagel selbst a. a. O. S. 384—393.

I. Kapitel.

Die Ernährung.

Indem wir nun aus den in der Einleitung erwähnten Schriften die hygienischen Anschauungen des Mittelalters zu schildern versuchen, beginnen wir mit der Besprechung der damals üblichen Art der Ernährung. Denn „sich zu etzen"[1] oder „des libes nôtdurft"[2] zu besorgen, galt als christliche Pflicht. „Das haltet leib uñ feel zuosamen"[3], äufsert Geiler einmal, und an einer andren Stelle sagt er, dafs die leibliche Speise zwar nicht das Leben zu geben, wohl aber dasselbe zu erhalten vermöge: „Liblich brot das felb gibt nitt das leben, funder allein behaltet es das leben des menfchẽ. Einer muoft lang einem toten menfchen brot in das mul thuon, das er lebẽdig würd."[4]

Als „effig" (efsbar) und „nutzlich"[5] aber werden namentlich die animalischen Nahrungsmittel bezeichnet. Was zunächst das Fleisch der Haussäugetiere betrifft, so lag die Herrichtung desselben den „vleifchern" oder „metzgern" ob. Sie bildeten zusammen eine

---

[1] Berthold, ed. F. Pfeiffer. Bd. II. S. 115.
[2] Ebendas. Bd. II. S. 17.
[3] Geyler von Keyfersberg, Poftill. teyl III. S. XXXVIII. Pred. An unfers Herren Fronlychnamstag.
[4] Ebendas. teyl II. S. LXIX. Pred. Am Donderftag noch Oculi.
[5] Joannis Tauleri Predig In der Crützwochen. S. XXXVIII.

bereits damals die Redensart üblich war: „warten"[1] oder „do fitzen bitz das dir ein gebrottene tub in das mul flueg."[2] Ziemlich verbreitet ist jedenfalls auch der Genufs der „gense"[3] gewesen. Geiler unterscheidet „growe" (graue), grobe und grofze"[4], sowie „fchwartze"[5] und „wiffe gaenns."[6] Ebenso ist bei ihm von „der ganfz an marckt"[7] die Rede, und bei Berthold werden „kinder, die der gense hüetent an dem velde"[8] erwähnt. Zugleich klagt der letztere auch hier wieder den Kriegsknecht an: „Sô er danne an einer gense genuoc haete, sô würget er vier oder zehene."[9] Wo eine Gans zu viel war, da wurde statt derselben auch wohl ein „antfogel"[10] (Ente) verzehrt.

Noch mehr als zahmes Geflügel galt „wildpract"[11] als „ein befunder fchleck"[12] (Leckerbissen). Bereits die alten Germanen hatten dasselbe, freilich nur wenn es ohne haut goût war[13], sehr schmackhaft gefunden, und dem entsprechend werden auch von Geiler „kapon uñ wildpraet" der „fchlechten fpeyfz", [wie sie „ein clofter mêfch" geniefst, gegenübergestellt.[14] Auf den öfteren Genufs des Wildes

---

[1] Geyler von Keyferfzberg, *Poftill.* teyl II. S. XV. Pred. Am Sonnentag noch Inuocauit.

[2] Ebendas. teyl III. S. LX. Pred. An dem Achtenden fonnentag noch Trinitatis.

[3] Berthold, ed. F. Pfeiffer. Bd. I. S. 375. Geiler vö Keiferfperg, *Von den fyben fcheiden, das fechft fchwert.*

[4] Geyler von Keyferfzberg, *Poftill.* teyl III. S. XXXXV. Pred. An dem Anderen fonnentag noch Trinitatis.

[5] Ebendas. S. XXXXVI.

[6] Ebendas.

[7] Geyler von Keyferfzberg, *Poftill.* teyl II. S. XCVI. Pred. Am Frytag noch Letare.

[8] Berthold, ed. F. Pfeiffer. Bd. I. S. 403.

[9] Ebendas. Bd. I. S. 368.

[10] Geiler bei H. Rinn, *Kulturgeschichtliches aus deutschen Predigten des Mittelalters.* Programm No. 655 der Gelehrtenschule des Johanneums zu Hamburg. Hamburg 1883. S. 17.

[11] Geyler vonn Keyferfperg, *Der hafz im pfeffer, die vierd eygefchafft des haefzlins.* Ebendas. *die neünd eygefchaft des haefzlins.* Geiler vö Keiferfperg, *Von den fyben fcheiden, das fechft fchwert.*

[12] Derselbe, *Der hafz im pfeffer, die vierd eygefchafft des haefzlins.*

[13] Cibi simplices: agrestia poma, recens fera, aut lac concretum. Tacitus, *de Germ.* cap. XXIII.

[14] Geiler vö Keiferfperg, *Von den fyben fcheiden, das fechft fchwert.*

weist übrigens schon die häufige Erwähnung des „geiaegts" [1] (Jagd)
und „iagens" [2], sowie der „jeger unde weideliute" [3] hin. Welche Art
von Wildpret aber dieselben für die Küche lieferten, finden wir bei
Berthold angeführt. „Ir wizzet wol", so läfst er sich in einer
Predigt vernehmen, „daz die jeger unde die weideliute vil maniger
hande (mancherlei) stricke müezent haben. Mit einer hande stricke
vâhent sie die bern — unde die hirze unde diu grôzen tier (wilt-
swin [4]). Sô vâhent sie die hasen — aber in andern stricken, —
unde diu künigelin (Kaninchen) unde sô getâniu tierlin vaehet man
aber mit ander leie stricken." [5] Namentlich der Hase mufs sehr
häufig gegessen worden sein. Denn Berthold erzählt nicht nur
von ihm: „Swie wol er fliehen kan der hase unde swie wol er
fliehen getar (sich getraut), sô hat im der weideman sine stricke ge-
leit mit listen: swenne er wil waenen daz er wol geflohen habe, sô
gêt er im in die hant unde würget in unde schindet in unde braetet
in unde siudet in" [6], sondern er benutzt „das forchtfam, unachtbar,
clein thierlin" [7], das „ze allen ziten in flühten und der minnesten
einz ist" [8], auch öfter zu Vergleichen. In besonderem Mafse aber ist
dies bei Geiler der Fall, der einen ganzen Cyklus von Predigten
über die „geiftliche bedeütung des Haefzlins, wie man das in dem
pfeffer bereiten sol" [9], hielt.

Indessen mit dem Genufs des soeben erwähnten Wildprets be-
gnügte man sich nicht. Vielmehr brachte man auch wildes Geflügel
auf den Tisch, wie denn Geiler von dem Schlemmer tadelnd bemerkt:
„Ein wuefter fraeffiger menfch — der luogt das er alle thierlin um

---

[1] F. K. Grieshaber, *Deutsche Predigten des XIII. Jahrhunderts.* Abt. 1.
S. 158. Jo. Tauleri *Predig Am II. fontag in der Faften.* S. XXV.

[2] Jo. Tauleri *Predig Am II. fontag in der Faften.* S. XXV.

[3] Berthold, ed. F. Pfeiffer. Bd. I. S. 410. Ebendas. Bd. I. S. 555. Geyler
vonn Keyferfperg, *Der hafz im pfeffer, die neünd eygefchaft des haefzlins.*

[4] „Mir troumte, wie iuch zwei wildiu swin jageten über heide", Der Nibelunge
not nach Lachmanns Ausgabe 864, 2. „Mit ir scharpfen gêren si wolden jagen
swin beren unde wisende", ebendas. 854, 2. 859, 3.

[5] Berthold, ed. F. Pfeiffer. Bd. I. S. 410.

[6] Ebendas. Bd. I. S. 555—556.

[7] Geylor vonn Keyferfperg, *Der hafz im pfeffer.* Titel.

[8] Berthold, ed. F. Pfeiffer. Bd. I. S. 554.

[9] Geyler vonn Keyferfperg, *Der hafz im pfeffer.* Titel.

gewild in den welde, un die adelichen voegel im lufft — im in feine
mage komen un verfudle."[1] Die Vögel wurden entweder mit Netzen[2]
oder vermittelst des zur Beize abgerichteten „federfpiles"[3] (Falke)
gejagt, das felbst mancher „pfaffe" zu „bereitten" verstand.[4] Den
Ertrag der Jagd aber bildeten „birkhuener", „hafelhuener" und vor
allem „rephuener." Dafs die letzteren als ein „koftlich ding" für
den Gaumen galten, folgt aus einer Stelle bei Geiler: „Der boefz
geift betoeret angengs un verfuocht Adam un Eva, nit mit ein rep-
huon, fund' mit eine oepffel, höd fie fich un uns in iamer un in
ellend bracht un verfchleckt, es ligt nit daran ob du koftlich od'
nachgültig (geringwertig) ding effeft, du magft dich ebe als wol ver-
fchulde in effen eins oepffels od' andrer frucht, als hetteftu ein
rephuon geeffen."[5] Neben den eben genannten Hühnern wurden
auch der „brachvogel" (Krammetsvogel) und „fnarz" (Wachtelkönig)
für die Küche gefangen. Dagegen legt Geiler Protest ein, dafs man
den fchön gezierten Diftelfinken verzehre: „Ein hüpfch diftel voegelin
das got fo fein gemacht hat, un uff das aller fchoeneft ufzgeftriche
mit hüpfche farben, nit darüb dz es in deine bauch zuo dreck würde."[6]

Aufser dem Fleisch der Warmblüter kam auch dasjenige der
Fische verhältnismäfsig oft auf den Tisch[7], zumal dasselbe eine be-
liebte Fastenspeise war.[8] Die „fifchery"[9] lag dem „ampt der fifcher
uff d' fifcher ftuoben"[10] ob und wurde teils mit „netzen"[11], teils

---

[1] Derselbe, *Von den fyben fcheiden, das fechft fchwert.*

[2] Berthold, ed. F. Pfeiffer. Bd. I. S. 410.

[3] Geyler von Keyferfzberg, *Poftill.* teyl II. S. XXXVI. Pred. Am
Zynftag noch Reminifcere.

[4] Ebendas. teyl I. S. XXX. Pred. Am Sönentag Septuagefima.

[5] Geiler vö Keiferfperg, *Von den fyben fcheiden, das fechft fchwert.*

[6] Ebendas.

[7] Geyler von Keyferfzberg, *Poftill.* teyl III. S. XXXXII. Pred. An
dem Erften fonnentag noch Trinitatis. Derselbe, *Von den fyben fcheiden, das
fechft fchwert.*

[8] Berthold, ed. F. Pfeiffer. Bd. I. S. 150.

[9] Geyler von Keyferfzberg, *Poftill.* teyl III. S. LVI. Pred. Am Fünften
fonnentag noch Trinitatis.

[10] Ebendas. teyl II. S. CXI. Pred. Am Donderftag noch Judica.

[11] Ebendas. teyl III. S. LVI. Pred. Am Fünften fonnentag noch Trinitatis.
Berthold, ed. F. Pfeiffer. Bd. I. S. 410.

mit „de angel“[1] betrieben, an dem sich „das luoder“[2] (Lockspeise)
als „chorder“[3] (Köder) befand. Die Beute aber, die man so den
„wyhern“[4] und „vlüzzen“, wie dem „moer“[5] abgewann, bestand in
„kreffen“[6] (Gründlinge), „felmelingen“[7] (kleine Lachse), „falmen“[8],
„forellen“[9], „heringen“[10], „ftockfifchen“[11], „grözen hûsen“[12] (Hausen)
und „störn.“[13] Namentlich die Heringe waren ein sehr gewöhnliches
Gericht[14], da dieselben in dichten Zügen gefangen wurden. Denn
„die hering die farent daher mit groffer vile (Menge), fie habe ein
fürer. Ein hering der fchwimpt voranhin, und dye andern all nahin.“[15]
„Nit benugen hân an einem hering“[16] wird als ein Zeichen von Un-
genügsamkeit angeführt. Neben den erstgenannten „fchuopvischen“[17]
waren auch „ungefchuepte fifch“[18] auf dem „fifchmarckt“[19] zu haben,

---

[1] Joannis Tauleri *Predig Uff funtag nach der heilft dry künig tag.*
s. XV. Geiler vö Keyfzerfperg, *Der feelen Paradifz.* cap. 6. S. XXXXI.
Derselbe, *Poftill.* teyl [III. S. C. Pred. Am Zweyundzwentzigften fonnentag
noch Trinitatis.

[2] Geiler vö Keyfzerfperg, *Der feelen Paradifz.* cap. VI. Von warer
keüfcheit. S. XXXXI.

[3] II. Rinn a. a. O. S. 32.

[4] Geyler von Keyferfzberg, *Poftill.* teyl II. S. LXXVII. Pred. Am
Sonnentag Letare.

[5] Ebendas. teyl III. S. C. Pred. Am Zweyundzwentzigften fonnentag noch
Trinitatis.

[6] Ebendas. teyl II. S. CI. Pred. Am Sonnentag noch Judica.

[7] Ebendas. teyl III. S. LVI. Pred. Am Fünfften fonnentag noch Trinitatis.

[8] Berthold, ed. F. Pfeiffer. Bd. I. S. 410. Geyler von Keyferfz-
berg. *Poftill.* teyl II. S. LXXI. Pred. Am Frytag noch Oculi.

[9] Geyler von Keyferfzberg, *Poftill.* teyl II. S. LXXI. Pred. Am Frytag
noch Oculi.

[10] Berthold, ed. F. Pfeiffer. Bd. I. S. 150. Geiler vö Keiferf-
perg. *Die Emeis.* S. XXXII.

[11] Geiler vö Keiferfperg, *Die Emeis.* S. XXXIII.

[12] Berthold, ed. F. Pfeiffer. Bd. I. S. 410.

[13] Ebendas.

[14] Geiler vö Keiferfperg, *Von den fyben fcheiden, das fechft fchwert.*

[15] Geiler vö Keiferfperg, *Die Emeis.* S. XIII.

[16] H. Rinn a. a. O. S. 17.

[17] F. K. Grieshaber a. a. O. Abt. 1. S. 146.

[18] Geyler von Keyferfzberg, *Poftill.* teyl II. S. LXVI. Pred. Am
Mittwoch noch Oculi.

[19] Ebendas. teyl II. S. VI. Pred. Am Donderftag vor Inuocauit. Ebendas.
teyl II. S. CI. Pred. Am Sonnentag noch Judica.

und zwar rechnete man „ael (Aale), neünocken, rufolcken (Quabben) und groppen"[1] (Grundeln) hierzu. Dafs die Juden diese infolge eines gesetzlichen Verbotes[2] nicht essen, findet sowohl bei Geiler[3], als in einer Predigt der Grieshaberschen Sammlung[4] Erwähnung. Dagegen war der „eierreiche krebez"[5] allgemein als Speise geschätzt, und nur ihn roh zu geniefsen galt als besonders widerwärtig.[6]

Von den tierischen Nahrungsmitteln ist endlich noch als eins der alltäglichsten „die milch"[7] anzuführen. Wie schon „ein klein kint"[8] sich an „sîner muoter brüsten"[9] nährte, es sei denn, dafs dieselben „erdorret"[10] gewesen, so nahm man auch noch in reiferem Alter gern Milch zu sich. Bereits bei den alten Germanen hatte eine Vorliebe hierfür bestanden[11], und dafs dieselbe ebenso während des Mittelalters herrschte, beweist die öftere Erwähnung von „fcâf (Schaf) unde chuo (Kuh) melche."[12] Aufser Milch diente auch alles, was sich aus derselben bereiten läfst, das sogenannte „molchen"[13], zur Nahrung. „Want wir aber fin in den tagen der heiligen urftende" (Ostern), so heifst es in einer Predigt, die das Fasten einschärft,

---

[1] Ebendas. teyl II. S. LXVI. Pred. Am Mittwoch noch Oculi. Derselbe, *Der hafz im pfeffer, die neünd eygefchaft des haefzlins.*

[2] Levit. 11, 9 f., vgl. Mischn. Choll. 3, 7. Porphyr. abstin. 4, 14.

[3] Geyler von Keyferfzberg, *Poftill.* teyl II. S. LXVI. Pred. Am Mittwoch noch Oculi.

[4] F. K. Grieshaber a. a. O. Abt. 1. S. 146.

[5] R. Cruel a. a. O. S. 553.

[6] „Den krebz wolt ich ê ezzen rô", *Gedichte* Walthers von der Vogelweide, ed. Lachmann. Berlin 1843. 76, 9.

[7] F. K. Grieshaber a. a. O. Abt. 2. S. 68—69.

[8] Berthold, ed. F. Pfeiffer. Bd. I. S. 132.

[9] Ebendas. Bd. I. S. 209 u. 208.; Bd. II. S. 8.

[10] Ebendas. Bd. I. S. 209.

[11] (Germani) agriculturae non student; majorque pars victus eorum in lacte, caseo, carne consistit, Caesar, *de bell. gall.*; lib. VI. cap. 22. Neque multum frumento, sed maximam partem lacte atque pecore vivunt. Ibid. lib. IV. cap. 1. Non pecudem his (Chaucis) habere, non lacte ali ut finitimis — contingit, Plinius, *hist. natur.* lib. XVI. cap. 1. Vgl. Strabo IV, 5.

[12] H. Hoffmann, *Fundgruben für Geschichte deutscher Sprache und Litteratur.* Breslau 1837. Tl. II. S. 46.

[13] W. Müller u. F. Zarncke, *Mittelhochdeutsches Wörterbuch.* Leipzig 1863. Bd. II. Abt. I. S. 170.

„fo erlouben wir iu (euch) daz molchen ze einem male in dem tage." [1]
Hierher gehörte die „putirmilch" [2] (Buttermilch), die „buter" oder
das „milchsmalz" [3] und vor allem der „kaese." [4] „Ein blaws kaefzlin"
wurde von der „hêrschaft" [5] gern noch nach Tische gegessen, wenn
der Hunger bereits gestillt war [6]; aber auch „daz nackente völkelech,
daz dâ heizet diern oder knehte" [7], war nicht unempfänglich dafür,
wie aus der Anklage Bertholds gegen dasselbe hervorgeht: „Dû
stilst daz ei unde den kaese." [8] Die hier erwähnten „eyer" [9] waren
gleichfalls eine sehr verbreitete Speise, und zwar verzehrte man
sowohl Hühner- [10] als Gänseeier. [11] Nur vor einem „stinkenden fûlen
ei" [12] nahm sich jeder in acht. Aber nicht nur an Eiern, sondern
auch an „smalz" vergriff sich bisweilen das Gesinde. „Daz stilt daz
salz unde daz smalz" [13], sagt Berthold von den „leckespizen"
(Leckermäuler), „die maniger leie untriuwe hân." [14] Auch das Schmalz
pflegte also in keinem Haushalt zu fehlen und das Gleiche läfst sich
vom „oel" [15], wie vom „smer unde unslit" [16] behaupten.

Selbst wenn wir über den Genufs vegetabilischer Nahrung in
jener Zeit nichts Besonderes wüfsten, würden wir denselben schon
wegen des häufigen Hinweises auf den Landmann und die ver-
schiedenen Zweige seiner Thätigkeit annehmen dürfen. Wie oft ist

---

[1] H. Hoffmann a. a. O. Tl. I. S. 77.

[2] Ebendas. Tl. I. S. 362. b.

[3] Eine Glosse übersetzt butyrum mit milchsmalz, Sumerlaten. *Mittelhoch-deutsche Glossen*, ed. Hoffmann von Fallersleben. Wien 1834. XXXIV, 58.

[4] Berthold, ed. F. Pfeiffer. Bd. I. S. 150.

[5] Ebendas. Bd. I. S. 84.

[6] Geiler vö Keiferfperg, *Von den fyben feheiden, das fechft fchwert.*

[7] Berthold, ed. F. Pfeiffer. Bd. I. S. 479.

[8] Ebendas. Bd. I. S. 479 u. 84.

[9] Geiler vö Keiferfperg, *Die Emeis.* S. XXVIII f. Berthold, ed.
F. Pfeiffer. Bd. I. S. 150 u. 479.

[10] Geiler vö Keiferfperg, *Die Emeis.* S. XXVIII f.

[11] H. Hoffmann a. a. O. Tl. II. S. 315.

[12] Berthold, ed. F. Pfeiffer. Bd. I. S. 431.

[13] Ebendas. Bd. I. S. 479 u. 84.

[14] Ebendas. Bd. I. S. 479.

[15] F. K. Grieshaber a. a. O. Abt. 2. S. 68—69. Berthold, ed. F. Pfeiffer.
Bd. I. S. 150.

[16] Berthold, ed. F. Pfeiffer. Bd. I. S. 438.

nicht von dem „ackerman"[1] oder „buren"[2] die Rede. „der da bawet mit groffer arbeit das korn"[3] und „sein brot mit feinem fchweifz gewinnen und verdienen sol."[4] Geiler erzählt, dafs er auf seinem „ackerhoff od' gültguot"[5] „den myft uff die aecker ufzfuert"[6], in einer Predigt bei Leyser werden die „phluochyferen"[7], mit denen er den Acker umstürzt, erwähnt, und Tauler endlich berichtet: „Der ackermannn, der zu wirken hat in dem merzen, fo er fihet, dafz die fonne beginnet nahen, fo behauwt er und befchneidet feine baum und grebt feinen grund aufz und kert fein ertrich umb und grebt es mit grofzem fleifz."[8] Weiter hören wir, wie auf die Be-stellung des Bodens die Aussaat folgt: „der bur, der feygen wil, luogt. das er uff die tag haltet, fo fchoen wetter ift"[9], und alsdann „wirfet er daz korn in die erde."[10] Aber auch mit dem Säen ist die Mühe und Erwartung desselben nicht zu Ende. Hat er „geforget wie das korn well bluegen, und zytigen das erft gefeygt ift, und wie es gon well"[11], so naht fchon wieder die Zeit, „fo man in der ernen (Ernte) forg hatt, das man fchnydet zuo rechter zeyt, das das korn haeryn kumme."[12] Öfter „in den kryegslaeuffen gefchicht es" auch wohl. dafs „ein anderer kompt und jm das felb abfchnidet, fo trurt

---

[1] Joannis Tauleri *Predig Am X. Sontag nach Trinitatis.* S. XCVI.

[2] Geyler von Keyferfzberg, *Poftill.* teyl II. S. LXXIII. Pred. Am Frytag noch Oculi. Ebendas. teyl III. S. LXXX. Pred. Am Fünfftzehenden fonnentag noch Trinitatis. Berthold, ed. F. Pfeiffer. Bd. II. S. 27.

[3] Joannis Tauleri *Predig Am IIII. Sontag nach Trinitatis.* S. LXXXIIII.

[4] Derselbe, *Predig Am X. Sontag nach Trinitatis.* S. XCVI.

[5] Geyler von Keyferfzberg, *Poftill.* teyl II. S. LXX. Pred. Am Frytaag noch Oculi.

[6] Ebendas. teyl III. S. LXXXI. Pred. Am Fünfftzehenden fonnentag noch Trinitatis.

[7] H. Leyser, *Deutfche Predigten des XIII. und XIV. Jahrhundertes.* S. 48. Berthold, ed. F. Pfeiffer. Bd. II. S. 238 u. 241.

[8] Tauler bei H. Rinn a. a. O. S. 12; vgl. W. Wackernagel, *Altdeutfche Predigten und Gebete.* S. 86: „Der waeri ain tumber man der finen famen wurfi uff ain ungebuwen ertrich."

[9] Geyler von Keyferfzberg, *Poftill.* teyl III. S. LXXXII. Pred. Am Fünfftzehenden fonnentag noch Trinitatis.

[10] Berthold, ed. F. Pfeiffer. Bd. I. S. 79.

[11] Geyler von Keyferfzberg, *Poftill.* teyl III. S. LXXXI. Pred. Am Fünfftzehenden fonnentag noch Trinitatis.

[12] Ebendas.

er, und schrygt mordenjo."[1] Erst wenn das Getreide „gemacjet"[2]
„gebunden"[3], mit „dem flegel"[4] „gedrofchen"[5] und „in die fchüren"[6]
„ingefuert"[7] ist, läfst sich der Besitz desselben als gesichert ansehen.
Das so gewonnene „korn"[8] aber bestand von alters her[9] in
„waizzin"[10], „rogken"[11], „gersten"[12] und habern."[13] Doch wurden auch
„treffen"[14] (Lolch), „knüllen"[15] (Unkraut) uñ „ratten"[16] (Raden) under
den guoten kernen"[17] gefunden. Am meisten war „der edele weizen"[18]
‚oder waz von weizen geslehte"[19], wie „der dinkel", geschätzt. In
einer Predigt bei Grieshaber heifst es, viele Leute thäten wie Kain.
der das schlechte opferte und das beste für sich behielt: „die geffent
de dinchelin (das aus Dinkel bestehende) uñ gebent de ruggin (das
aus Roggen bestehende) alder de heberin"[20] (das aus Hafer bestehende).

---

[1] Geyler von Keyferfzberg, *Poftill.* teyl II. S. LXXIII. Pred. Am
Frytag noch Oculi.

[2] Berthold, ed. F. Pfeiffer. Bd. II. S. 28.

[3] W. Wackernagel, *Altdeutsche Predigten und Gebete.* S. 86.

[4] Joannis Tauleri *Predig Am X. Sontag nach Trinitatis.* S. XCVI.

[5] Ebendas. Berthold, ed. F. Pfeiffer. Bd. II. S. 28.

[6] Geyler von Keyferfzberg, *Poftill.* teyl II. S. LXXIII. Pred. Am
Frytag noch Oculi.

[7] Ebendas. Geyler von Keyferfzberg, *Poftill.* teyl III. S. LXXXIX.
Pred. Am Sibentzehenden fonnentag noch Trinitatis.

[8] F. K. Grieshaber a. a. O. Abt. 1. S. 22. Geyler von Keyferfzberg,
Poftill. teyl III. S. LXXXIX. Pred. Am Sibentzehenden fonnentag noch Trinitatis.
Ebendas. teyl III. S. XXXXVI. Pred An dem Anderen fonnentag noch Trinitatis.
Berthold, ed. F. Pfeiffer. Bd. I. S. 79.

[9] Tacitus, *de Germ.* cap. XXIII. Plinius, *hist. natur.* lib. XVIII, 17 (44).
Strabo IV, 5.

[10] F. K. Grieshaber a. a. O. Abt. 1. S. 22. Berthold, ed. F. Pfeiffer.
Bd. I. S. 361. Joannis Tauleri *Predig Uff fant Laurentzen tag.* S. CCXIII.

[11] Joannis Taulery *Predig Am IIII. Sontag nach Trinitatis.* S. LXXXIII.

[12] F. K. Grieshaber a. a. O. Abt. 1. S. 22. Berthold, ed. F. Pfeiffer.
Bd. II. S. 117.

[13] Berthold, ed. F. Pfeifer. Bd. II. S. 117.

[14] F. K. Grieshaber a. a. O. Abt. 2. S. 37.

[15] Ebendas. Abt. 2. S. 37 u. 41.

[16] Ebendas.

[17] Ebendas, Abt. 2. S. 41.

[18] Berthold, ed. F. Pfeiffer. Bd. II. S. 239.

[19] Ebendas. Bd. I. S. 301.

[20] F. K. Grieshaber a. a. O. Abt. 1. S. 70.

Die gleiche Anschauung findet sich bei Tauler, dem die Bauern ihrer schweren Arbeit wegen leid thun, da „jn doch das befte nicht zuo genyeffen wirt, funder der rogk zuo effen."[1] In noch geringerer Achtung als Roggen standen Hafer und Gerste.[2] Daher wird von einem Vater seinem Sohne geraten: „sun, den rocken mische mit habern, ô du vische ezzest mit unêren."[3] Von der Gerste aber meinte man, sie sei „fühter (feucht) nature"[4] und „mache sam (wie) dem roken wind in dem leib."[5]

Wie nun aus dem Hafer „das habermuofz"[6] hergeftellt ward, so wurde aus dem übrigen Korn zunächst „entzwifchent zwain mülftain"[7] „das mël" und sodann aus diesem durch den „brotbecken"[8] oder „bachmeister"[9] in dem „bachûs-oven"[10] das „brôt"[11] bereitet. Über diese Vorgänge äufsert sich eine Predigt, welche Wacker-nagel mitteilt: „Nu muoffent aim ieglichen korn fechs ding e ge-fchehen e es zuo brot werde. Daz erft daz man es fnidet. Daz ander daz man es bindet. Daz dritte daz man es dröfchet. Daz vierd daz man es melt. Daz fünfte daz man es knittet. Daz fehfte daz man es bachet."[12] Zumeist war es „daz waiffin (Weizen) korn

---

[1] Joannis Taulery *Predig Am IIII. Sontay nach Trinitatis.* S. LXXXIIII.

[2] Berthold, ed. F. Pfeiffer. Bd. II. S. 117.

[3] Helmbrecht, ed. M. Haupt in seiner Zeitschrift. Bd. IV. S. 465.

[4] F. K. Grieshaber a. a. O. Abt. 1. S. 22.

[5] Konr. v. Megenb., ed. F. Pfeiffer. 413, 6.

[6] Geyler von Keyferfzberg, *Poftill.* teyl II. S. XI und XII. Pred. Am Freytag vor Innocauit.

[7] W. Wackernagel, *Altdeutsche Predigten und Gebete.* S. 87. Bei den alten Germanen besorgte den Mühlstein eine eigne Magd, vgl. W. Wacker-nagel, *Kleinere Schriften.* Bd. I. S. 21.

[8] Geiler bei II. Rinn a. a. O. S. 15; vgl. Berthold, ed. F. Pfeiffer. Bd. I. S. 150: „Die müezent uns eht (eben) daz brôt backen." Schon die alten Deutschen hatten unter ihren Sklaven besondere Bäcker, s. W. Wackernagel, *Kleinere Schriften.* Bd. I. S. 21.

[9] F. Pfeiffer, *Deutsche Mystiker des 14. Jahrhunderts.* Bd. I. S. 108.

[10] Ebendas.

[11] F. K. Grieshaber a. a. O. Abt. 1. S. 76. W. Wackernagel, *Alt-deutsche Predigten und Gebete.* S. 88. Berthold, ed. F. Pfeiffer. Bd. II. S. 238. F. Pfeiffer, *Deutsche Mystiker des 14. Jahrhunderts* Bd. I. S. 107.

[12] W. Wackernagel, *Altdeutsche Predigten und Gebete.* S. 86.

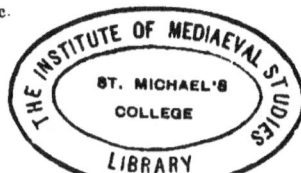

dar us daz brot gemachet wart"[1], doch ist auch von „rugginen"
und „gierftinen bröten"[2] die Rede. Die letzteren werden als
„hertez (hart) bröt"[3], das „derbe gebacken"[4], im Gegensatz zu dem
„lihte gebackenen" bezeichnet. Der Genufs des Brotes hatte eine
so grofse Verbreitung, dafs nicht nur „ain fniton (Schnitte) brotez"[5]
das gewöhnlichste Almosen war[6], sondern auch ein Prediger bei
Grieshaber geradezu sagt: „Der lip wirt gefpifet von dem bröte."[7]
Nach eben demselben ist es auch „ain boefez zaichen an dem fiechen
fwenne (wenn) im de liplich bröt widerzeme (widerlich) wirt un de
er de niht niuzet"[8] (geniefst).

Noch mehr als Brot wurden „vladen"[9]. sowie andre Arten
„knochen" zumal von der Jugend hoch gehalten. Daher der schöne
Vergleich, der uns bei Geiler begegnet: „Dozuo ift er geftanden
und' jnē als ein lebkuechener under den dorffknaben, die zuorings
umb jn ftond, un ir yeglicher gern lebkuochen von jm hett."[10]
Aufser Lebkuchen liebten dieselben aber auch „oflaten, rörlin uñ
hüppen"[11], sowie „mafot-"[12] oder „derpkuochen"[13]; welche letzteren
ungesäuert und ausschliefslich mit „gerwen"[14] (Hefe)zubereitet waren.
Aber nicht nur bei den Kindern. sondern auch bei den Erwachsenen

— — -

[1] Ebendas. S. 85. vgl. Berthold, ed. F. Pfeiffer. Bd. I. S. 301.
[2] F. K. Grieshaber a. a. O. Abt. 2. S. 107.
[3] Ebendas.
[4] Berthold. ed. F. Pfeiffer. Bd. I. S. 301.
[5] F. K. Grieshaber a. a. O. Abt. 1. S. 72.
[6] Ebendas. F. Pfeiffer, *Deutsche Mystiker des 14. Jahrhunderts.*
Bd. II. S. 601.
[7] F. K. Grieshaber a. a. O. Abt. 2. S. 108.
[8] Ebendas.
[9] F. Pfeiffer, *Deutsche Mystiker des 14. Jahrhunderts.* Bd. I. S. 107.
[10] Geyler von Keyferfzberg. *Poftill.* teyl III. S. X. Pred. An dem
heyligen wiffzen Sonnentag.
[11] Geiler bei R. Cruel a. a. O. S. 542.
[12] Geyler von Keyferfzberg, *Poftill.* teyl II. S. XXII. Pred. Am
Donderftag noch Innocauit. „Mafotkuoche" oder „matzenkuoch" entspricht dem
hebräischen מַצּוֹת, süfse, ungeſäuerte Brotkuchen. Exod. 12, 15. 18.
[13] H. Hoffmann, *Fundgruben für Geschichte deutscher Sprache und Lit-
teratur.* Tl. I. S. 363.
[14] Berthold, ed. F. Pfeiffer. Bd. I. S. 301.

war „der kuochenbecke" (Kuchenbäcker) gerne gesehen, wie denn
Geiler seine Hörer einmal vor Leckerei warnt und dieselben er-
mahnt, „das nitt durch die kuchenwyh undertruckt werde die kirwyh"[1]
(Kirchweihe). Ja ein übereifriger Prediger will, wie einst Plato die
Dichter, so die Kuchenbäcker aus dem Staate vertrieben wissen, da
doch diejenigen nicht verteidigt werden könnten, die ihr ganzes Leben
mit dem Backen von überflüssigem Honigkuchen zubrächten.[2]

Wie nun der Landmann für das tägliche Brot, so hatte „der
gartner"[3] für die verschiedenen Gemüse- und Obstarten Sorge zu
tragen. Was zunächst das Gemüse betrifft, so war Germanien von
jeher an efsbaren Kräutern und Wurzeln reich gewesen.[4] Schon zur
Zeit der Römer produzierte es Spargel oder, wie sich Kaiser
Tiberius scherzend ausdrückte, ein Kraut, das dem Spargel sehr
ähnlich sehe[5]; ferner baute man damals Rettige von der Gröfse
eines Kindskopfes[6] und Zuckerrüben, so gute, dafs sich derselbe
Tiberius alljährlich davon nach Rom kommen liefs.[7] Alle diese
Erzeugnisse des Bodens waren aber auch noch während des Mittel-
alters als Nahrungsmittel gebräuchlich. Geiler erwähnt „louch-
kolben" (Spargel) und „radicht"[8] (Rettig), von welchem letzteren es
heifst: „raetich ist chalt und veuht (feucht) — und gît guot bluot
und senftet den durst und machet den släf."[9] Die gleiche Natur

---

[1] Geyler von Keyſerſzberg. Poſtill. teyl I. S. XXIIII. Pred. Am
II. Sonentag noch dem Achten der drey künig tag.

[2] Thomas Haselbach bei R. Cruel a. a. O. S. 497.

[3] Geyler von Keyſerſzberg, Poſtill. teyl II. S. CXI. Pred. Am Don-
derſtag noch Judica.

[4] Strabo IV, 5, vgl. W. Wackernagel, Kleinere Schriften.
Bd. 1. S. 23.

[5] Est et aliud genus incultius asparago, mitius corruda, passim etiam in
montibus nascens, refertis superioris Germaniae campis, non inficeto Tiberi
Caesaris dicto herbam ibi quandam nasci simillimam asparago, Plinius, hist.
natur. lib. XVIV. cap. 8 (42).

[6] Frigore adeo gaudet (raphanus) ut in Germania infantium puerorum magni-
tudinem aequet, Plinius, hist. natur. lib. XVIV. cap. 5 (26).

[7] Siser et ipsum Tiberius princeps nobilitavit flagitans omnibus annis a
Germania, Plinius, hist. natur. lib. XVIV. cap. 5 (28).

[8] Geiler bei H. Rinn a. a. O. S. 12.

[9] Arzneib. J. Diemer. b. XIII.

schrieb man auch andern „würtzlin" [1], insbesondere den „ruoben"
(Rüben) und „morchen" (Möhren) zu [2]; zugleich meinte man: „die
gesoten ruoben waichent den leip und machent in geng." [3] Aufser
den Wurzeln waren auch die mancherlei Arten „krût" ein beliebtes
Gericht. [4]   Unter „krût" [5] ist vor allem „köle" (Kohl) zu verstehen [6],
der nur dann als „ein guot kraut" [7] angesehen wurde, wenn er fleifsig
„befchüttet" [8] (begossen) und nicht von „würmen loecheret gemacht" [9]
worden war. Daneben wurde auch „ein blatt lattich" [10] gern genossen,
während „peterlin" [11] (Petersilie) eine gewöhnliche Zuthat zur Suppe
war.   Daher das Sprüchwort, das uns öfter bei Geiler begegnet:
„peterlin fein uff alle fuppe" [12], das heifst „yed'man fein lumpe
ufzwefche wellen." [13]

    Einen geringeren Wert als dem bisher genannten Gemüse schrieb
man den „lynfzen" [14], „bonen" [15] und „erbfzen" [16] zu.   „Ein lynfen

    [1] Geyler von Keyferfzberg, *Poftill.* teyl II. S. XXII.   Pred. Am
Donderftag noch Innocauit.
    [2] „Din ruob und auch ir kraut sint an der art kalt und fäuht" (feucht)
Konr. v. Megenb., ed. F. Pfeiffer. 419, 6.
    [3] Konr. v. Megenb., ed. F. Pfeiffer. 419, 11.
    [4] „Krût unde würzeln daz muose ir beste spise sin", Wolfr. v.
Eschenbach, *Parzival,* in Wolframs Werken, ed. K. Lachmann. Berlin
1833. 501, 13.
    [5] Geyler von Keyferfzberg, *Poftill.* teyl III. S. LXII. Pred. Am Ach-
tenden fonnentag noch Trinitatis.
    [6] W. Müller u. F. Zarncke, *Mittelhochdeutsches Wörterbuch.* Leipzig
1854. Bd. I. S. 890.
    [7] Joannis Tauleri *Predig Am VIII. Sontag nach Trinitatis.* S. XCIII.
    [8] Geyler von Keyferfzberg, *Poftill.* teyl III. S. LXII. Pred. Am Ach-
tenden fonnentag noch Trinitatis.
    [9] Joannis Tauleri *Predig Am VIII. Sonntag nach Trinitatis.* S. XCIII.
F. K. Grieshaber, *Deutsche Predigten des XIII. Jahrhunderts.* Abt. 2. S. 104.
    [10] Geyler von Keyferfzberg, *Poftill.* teyl II. S. LXXVIII. Pred. Am
Sonnentag Oculi.
    [11] Ebendas. teyl I. S. XXXIIII. Pred. Am Sönentag Sexagefima.
    [12] Ebendas. teyl III. S. XXXXVI. Pred. An dem Anderen fonnentag noch
Trinitatis.
    [13] Ebendas.
    [14] Berthold bei H. Rinn a. a. O. S. 12. Geyler von Keyferfzberg,
Poftill. teyl III. S. LXII. Pred. Am Achtenden fonnentag noch Trinitatis.
    [15] Ebendas.
    [16] Berthold. ed. F. Pfeiffer. Bd. II. S. 117.

muos"[1] oder „gerſten, linſen unnd erbſzen durch einander gefchüttet"[2]
werden ausdrücklich als „fchlechte ſpeyſz"[3] bezeichnet. In gleicher
Weise waren auch die Bohnen wenig geschätzt. „Aber hinden noch
findt fich die bon"[4], sagt Geiler von den Hoffärtigen, deren
Nichtigkeit doch zuletzt ans Tageslicht kommt, und Berthold ver-
sichert: „Got hât ouch vil bezzer spise oben ûf dem himele — danne
bônen und arbeize"[5] (Erbsen). Etwas höher standen trotzdem die
Erbsen im Ansehen, ja „zucker erbfen"[6] waren geradezu ein Lecker-
gericht. Wie uns Geiler erzählt, wurden dieselben von den Eltern
benutzt, um ihre Kinder damit ins Kloster zu locken und sich so
der Fürsorge für sie zu entledigen.[7] Aber auch im Kloster selbst
verstand man Zuckererbsen zu würdigen, wie denn derselbe Prediger
den Nonnen vorwirft: „Ja deñ hetten ſie auch gern was neüwes aufz
gieng, als birlin (Birnlein), kirfzlin, deñ zucker erbſeñ", was aber alles
„fchleck" (Leckerei) und nichts „als eytel gickerlifz geckerlifz" sei.[8]

Dies führt uns auf „daz obez"[9] (Obst), welches während des
Mittelalters gegessen wurde. Aufser den eben erwähnten „biren"[10]
(Birnen) und „kirsen" (Kirschen) sind vor allen Dingen „oepffel"[11]

---

[1] Geiler võ Keiſerſperg, *Von den ſyben ſcheiden, das ſechſt ſchwert.*
[2] Derselbe, *Poſtill.* teyl II. S. LVI. Pred. Am Montag noch Oculi.
[3] Derselbe, *Von den ſyben ſcheiden, das ſechſt ſchwert.*
[4] Derselbe, *Poſtill.* teyl I. S. XXXIIII. Pred. Am Sõnentag Sexageſima.
[5] Berthold, ed. F. Pfeiffer. Bd. II. S. 117.
[6] Geyler von Keyſerſperg, *Der haſz im pfeffer, die dreyzehẽd eygẽ-
ſchafft des haeſzlins.*
[7] Ebendas.: „Du bringſt dein kind hinyn mit einẽ Jeſus knaeblin, und
zucker erbfen, und andrer freüntfchaft die du im tuoſt die wyl es nit verbunden
iſt, weñ es aber profeſz thuot (das Gelübde ablegt) —, das du fein ficher bift
dz es nit meer zuo dir kompt ſo laſſeſt du es fitzen."
[8] Geyler von Keyſerſperg, *Der haſz im pfeffer, die neünd eygẽſchaft
des haeſzlins.*
[9] Berthold, ed. F. Pfeiffer. Bd. I. S. 198. Joannis Tauleri *Predig
Am VIII. Sontag nach Trinitatis.* S. XCIV.
[10] Geyler von Keyſerſzberg, *Poſtill.* teyl II. S. XVII. Pred. Am
Zeynſtag noch Innocauit. Ebendas. teyl II. S. LXXX. Pred. Am Montag noch
Letare. Als eine besondere Art von Birnen werden „die gelen (gelben) ſchiltbieren"
genannt, ebendas. teyl III. S. LVI. Pred. Am Fünfften ſonnentag nochTrinitatis.
[11] Geyler von Keyſerſzberg, *Poſtill.* teyl II. S. XVII. Pred. Am
Zeynſtag noch Innocauit. Ebendas. teyl II. S. LXXX. Pred. Am Montag noch
Letare. Derselbe, *Von den ſyben ſcheiden, das ſechſt ſchwert.*

zu nennen, wie sie von „den apfelboumen" [1] „des boumgarten" [2] ge-
wonnen wurden. Man unterschied schon damals gute und schlechte
Sorten derselben, indem Berthold an die Ritter die Frage richtet:
„Ir herren, ir ritter, wederz (welches von beiden) waere iu lieber in
iuwerm boumgarten: ein edel boum der muschât trüege oder hundert
die sûre holzepfel trüegen?" [3] Mochten sie aber einer feineren oder
geringeren Art angehören, auf keinen Fall durften sie „wurmeffig" [4]
(wurmstichig) sein; denn wenn auch „die wurmftichigen oepffel fcheinen
als (so) gelb und als fchoen, und etwan vil gelber und fchoener dan
die guoten" [5], — „in dem grundt findet man loecher" [6] und „das fy
zuo mal vol würm feind." [7] Wie die Äpfel, so wurden auch „malgran
ephel" [8] (Granatäpfel), „erdepphile die suozzen" [9] (Melonen) und
„sowere nespeln (Mispeln), die die hitze leschent" [10], für den Genufs
feilgehalten. [11] Aufserdem führte man „fygen" [12] aus Italien ein, da
„der fygenboum" [13] in Deutschland nur vereinzelt vorkam. Auch „die
mandel" [14] mit „der dürren rinde unde dem süezen kern" [15] wurde
meist importiert, während „die nuffz" [16] eine so gewöhnliche heimische

---

[1] Derselbe, *Poftill.* teyl II. S. CVIII. Pred. Am Mitwoch noch Judica.
Berthold, ed. F. Pfeiffer. Bd. I. S. 198.

[2] Joannis Tauleri *Predig Am VIII. Sontag nach Trinitatis.* S. XCIII.
Berthold, ed. F. Pfeiffer. Bd. II. S. 178.

[3] Berthold, ed. F. Pfeiffer. Bd. II. S. 178.

[4] Joannis Tauleri *Predig Am VIII. Sontag nach Trinitatis.* S. XCIII und
S. XCIV.

[5] Ebendas. S. XCIV.

[6] Ebendas. S. XCIII.

[7] Ebendas. S. XCIV.

[8] F. K. Grieshaber a. a. O. Abt. 2. S. 58.

[9] H. Hoffmann a. a. O. Tl. II. S. 43.

[10] Geyler von Keyferfzberg, *Poftill.* teyl II. S.CVIII. Pred. Am Mitwoch
noch Judica. *Arzneib.* J. Diemer. c. IX.

[11] Berthold, ed. F. Pfeiffer. Bd. II. S. 225.

[12] F. K. Grieshaber a. a. O. Abt. 2. S. 58. Geyler von Keyferfz-
berg, *Poftill.* teyl III. S. LXI. Pred. An dem Achtenden fonnentag noch
Trinitatis. Ebendas. teyl II. S. XVII. Pred. Am Zeynftag noch Innocauit.
Ebendas. teyl II. S. LXXX. Pred. Am Montag noch Letare.

[13] Ebendas. teyl II. S. CVIII. Pred. Am Mitwoch noch Judica.

[14] Berthold, ed. F. Pfeiffer. Bd. I. S. 38.

[15] Ebendas. Bd. I. S. 38 und S. 185.

[16] Geyler von Keyferfzberg, *Poftill.* teyl II. S. XVII. Pred. Am
Zeynftag noch Innocauit. Ebendas. teyl II. S. XXII. Pred. Am Donderftag

Frucht war, dafs man sie den wertlosen „kleinen dingen"[1] beizählte; namentlich „die taube nuofz die aufzweñdig hübfch fcheinet, und inwendig einen dürrē verdorbnen kernen hatt"[2], wird in diesem Sinne öfter erwähnt. Nicht viel gröfsere Achtung genossen „die erdbern"[3], zumal „man nit die zeitigen (reifen) allein abbrach, fondern zugleich die noch gruen warē, unnd halb rot, und halb weifz, unnd eins under dem anderen"[4], und auch die kleinen „trúben"[5] (Trauben), die den Namen „moertrübel"[6] führten, waren im allgemeinen wenig geschätzt.[7] Dagegen sah man es als ein Glück an, dafs die deutschen Berge „manegen fchoenen wintrúben"[8] „mit den winberen"[9] trugen, wenn derselbe auch nicht „alfo gróz", wie damals in Kanaan[10], „waz, dc in zwen an ainer ftange muofen tragen."[11]

Haben wir bisher die im Mittelalter üblichen Nahrungsmittel geschildert, so erübrigt noch, der Genufsmittel jener Zeit Erwähnung zu thun. Es sind dies „die manigerley fpecereyen un gewürtze"[12], welche teils in der Heimat, teils in entfernteren Ländern

noch Inuocauit. H. Leyser, *Deutsche Predigten des XIII. und XIV. Jahrhunderts.* S. 102.

[1] Geyler von Keyferfzberg, *Poftill.* teyl II. S. LXXX. Pred. Am Montag noch Letare.

[2] Derselbe, *Der feelen Paradifz.* cap. XXV. Von warer danckberkeit. S. CXXVIII.

[3] Derselbe, Her d' küng ich diente gern. S. LXXVII. Pred. An dem fybenzehenden Sontag nach der Dreyfaltigkeit.

[4] Ebendas.

[5] J. Diemer, *Deutsche Gedichte des XI. und XII. Jahrhunderts.* Wien 1849. 64, 1.

[6] Geyler von Keyferfzberg, *Poftill.* teyl II. S. XVII. Pred. Am Zeynftag noch Innocauit. Ebendas. teyl II. S. LXXX. Pred. Am Montag noch Letare. W. Müller und F. Zarncke a. a. O. Bd. III. S. 119 übersetzen „mertriubel" mit rhodia uva.

[7] Geyler von Keyferfzberg, *Poftill.* teyl II. S. XVII. Pred. Am Zeynftag noch Innocauit. Ebendas. teyl II. S. LXXX. Pred. Am Montag noch Letare.

[8] F. K. Grieshaber a. a. O. Abt. 1. S. 134.

[9] Ebendas. Abt. 2. S. 58.

[10] 4 Mos. 13, 24.

[11] F. K. Grieshaber a. a. O. Abt. 2. S. 58.

[12] Geyler vonn Keyferfperg, *Der hafz im pfeffer, die dreyzehē eygefchafft des haefzlins.* F. K. Grieshaber a. a. O. Abt. 2. S. 134.

gewonnen wurden. Zu den Heimatsprodukten ist „der safrán"[1] zu
rechnen, die bekannte Blütennarbe „der faffranbluomenn"[2], von denen
Geiler bemerkt: „Das du waeneft, das am herbft follend faffran-
bluomenn im acker uffgon, do kein kluff (Furche) im acker, noch im
erdtrich gewefen ist durch das gantz jor, das ift ein laerwane, und
hole hoffnung, und ein vergebene vermeffenheit."[3] Bei demselben
Autor ist auch vom „fenff"[4] die Rede, der erst damals eine gröfsere
Verbreitung erlangt haben muſs. Hören wir doch von Feinschmeckern,
„die ire frawe beuelhe, — warzuo mã fenff fol effe, dz nur feltza
ift, als zuo galrey (Gallerte) od' fultz (Sülze), dz da ift ein neüwe
gewonheit yetz."[5] Aber auch aus „Indiã"[6] und dem Land, „do der
pfeffer wechfzt"[7], wufste man kostbare Spezereien zu erlangen.
Denn der Handel war schon damals so bedeutend entwickelt,
dafs „die koufliute"[8] nicht nur „gon Franckfurt"[9], „Andorff"[10],
„Mechel"[11], „Lyon"[12], „Venedig"[13] und „Rom"[14] „reiten"[15] (ritten)

[1] Gottfried v. Strafsburg, *Tristan und Isolde* nach der Ausgabe von
Fr. H. v. d. Hagen in Gottfrieds Werken. C. 1. Breslau 1823. 15832.
[2] Geyler von Keyferfzberg, *Poftill.* teyl III. S. LXII. Pred. Am
Achtenden fonnentag noch Trinitatis.
[3] Ebendas.
[4] Geyler vö Keyferfperg, *Von den fyben fchwertern, das fechft fchwert.*
[5] Ebendas.
[6] Wolfr. v. Efchenbach, *Parzival*, in Wolframs Werken, ed.
K. Lachmann. 421.
[7] Geyler von Keyferfzberg. *Poftill.* teyl IV. S. XXX. Pred. An unfer
lieben Frawen Liechtmeſſz tag.
[8] F. Pfeiffer, *Deutsche Mystiker des 14. Jahrhunderts.* Bd. I. S. 34.
Berthold, ed. F. Pfeiffer. Bd. II. S. 115. Ebendas. Bd. I. S. 255.
[9] Geyler von Keyferfzberg, *Poftill.* teyl II. S. LXXIX. Pred. Am
Sonnentag noch Letare.
[10] Ebendas. teyl III. S. XXXXVI. Pred. An dem Anderen fonnentag noch
Trinitatis. Ebendas. teyl III. S. LXV. Pred. An dem Neünden fonnentag noch
Trinitatis.
[11] Ebendas. teyl III. S. LXV. Pred. An dem Neünden fonnentag noch
Trinitatis.
[12] Ebendas. teyl III. S. XXXXVI. Pred. An dem Anderen fonnentag noch
Trinitatis. Ebendas. teyl III. S. LXV. Pred. An dem Neünden fonnentag noch
Trinitatis. Ebendas. teyl III. S. LXXXI. Pred. Am Fünfftzehenden fonnentag
noch Trinitatis.
[13] Ebendas. teyl III. S. LXV. Pred. An dem Neünden fonnentag noch

oder „fuoren"[1] (fuhren), sondern auch „fchiffe fuerten umb gewin, —
allerlei zuo famē rafpelnd (raffend) unud hie und dort famlend das
ir fchiff vol werde."[2]   Daher rühmt Berthold dieselben: „Die mit
kouf umbe gênt, der (derer) möhte man deheine (kein) wise geräten
(entraten). Sie füerent ûz einem andern künicrîche in diz daz dort
wolveil ist, unde daz jenhalp meres wolveil ist daz füerent sie her
über, unde daz hie wolveil ist daz füerent sie hin wider. Sô füerent
uns die von Ungern, die von Kerlingen (Frankreich), die ûf schiffen,
die ûf wegenen (Wagen); die tribent, die tragent."[3]   Die Gewürze
aber, welche dieselben so „den krâmern"[4] für „ir kremerey un
grempelwerck"[5] (Kleinhandel) lieferten, bestanden in „cardemôm"[6],
„zymet"[7], „ymber"[8] (Ingwer), „neglin"[9] (Gewürznelken), „kubeben"[10]
und „muskât"[11]; letzteren pflegten die jungen Mädchen ihren Freunden
„in ludo castri pascali" zum Geschenk zu machen, indem sie dieselben
mit „mufcatnüffzen"[12], Rosen und Veilchen bewarfen.[13]   Besonders

---

Trinitatis. Ebendas. teyl III. S. LXXXI. Pred. Am Fünfftzehenden fonnentag
noch Trinitatis.

[14] Ebendas. teyl III. S. LXXXI. Pred. Am Fünfftzehenden fonnentag noch
Trinitatis.

[15] Berthold, ed. F. Pfeiffer. Bd. II. S. 115. Geyler von Keyferfz-
berg, Poftill. teyl III. S. LXV. Pred. An dem Neünden fonnentag noch Trinitatis.

[1] Geyler von Keyferfzberg, Postill. teyl III. S. XXXXVI. Pred. An
dem Anderen fonnentag noch Trinitatis.

[2] Joannis Taulery Predig An der uffart. S. XL.

[3] Berthold, ed. F. Pfeiffer. Bd. I. S. 148.

[4] Ebendas. Bd. I. S. 17.

[5] Geyler von Keyferfzberg, Poftill. teyl II. S. XVIII. Pred. Am
Zeynftag noch Inuocauit.

[6] Berthold, ed. F. Pfeiffer. Bd. I. S. 506. Wolfr. v. Eschenbach'
Parzival, in Wolframs Werken, ed. K. Lachmann. 790, 3.

[7] Geyler vonn Keyferfperg, Der hafz im pfeffer, die dreyzehed eygē-
fchafft des haefzlins.

[8] Ebendas.

[9] Ebendas.

[10] Berthold, ed. F. Pfeiffer. Bd. I. S. 506.

[11] Ebendas. Wolfr. v. Eschenbach, Parzival, in Wolframs
Werken, ed. K. Lachmann. 790, 3.

[12] Geyler von Keyferfzberg, Poftill. teyl II. S. LXVII. Pred. Am
Donderftag noch Oculi.

[13] Jordan von Quedlinburg bei R. Cruel a. a. O. S. 429.

oft aber fanden „die ftarcken pfefferkoernlin" [1], welche „bitzeln unnd beiffenn" [2], Verwendung. Man „machte" von denselben nicht nur „an die gallrey" [3], sondern „bereitete" auch „das haefzlin" [4] und anderes Wildpret [5] damit, ja setzte davon selbst dem Honigkuchen zu, um auf diese Weise zum Trinken zu reizen. [6]

Denn die Vorliebe für spirituöse Genufsmittel ist die alte Untugend der Deutschen. [7] Bereits Pytheas bei Strabo [8] und nach ihm Tacitus [9] gedenken des Bieres, welches jene aus Gerste bereiteten und Tag und Nacht zu geniefsen nicht müde wurden. [10] Aber auch noch während des Mittelalters war „das byer" [11] ein sehr verbreitetes Getränk, wie man denn besondere „hopfgaerten" [12] hatte, um den dazu nötigen Hopfen zu bauen. Auch führt Berthold unter denen, „die dá ezzen unde trinken veil habent", ausdrücklich diejenigen an, „die uns bier briuwen müezent" [13], und Gottschalk Hollen, ein Prediger des fünfzehnten Jahrhunderts, beklagt sich, dafs die Pfarrer von der Kanzel herab sogar darüber sprächen, wie man Bier brauen solle. [14]

---

[1] Geyler vonn Keyferfperg, Der hafz im pfeffer, die dreyzehēd eyggefchafft des haefzlins. Derselbe, Postill. teyl II. S. XXIIII. Pred. Am Donderftag noch Innocauit. Ebendas. teyl II. S. LXVII. Pred. Am Donderftag noch Oculi.

[2] Derselbe, Der hafz im pfeffer, die dreyzehēd eygefchafft des haefzlins.

[3] Derselbe, Poftill. teyl III. S. LXXXI. Pred. Am Fünfftzehenden fonnentag noch Trinitatis.

[4] Derselbe, Der hafz im pfeffer, die dreyzehēd eygefchafft des haefzlins.

[5] H. Hoffmann a. a. O. Tl. II. S. 36 und S. 38.

[6] Thomas Haselbach bei R. Cruel a. a. O. S. 497. Auch die blofsen Gewürze selbst, roh oder eingemacht, wurden beim Trinken gegessen: „lactwarje muschâte ingebêr galgen (Galgantwurzel) kubêben nēlikin", Wiener Meerf. 227 ff. bei W. Wackernagel, Kleinere Schriften. Bd. I. S. 95.

[7] Minimeque sitim aestumque tolerare, frigora atque inediam coelo solove adsueverunt (Germaniae populi), Tacitus, de Germ. cap. IV. Adversus sitim non eadem temperantia. Si indulseris ebrietati, suggerendo quantum concupiscunt haud minus facile vitiis, quam armis, vincentur, Ibid. cap. XXIII.

[8] Strabo IV, 5.

[9] Potui humor ex hordeo aut frumento, in quandam similitudinem vini corruptus, Tacitus, de Germ. cap. XXIII.

[10] Diem noctemque continuare potando, nulli probrum, Ibid. cap XXII.

[11] Geyler von Keyferfzberg, Poftill. teyl II. S. XXVII. Pred. Am Frytag noch Innocaut.

[12] Berthold, ed. F. Pfeiffer. Bd. I. S. 108.

[13] Ebendas. Bd. I. S. 150.

[14] R. Cruel a. a. O. S. 508.

Neben dem letzteren war allgemein nur noch der Met in Gebrauch, zu welchem das in „den honigwaben"[1] enthaltene „honech"[2] den Stoff lieferte. Schon die alten Germanen hatten denselben zu bereiten verstanden[3], indessen auch Berthold redet von solchen, „die uns den met sieden müezent" und „der (derer) man deheine (keine) wise geråten (entraten) mac."[4] Während aber Met und Bier ursprünglich das einzige Getränk bildeten[5], begannen dieselben allmählich in Verachtung zu geraten[6] und ihren Platz dem immer weiter sich verbreitenden „wîn"[7] einzuräumen. Schon Berthold redet vom „wîngarten arbeiten"[8], und an einer andren Stelle führt er als etwas besonders Wunderbares an: „Sô laet (läfst) er (sc. Gott) den edeln wolgesmaken wîn ûz sûrem wazzer werden, wan die winreben die ziehent daz saf ûz der erden, unde versiuret in den reben; dâ machet er alle jâr edeln guoten wîn ûz. Nû seht, ob daz niht ein schoenez zeichen sî?"[9] Noch häufiger aber kommen Tauler und Geiler auf den Weinbau zu sprechen. Der erstere sagt von „dem weinholtz": „dz ift ufzwendig fchwartz und hert, und dürr, und gar fchnoed. Un ob es dem menfchen nit be-

[1] Geyler von Keyferfzberg, *Poftill.* teyl III. S. VIII. Pred. Am Ofterzinftag. Ebendas. teyl II. S. CX. Pred. Am Donderftag noch Judica.

[2] F. K. Grieshaber a. a. O. Abt. 2. S. 68—69.

[3] Strabo IV, 5.

[4] Berthold, ed. F. Pfeiffer. Bd. I. S. 150.

[5] Vinum ad se omnino importari non sinunt (Germani), quod ea re ad laborem ferendum remollescere homines atque effeminari arbitrantur, Caesar, *de bell. gall.* lib. IV. cap. 2; vgl. lib. II. cap. 15. Nur von den Uferbewohnern sagt Tacitus: Proximi ripae et vinum mercantur, *de Germ.* cap. XXIII

[6] Man beachte die Klimax in Freidanks *Bescheidenheit*, ed. W. Grimm. Göttingen 1834. 9, 5: „wazzer bier mete wîn", sowie die Stelle in Wolfr. v. Eschenbachs *Parzival*, in Wolframs Werken, ed. K. Lachmann. 201. 6: „ich waer dâ nu wol soldier: wan dâ trinket nieman bier: si hânt wins und spise vil." Auf die Frage, wie man geizigen Herren danken soll, antwortet Sebastian Brant in seinem *Narrenschiff*, ed. Strobel. Quedlinburg 1839. S. 115: „daz sol man in dem piere."

[7] F. K. Grieshaber a. a. O. Abt. 2. S. 68. F. Pfeiffer, *Deutsche Mystiker des 14. Jahrhunderts.* Bd. I. S. 107. Joannis Tauleri *Predig Am XIX. Sontag nach Trinitatis.* S. CXXI.

[8] Berthold, ed. F. Pfeiffer. Bd. I. S. 108.

[9] Ebendas. Bd. I. S. 79—80.

kant were. fo deücht ju, difz holtz were niemandt nütz noch guot,
dan allein in das feür zuowerffen, und zuouerbrennen. Aber in difem
dürren holtz der rebe, da feind in dem grund inne verborgen die
lebendigen adern, un die edle krafft, da die aller edelft fueffigkeit
aufz treüfft, und frucht aufzkommet, vor allem holtze, dafz da wechfzt
unnd frucht bringet.«[1] Die Arbeit des Weingärtners aber schildert
er mit den Worten: „Nun geet der weingartner fchier aufz unnd be-
fchnidet die reben[2], das ift das wyld holtz fchneidet er ab, wann
thet er das nit, und liefz es fton an dem guoten holtz, fo brecht es
alles mit einander faurn wein. — Darnach fo bindet er die reben,
mä ftyckt die reben, man bygt fy von oben hernyder bifz auff die
erden, unnd fteckt fy denn mitt ftarcken ramen (Stützen) oder mitt
ftecken, da mit die rebe ein auffenthalt haben.“[3] Zuletzt „fo under-
grebet man die weinftoeck, und reüt das unkraut aufz, von de guote.“[4]
Nicht minder als Tauler erweift fich Geiler mit den mancherlei
Vorgängen im Weinberg vertraut. Auch er betont, dafs der Wein
nur durch faure Arbeit, „durch hackē, fchnydē, uñ erbrechē erlagt“
werden kann.[5] Weiter aber bemerkt er, indem er auf die Ab-
hängigkeit des Weinbauers vom Wetter hinweift: „So der rebman hat
im mertzen die reben gefchnitten, dornoch die gehacket, geheftet
und bereyttet, und umb die Pfingften forget er von künfftigen dingen,
wie die trübel (Trauben) zyttig wellen werden, und gedenckt, würt
es vaft (fehr) regnen, fo werden die trübel ee ful weder (als) zyttig,
uñ würt der wyn fur.“[6] Wenn aber diefe Sorge überflüffig fei, fo
liege dagegen dem tüchtigen Weingärtner eine andre Fürforge ob,
„wenn es herbft ift, und die trübel zytig feind, das man luogt bey

[1] Joannis Tauleri *Predig Uff Septuagefima.* S. XXI.
[2] Nach Thomas Hafelbach beftand der abergläubifche Gebrauch, dafs
man die Weinftöcke nur an einem folchen Wochentage zu befchneiden anfing,
auf welchen in dem betreffenden Jahre das Weihnachtsfeft fiel, R. Cruel
a. a. O. S. 496.
[3] Joannis Tauleri *Predig Uff Septuagefima.* S. XXI.
[4] Ebendas. S. XXI—XXII.
[5] Geyler von Keyferfzberg, *Poftill.* teyl II. S. VIII. Pred. Am Don-
derftag vor Innocauit.
[6] Ebendas. teyl III. S. LXXXI. Pred. Am Fünfftzehenden fonnentag noch
Trinitatis.

zeyten, das die vaſſz gebunden, unnd die trübel abgeleſen werdenn. uff
das die foegel, kreygen (Krähe) oder rappen (Rabe) die nitt abeſſent."[1]
So verbreitet nun aber auch, nach diesem allen zu schlieſsen,
der Weinbau war, so hatte der Wein trotzdem einen nicht geringen
Kaufpreis. Freilich waren einzelne, weil ihnen „der pfenninge not"
war, gezwungen, denselben schon einige Zeit vor der Lese zu ver-
äuſsern und alsdann „den kouf deste naher (billiger) zuo geben."[2]
Im allgemeinen aber pflegte der Wein nicht selten „uffzuoſchlahen"[3],
und Berthold bemerkt ausdrücklich: „Ez ist manic lant, dâ wîn gar
tiure ist".[4] Namentlich, wer nicht bar zahlen konnte, muſste „einen
eimer wînes umbe ein halbpfunt"[5] erstehen, „den koufte er wol umbe
fünf schillinge oder sehse zum hohsten in die hant (bar) des selben
tages."[6] Unter diesen Umständen ist es erklärlich, daſs der Wein-
genuſs bei den weniger Bemittelten nur selten vorkam. Schlieſst
doch Geiler, der Bräutigam und die Braut auf der Hochzeit zu
Kana seien arm gewesen, da sie „nit hattend, das ſye moechten ein
fuoder wins oder zwey jnlegen in ein keller."[7] Zugleich ermahnt
er den Reichen: „Schlah ein fuoder weins od' zwey an den kopff —
uñ gib es armē lütē umb gottz willen."[8] Denn die Wohlhabenden
hatten oft genug „vil wyns beyeinander lygen in iren keyleren, —
ein vaſſz lac hert am andern, das eins dem andern nit entwichen
mohte."[9] Selbst die Nonnen besaſsen einen solchen Vorrat davon,
daſs neben dem Amt „der raderin" (Ratgeberin) und „chormeiſterin"
auch dasjenige einer „weinkellerin" bei ihnen bestand. [10]

---

[1] Ebendas. teyl III. S. LXXXI—LXXXII. Pred. Am Fünfftzehenden ſon-
nentag noch Trinitatis.

[2] Berthold bei H. Rinn a. a. O. S. 15.

[3] Geyler von Keyferſzberg, *Poſtill.* teyl III. S. XXXXVI. Pred. An
dem Anderen ſonnentag noch Trinitatis.

[4] Berthold, ed. F. Pfeiffer. Bd. I. S. 301.

[5] Ein Pfund Geldes war die höchste Münzeinheit.

[6] Berthold bei H. Rinn a. a. O. S. 15.

[7] Geyler von Keyferſzberg, *Poſtill.* teyl I. S. XXV. Pred. Am II. Sönen-
tag noch dem Achten der drey künig.

[8] Ebendas. teyl II. S. IIII. Pred. an der Eſſchermitwoch.

[9] Ebendas. teyl III. S. LXXXI. Pred. Am Fünfftzehenden ſonnentag noch Trinitatis
Vgl. ebendas. teyl III. S. XXXXVI. Pred. An dem Anderen ſonnentag noch Trinitatis

[10] Geyler vonn Keyferſperg, *Der haſz im pfeffer, die zehēt eygeſchafft
des haeſzlins.*

Wer aber über Wein zu verfügen hatte, der gab in der Regel
dem roten den Vorzug. Geiler redet von „fchoenem roten wein",
indem er hinzufügt: „daſ roter wein ift hübfcher und luftiger zuo-
fehen weder (als) wiſſer wein der farb halb."[1] Mehr als auf die
Farbe sah man jedoch auf den Geschmack und die Stärke des Weines, da
man letzteren sehr wohl „zuo entfcheiden, zuo kuften, und muftren"[2]
verstand. „Surer wyn"[3] wurde natürlich ungern getrunken, obgleich
Tauler selbst den Rheinwein als solchen bezeichnet.[4] „Du haft
mir bittern wein gebracht", so läfst er Jehovah dem jüdischen Volke
vorwerfen. „fauren reynifchen wein, unnd haft mir für die edelen
weintraubē bracht winter trollen (Unhold) und boefz ding."[5] Eben
so wenig wie saurer, stand Wein ohne Feuer und Kraft bei den
Kennern in Ansehen. Geiler stellt „dem guotten wein"[6] „dē der do
fchwecher und lychter ift" gegenüber[7], und Tauler sieht als das
höchste „fo übertrefflichen (vortrefflich) edlen guoten wein" an, „der
da alfo krefftig wer, das eyn tropff das vermoecht, were das er in
eyn gantz fuoder waffers kaeme, das dafz waffer da durch alles fampt
zuo guotem wein würd."[8] Schon der Wein des Speyergaus[9] und der
von Franken[10] waren in dieser Beziehung geschätzt. als „der aller
befte edelfte wein" aber wird der „von Cipern unnd von Engadin"
bezeichnet[11], wobei man an „dem edeln cipper wein" zugleich die

---

[1] Derselbe, *Poftill.* teyl I. S. XXV. Pred. Am II. Sönentag noch dem Achten
der drey künig.

[2] Ebendas.

[3] Geyler von Keyferſzberg, *Poftill.* teyl III. S. LXXXI. Pred. Am
Fünftzehenden fonnentag noch Trinitatis. Joannis Tauleri *Predig Uff Septua-
gefima.* S. XXI.

[4] Anders freilich urteilt das *Liederbuch der Hätzlerin.* 66 über den Rhein-
wein: „Die knaben laben kanst du bas (besser) dann herr Yppocras."

[5] Joannis Taulery *Predig An der uffart.* S. XLI.

[6] Derselbe, *Predig Uff Septuagefima.* S. XXII.

[7] Geyler von Keyferſzberg, *Poftill.* teyl I. S. XXV. Pred. Am
II. Sönentag noch dem Achten der drey künig.

[8] Joannis Taulery *Predig Am IIII. Sontag nach Trinitatis.*
S. LXXXIIII.

[9] Circa Spirenam Rhenus vinosus abundat, F. J. Mone, *Anzeiger f. Kunde
der teutschen Vorzeit.* VII. 508.

[10] Multum Franconia subtilis habet bona vina, F. J. Mone a. a. O. V. 507.

[11] Joannis Taulery *Predig An der uffart.* S. XLI.

„grofſe ſueffigkeit" [1] rühmte. Den gleichen Rang aber nahmen „der malfaſyer" [2] und „Hippocras" [3] ein, welche „die fürſten und grofzen herren" [4] zum Schlusse des Mahles gewöhnlich genossen. „Wen ſo ſye ein wolleben wellend haben, so trinckent ſye am erſtenn den ſchlechten wein. Und zuom letſten ſo trinckent ſye Hippocras, oder Malmaſier, oder ſunſt einn guotten trunck der do hitziget, was ſye dann heiſzen haerbringen." [5] Der hier erwähnte Hippokras wurde künstlich bereitet, indem man deutschen Wein mit Honig, Kräutern, Früchten und Gewürzen versetzte. [6] Weil er ursprünglich für arzneiliche Zwecke bestimmt war, hatte man ihm den Namen des berühmtesten Arztes beigelegt, der freilich hier, wie auch sonst, in Hippokras [7] entstellt ist.

Da auch die Zubereitung der Speisen ein gewisses hygienisches Interesse darbietet, so sei dieselbe hier in aller Kürze erwähnt. [8] Im allgemeinen war es Aufgabe der Hausfrau, „daz ezzen ze machen." [9] Geiler redet von Männern, „die irē frawē beuelhē, dz alle ding ſanfft uū wol bereitet ſeyen, dz es wol ſchmack." [10] Wo aber die Mittel des Hauses ausreichten, da pflegte man „die kuchē" [11] (Küche) einer besonderen „dierne" [12], „der kellerin" [13], anzuvertrauen, wenn

---

[1] Derselbe, *Predig Am* XXII. *Sontay nach Trinitatis.* S. CXXIX.

[2] Geiler von Keyſerſzberg, *Poſtill.* teyl II. S. LXVII. Pred. Am Donderſtag noch Oculi. Derselbe, *Der haſz im pfeffer, die dreyzchēd eygēſchafft des haeſzlins.*

[3] Siehe S. 30, Anm. [4].

[4] Geiler von Keyſerſzberg, *Poſtill.* teyl I. S. XXV. Pred. Am II. Sönentag noch dem Achten der drey künig.

[5] Ebendas.

[6] Claretum — so hieſz der künstliche Wein — ex vino et melle et spociebus aromaticis confectum, Bartholomaeus Anglicus, *de proprietatibus rerum.* XIX, 56.

[7] Siehe S. 30, Anm. [4].

[8] Vgl. das Würzburger Kochbuch des 14. Jahrhunderts: *Ein buch von guter ſpeiſe*, ed. Maurer-Constant. Stuttgart 1844, und Auszüge daraus von Wackernagel in M. Haupts *Zeitschrift.* V, 11.

[9] Berthold, ed. F. Pfeiffer. Bd. I, S. 268.

[10] Geiler vö Keyſerſperg, *Von den ſyben ſchwertern, das ſechſt ſchwert*

[11] Derselbe, *Von den ſyben ſcheiden, das ſechſt ſchwert.*

[12] Berthold, ed. F. Pfeiffer. Bd. I. S. 268 und S. 448.

[13] Geiler von Keyſerſzberg. *Poſtill.* teyl II. S. III. Pred. An der Eſchermitwoch. Ebendas. teyl IV. S. XVII. Pred. An unſer lieben Frawen Himelfart tag.

dieselbe auch nicht immer „geschickt“ [1] war und hier und da zu
Klagen Veranlassung gab.[2] Auch den Geistlichen bereitete eine Köchin
das Essen, wie denn Geiler von sich sagt: „Ich bin ein prediger,
un muoffz habe — ein kellerin die mir kocht.“ [3] „A d' fürsten hoeff“ [4]
dagegen, wo man, statt von Zinn [5], von Gold [6] oder Silber [7] afs und
an dem „bumberly bum der trümen (Trommel) un pfifen“ [8] (Pfeife)
bei Tisch sich ergötzte, wurde „ein koch“ [9] oder „kuchelmeister“ [10]
(Küchenmeister) gehalten, da man hier ganz besonders darauf gab,
dafs „diu spise“ [11] „weder verfaltzen noch verfchmaltzen fey“ [12] und
einen ebenso „kreftigen“[13], als „edeln gefmac“ [14] besitze. Aber auch
wenn jemand „ein gefellenmol, od' grafzmol“ [15] veranstaltete oder etwa
„mit feinen friunden die letze (zum Abschied) afz“[16], mufste ein wohl
„geüebeter“ [17] Koch die Küche versehen. Denn auch hier pflegte man

---

[1] Ebendas. teyl III. S. CII. Pred. Am Zweyundzwentzigften fonnentag
noch Trinitatis.

[2] Berthold, ed. F. Pfeiffer. Bd. I. S. 448: „Und ir frouwen, ir
lât iuwern munt niemer gestên mit unnützem gespraeche. Sô seit diu der
andern von ir dierne: sie fláfe gerne unde wirke ungerne“; vgl. Geiler
vö Keyfzerfperg, Der feelen Paradifz. cap. X. Von warer gerech-
tikeit. S. LV.

[3] Derselbe, Poftill. teyl II. S. IIII. Pred. An der Effchermitwoch.

[4] Ebendas. teyl I. S. VI. Pred. Am dritten Sonnentag des Advents.

[5] Ebendas. teyl III. S. LXXXI. Pred. Am Fünfftzehenden fonnentag noch
Trinitatis.

[6] Geyler vonn Keyferfperg, Der hafz im pfeffer, die vierzehend eygè-
fchafft des haefzlins.

[7] Derselbe, Poftill. teyl II. S. LXXVIII. Pred. Am Sonnentag Oculi.

[8] Ebendas.

[9] Geyler von Keyferfperg, Der hafz im pfeffer, die dreyzehêd eygè
fchafft des haefzlins. Derselbe, Von den fyben fcheiden, das fechft fchwert.

[10] Berthold, ed. F. Pfeiffer. Bd. II. S. 245.

[11] Ebendas. Bd. I. S. 221.

[12] Geyler von Keyferfperg, Der hafz im pfeffer, die dreyzehêd eygè
fchafft des haefzlins.

[13] Berthold, ed. F. Pfeiffer. Bd. I. S. 211.

[14] Ebendas. Bd. I. S. 221 und Bd. II. S. 246.

[15] Geyler von Keyferfzberg, Poftill. teyl II. S. LXXVIII. Pred.
Am Sonnentag Oculi. Ebendas. teyl II. S. LXXVII. Pred. Am Sonnentag
Letare.

[16] Geiler bei H. Rinn a. a. O. S. 18.

[17] Berthold, ed. F. Pfeiffer. Bd. I. S. 226.

die Speisen so stark zu „beraffelen" [1] (bekritteln), dafs Geiler als
„die dritt regel die ein geladener halten fol" [2], anführt: „Was man
jm fürfetzet, do mitt fol er fich loffen benuegen (begnügen), und
nitt übels do wider reden. Nit fol er fprechen, das ift übel ge-
fotten, fo ift difz nit recht gefaltzen, oder gebrotten, unnd fo
folt man do das zuom erften, und difz zuom letften dar geben
haben. Das foll keiner thuon, funder er fol das loffen blibenn
als es ift." [3]

Mochte nun aber ein Koch oder eine Köchin „diu wirtschaft" [4]
(Mahlzeit) bereiten, so war dieselbe nicht selten komplizierter Natur.
Schon bei „der fuppe" [5] begnügte man sich nicht immer mit einer
einfachen „fleifchbrue" [6], sondern es werden unter denen, „die do an-
hengen den lüftē uñ dem fchleck", auch „die hofflecker un gelen
(gelb) fuppen effer" [7] genannt. Ebenso wurde „dz muos" [8] zur Ver-
feinerung „mit fleifchbrue gekocht" [9], und „das bluoder- oder capitel-
muofz" war so künstlich zusammengesetzt, dafs Geiler den Begriff
des Chaos daran zur Anschauung bringt: „Als weñ mā ein bluoder-
muofz, od' ein capitelmuofz macht, uñ bonen, erbfzē, gerften, hering
uñ fifch und einander fchüttet, dz wer cōfufio, oder Chaos." [10] Verwandt
damit war wohl „das haerings nafz" [11], worüber man häufig „ein

---

[1] Geyler von Keyferfzberg, *Poftill.* teyl III. S. XXXXIIII. Pred. An
dem Anderen fonnentag noch Trinitatis.

[2] Ebendas.

[3] Ebendas., vgl. Geiler vō Keyferfperg, *Von den fyben fcheiden,
das fechft fchwert.*

[4] Berthold, ed. F. Pfeiffer. Bd. I. S. 229. Bd. II. S. 245. Joannis
Taulery *Predig am XX. Sonntag nach Trinitatis.* S. CXXII.

[5] Geyler von Keyferfzberg, *Poftill.* teyl I. S. XXXIIII. Pred. Am
Sönentag Sexagefima. Ebendas. teyl III. S. XXXXVI. Pred. An dem Anderen
fonnentag noch Trinitatis.

[6] Geyler vonn Keyferfperg, *Der hafz im pfeffer, die zwoelft eygefchaft
des haefzlins.*

[7] Derselbe, *Poftill.* teyl I. S. VI. Pred. Am dritten Sonuentag des Advents.

[8] Derselbe, *Der hafz im pfeffer, die zwoelft eygefchaft des haefzlins.* Der-
selbe, *Von den fyben fcheiden, das fechft fchwert.*

[9] Derselbe, *Der hafz im pfeffer, die zwoelft eygefchaft des haefzlins.*

[10] Derselbe, *Poftill.* teyl III. S. XXXXII. Pred. An dem Erften fonnentag
noch Trinitatis.

[11] Derselbe, *Von den fyben fcheiden, das fechft fchwert.*

pfefferlin machte"[1]. und auch „der hotzenblotz od' der züfenlin"[2]
scheint nicht weit entfernt davon gewesen zu sein. Das Rezept
desselben gibt Geiler an: „Wie macht man einen hotzenblotz?
wen dir ein kaltes huenlin überblybt so fchnydeft du es in ein
fchüffel. und fchneydeft radecht (Rettig) oder rotunde zwibel daran,
un effich darüber. unnd macheft es uunder einannder, das heiffet
dann ein hotzenblotz oder ein züfenlin."[3] Zu den kalten Fleisch-
speisen von künftlicher Zubereitung find endlich noch „gefüllte
wuerfte,[4] „fultz"[5] und „galrey"[6] zu rechnen.

Aber auch in Bezug auf warme Fleifchgerichte wurden nicht
geringe Anforderungen an die Gefchicklichkeit der Köche geftellt.
Zunächft verlangte man. dafs „gebratë un gefottë fifch un fleifch"[7]
gehörig weich und mürbe feien, weshalb Geiler erklärt: „Unnder
dë wildtpraet ift iung mürb wildtpraet beffer — weder (als) alt zaech
wildtpraet."[8] Zu diesem Ende wurde „der brotten"[9] so lange „bey
dë feür"[10] gehalten, bis auch das Innere desselben hinreichend erhitzt
und nicht mehr blutig war. Nach Geiler „find es dreü zeichë da
bey man fieht wen ein haefzlin od' huon, od' bratë, gnuog gebratë ift.
Das erft zeichë ift. wen es fich lafzt pfetzen (zerzupfen). Das ander
zeichë ift, wen es nit mer bluotet fo man es uffchneidet. Das dritt
zeichë ift, wen fich dz fleifch fchelet vö den beinë."[11] Anderseits
aber durfte auch der Zeitpunkt nicht überfchritten werden. „do d'
brat in d' kuchë gnuog hatt"[12], damit derselbe „nit verbriñ."[13]
Namentlich galt dies von solchem Fleisch. das nicht besonders fett-

[1] Ebendas.

[2] Geyler vonn Keyferfperg, Der hafz im pfeffer, die dreyzehed eygë
fchafft des haefzlins.

[3] Ebendas.

[4] Geiler vö Keyferfperg, Von den fyben fcheiden, das fechft fchwert.

[5] Derselbe, Von den fyben fchwertern, das fechft fchwert.

[6] Ebendas.

[7] Geiler vö Keyferfperg, Von den fyben fcheiden, das fechft fchwert.

[8] Derselbe, Der hafz im pfeffer, die dreyzehed eygefchaft des haefzlins.

[9] Derselbe, Poftill. teyl II. S. XLIX Pred. Am Frytag noch Reminifcere.

[10] Derselbe, Der hafz im pfeffer, die zehet eygefchafft des hacfzlins.

[11] Ebendas., die zwoelft eygefchat des haefzlins.

[12] Geiler vö Keyferfperg, Von den fyben fcheiden, das fechft fchwert.

[13] Ebendas.

reich war und das man deshalb auch zu spicken pflegte. Sagt doch
Geiler von dem Hasen: „Man muofz dz haefzlin fpicken. Es hat
felber keī feifzte in im. Es ift eī dürres magers tierlin umb ein
haefzlin, darum muofz mā im etwz zuogebē dz es nit bey dē feür
verbriñ.“ [1] Derselbe Zweck läfst sich bisweilen auch auf andre
Weise erreichen. Denn „weñ man huener bratē fol, die nit alle
feifzt feind, fo ftofzt mā ye ein feifztes uñ ein magers zuofamē,
dz ye eins dz and' feifzt machet“ [2], oder „fo man ein fchweine bratē
hat uñ magere huener, fo ftofzt man den bratē hiñ uff añ den
obern fpifz uñ die huener an den undern fpifz, fo treüfft d' fchweinē
brat herab uff die huener.“ [3]   Zeigt schon dies alles an, dafs die
Kochkünstler manche Aufgabe zu lösen hatten, so mufsten dieselben
auch noch mit gewissen Imitationen vertraut sein. Hören wir doch
von „den frawē, die wol kochē kindē“ [4], dafs dieselben sogar Wild
nachzuahmen verstanden: „Sie nemē etwan fchweinin fleifch, uñ
machē es in ein fchwartzē pfeffer, das einer wenet es fey wildpret.“ [5]
Noch gröfseres aber leistete ein Koch bei einem herzoglichen Gast-
mahl, der nicht nur einen künstlichen Hasen herstellte, sondern auch
ein Schachbrett von Mandelmilch und die Figuren dazu von Zucker
verfertigte. [6]

Was nun die Verdauung der genossenen Speisen betrifft, so
äufsern sich sowohl Berthold, als Tauler und Geiler hierüber.
Der erstere vergleicht den Magen, der die Nahrung aufnimmt, mit
einem Hafen am Feuer. Wie in diesem die Speise gesotten werde,
so sei das gleiche auch im Magen der Fall, und zwar liefere die
demselben benachbarte Leber die Hitze dazu. „Der mage“, so lauten
Bertholds Worte, „ist in dem libe: reht enmitten in dem
libe stēt des menschen mage. Er enpfaehet (empfängt) ouch des

[1] Geyler von Keyferfperg, *Der hafz im pfeffer, die eylffe eygenfchaft
des haefzlins.*

[2] Ebendas.

[3] Ebendas.

[4] Geyler von Keyferfperg, *Der hafz im pfeffer, die neūnd eygēfchafft
des haefzlins.*

[5] Ebendas.

[6] W. Wackernagel, *Kleinere Schriften.* Bd. 1, S. 121.

êrsten daz ezzen unde daz trinken, daz gêt des aller êrsten in den
magen. Unde der mage ist rehte geschaffen als ein haven bi dem
fiure, dâ man daz ezzen inne sindet. — Der stêt enmitten in dem
libe als ein haven unde lit diu leber an dem magen und ist des
magen fiwer (Feuer), wan diu leber ist dér nâtûre, daz sie grôze
hitze hât unde git dem magen hitze, daz ez allez sieden muoz daz
der mensche gizzet (ifst) unde getrinket."[1] Aber noch weiter wird
der Vergleich zwischen dem Magen und dem Hafen durchgeführt.
Denn wie „man die liute alle ûz dem einigen haven spîset, wirt
(Hausherr) unde hûsfrouwen, kinder und ander gesinde"[2], „sô wirt
ouch, swenne (wenn) der mage ze rehter wise vol ist mit ezzen unde
mit trinken, daz gesinde allez samt dâ von wol gespîset, daz ez deste
kreftiger unde deste sterker wirt. Welhez ist daz hûsgesinde des
libes? Daz sint die ádern unde diu glider unde daz hirne unde daz
bluot unde daz marc unde daz fleisch unde daz herze unde daz
gebeine: — der (derer) nimt ieglichez sin teil zuo im, und alsô
werdent von dem magen alle die ádern und alliu diu glider, hirne
unde bluot unde herze und aller der lip wol gespîset unde gesterket."[3]
Noch bestimmter betont Tauler, dafs die Speise durch die Adern
in den Körper übergeht, nachdem dieselbe zuvor verdaut worden ist.
„Die natur", so sagt er, „wyrckt und verdewet (verdaut) uñ zeücht
durch die adern die krafft der fpeifz, uñ wirt ein leben, und ein
wefen mitt dem menfchen."[4] Auch Geiler spricht von der Um-
wandlung der Nahrungsstoffe im Magen, wodurch erst die Ernährung
des Leibes möglich werde. „Spifz die ein menfch entpfocht"
(empfängt), so äufsert er sich, „die felb fo lang fye in irer art blibt,
fo fuort (speist) od' naert fye ein menfchen nitt. Sol fye fuoren
(nähren), fo muoffz fye zuo nüt (zunichte) werden, verandert und zer-
ftroewet (aufgelöst), zergon uñ vergon. Denn fo lang die fpifz im
magen ligt unuerdowt, und alfo in irer art und wefen blibt unver-
andert, fo lang mag fye ein menfchen nitt fuoren (nähren). Sunder

[1] Berthold, ed. F. Pfeiffer. Bd. I. S. 432.
[2] Ebendas.
[3] Berthold, ed. F. Pfeiffer. Bd. I. S. 432—433.
[4] Joannis Taulery Predig Uff unfers herren fronlichnamstag. S. LXII.

weñ fye verandert und verdowet wordē ist, dañ fo fuort (nährt) fye
den menfchē."[1] Weiter aber unterscheidet er zwischen einem un-
verdaulichen und einem verdaulichen Teile des Genossenen, über
deren weitere Schicksale er folgendes angibt: „Was unflaetigs do
blibt, das godt fein ftroffz, aber das aller fubtilichft vō der fpifz
das zücht die leber an fich, das felb würt dornoch zuo bluot, unnd
teylt fich doraffter (hierauf) in die glider. Denn yegklichs glid zücht
an fich fo vil jm zuoftodt, als denn die aertzt dovon fchribē."[2]

Soll aber eine naturgemäfse Verdauung vor sich gehen, so dürfen
die genossenen Nahrungsmittel weder verfälscht noch verdorben sein.
„Daz ist grôziu nôtdurft". so ermahnt Berthold einen jeden von
denen, „die dâ ezzen unde trinken veil habent"[3], „daz dû dâ mite
getriuwe unde gewaere (zuverlässig) sîst, wan (denn) ander trügenheit
diu gêt doch niuwan (nur) über daz guot: sô gêt disiu trügenheit
über den lîp, den etelicher (mancher) umbe (um) dise werlt (Welt
niht gaebe."[4] Dann aber fährt er, das Gesagte an einem Beispiele
ausführend, fort: „Dû mit dîner trügenheit mit müeterînem (vom
Mutterschweine herrührend) fleische oder an fûlem fleische, daz dû
ze lange in dînem gewalte beheltest unz (bis) ez erfûlet, sô wirdest
dû etewenne (manchmal) an einem menschen schuldic oder an
zehenen; oder daz ez niht gesunt enist (ist), sô dû ez abnimest, oder
unzîtic ist an dem alter."[5] Denselben Gedanken wiederholt er an
einer andren Stelle, wo er drohend ausruft: „Dû rehter trügener
ungetriuwer! dû beheltest eht (eben) dîn fleisch unz (bis) ez erfûlet
under dem velle, sô blîbet ez gar wîz (weifs); die wile daz vel drobe
ist, sô waenet ein biderman ez sî gar guot unde frisch: sô ist ez
fûl; er mac den tôt dran gezzen (essen) oder grôzen siechtuom. Dû
trügener unde dû ungetriuwer mörder! Dar umbe solten die burger
von der stat gebieten, swenne (wenn) man in sumerigen zîten ein
kalp oder ein lamp abnaeme. daz man ez sâ (alsbald) zehant (auf

[1] Geyler von Keyferfzberg, *Poftill.* teyl II. S. LXVII. Pred. Am
Donderftag noch Oculi.
[2] Ebendas.
[3] Berthold, ed. F. Pfeiffer. Bd. I. S. 150.
[4] Ebendas.
[5] Ebendas.

der Stelle) ville (enthäute) und im daz vel gar abe ziehe, unde daz zwêne biderbe (biedere) man oder vier daz bewaeren, daz ez zitic[1] si daz sie dâ abe nement, unde daz ez gesunt si; wan (denn) ez ist etelicher (mancher) als (so) ungetriuwe gein (gegen) gote unde gein sinem ebenkristen (Mitchrist) unde gein siner eigenen sêle, daz er niht enruochet (sich nicht kümmert), wer dâ von stürbe oder siech würde, daz eht (nur) im ein kleiner gewin werde."[2] Während aber hier ein Betrug von fremder Seite stattfindet, betrügen andre sich selbst, indem sie aus Geiz nur faules, verdorbenes Fleisch zu sich nehmen. Von solchen sagt Geiler: „Und alfo kriechē die unseligen geytigen (geizigen) menschen uff der erden in irdischen dingen und wirt inen dēnocht nichts davō wed' (als) die nachleibeten (übrig gebliebenen) und das aller nachgültigeft (wertloseste). — ftinckēt fleisch, brauchēt kein ding es fey dañ verdorben."[3] Statt faulen Fleisches geniefsen die Geizigen auch wohl solches von „pfifftzigen (mit Diphtheritis behaftet) huenern"[4], von „boefzen (krank) fchwinen"[5] oder von „einem lämen ferlin (Stierkalb), das do pfynnig ift, oder das korn (eine Krankheit) hatt."[6] Wie hier, so wird auch sonst, insbesondere von Berthold vor Finnen gewarnt, indem derselbe den Fleischverkäufern vorwirft: „Sō gīt (gibt) der böckīn (vom Bock herrührend) fleisch für schaeffenz (vom Schafe herrührend), der muoterīnez (vom Mutterschweine herrührend) für bergīnez (von einem männlichen, verschnittenen Schweine herrührend), der vinnigez für reinez."[7] Auffallend könnte erscheinen, dafs man das Fleisch des Mutterschweines für nachteilig ansah, indessen wenn man erwägt, in wie hohem Grade jene Tiere durch das Säugen abmagern, so wird man dieser Auffassung beipflichten müssen. „Pfî, trügener an dīnem

---

[1] Berthold bei H. Rinn a. a. O. S. 13.

[2] Berthold, ed. F. Pfeiffer. Bd. 1. S. 86.

[3] Geyler vō Keyferfperg, *Von den fyben fchwertern, das fünfft fchwert.*

[4] Derselbe, *Poftill.* teyl III. S. LXVII. Pred. An dem Neūnden fonnentag noch Trinitatis. Ebendas. teyl IV. S. XXX. Pred. An unfer lieben Frawen Liechtmeffz tag.

[5] Geylor von Keyferfzberg, *Poftill.* teyl III. S. LXVII. Pred. An dem Neūnden fonnentag noch Trinitatis.

[6] Ebendas. teyl IV. S. XXX. Pred. An unfer lieben Frawen Liechtmeffz tag.

[7] Berthold, ed. F. Pfeiffer. Bd. I. S. 86.

hantwerc", so fragt Berthold einmal, „waz sprichestû dar zuo? An dîne (deinem) koufe gibest dû ein (einem) muoterin (vom Mutterschweine herrührend) vleisch für berginez (von einem männlichen, verschnittenen Schweine herrührend): er mac den grimmen tôt daran ezzen, daz dû schuldic an im bist"[1], und an einem andren Orte sagt er: „Sô gît der siuwîn (von einer Sau herrührend) für bergîn fleisch: daz mac einez in krankeit ezzen, daz ez den tôt da von nimet."[2] Aber nicht nur die Fleischer, sondern auch die Gastwirte schädigten ihre Mitbürger bisweilen an der Gesundheit, indem sie denselben verdorbene Speisen vorsetzten. Lesen wir doch bei Berthold: „Sô sint eteliche wirte unde gastgeben in den steten, daz sie ein gesoten spise als (so) lange behaltent, daz ein gast dran izzet daz er iemer deste krenker ist. Daz ist allez untriuwe unde valscheit, unde dar umbe wirdest dû aptrünnic von der heiligen kristenheit."[3] Dieselbe Anklage wird auch gegen die Fischer erhoben, die, statt die Fische zur rechten Zeit zu verkaufen, dieselben bis zum nächsten Fasttag bewahren, so dafs sie alsdann in Fäulnis geraten: „Dû heltest die vische in dem wazzer gevangen unz (bis) daz ein frîtac kumet: sô sint sie fûl und izzet ein mensche den tôt dar an oder grôzen siechtuom. Sô bistû schuldic an allen den, die dû dâ mite betriugest, daz sie in siechtuom vallent oder in den tôt."[1]

Wie beim Fleisch, so kamen auch bei den übrigen Nahrungsmitteln allerlei Betrügereien und Fälschungen vor. Schon von dem Landmanne heifst es: „Dû legest ouch schoene korn oben in den sac unde danne unden daz boese, und alsô verliusest (verdirbst) dû alle dîne arbeit mit trügenheit unde mit hazze unde mit nîde."[5] Nicht viel anders scheint der Müller verfahren zu sein, denn wir hören von ihm, dafs er auch „manigerleie trügene und diepheit"[6] hat und, was den Bäcker betrifft, „sô becket etelicher (mancher)

[1] Ebendas. Bd. II. S. 28.
[2] Berthold bei H. Rinn a. a. O. S. 13.
[3] Derselbe. Bd. I. S. 150—151.
[4] Ebendas. Bd. I. S. 150.
[5] Ebendas. Bd. I. S. 152.
[6] Berthold bei H. Rinn a. a. O. S. 13.

fúlez korn ze bróte, dâ mac ein mensche vil schiere (in kurzer Zeit)
den tôt an ezzen; unde versalzen brôt, daz ist gar ungesunt. Wir
lesen des niht, daz salz in deheine slahte (irgend einerlei) wîse sî
in spîse sô ungesunt und als (so) jaemerlich als in brôte, unde ie
baz (mehr) gesalzener, ie nâher grôzem siechtuome oder dem tôde." [1]
Auch über den übermäfsigen Zusatz von Hefe zum Brote in be-
trügerischer Absicht wird öfter geklagt: „Der verkouft luft für brôt
und machet ez mit gerwen (Hefe), daz ez innen hol wirt: so er waenet,
er habe ein broseme (Krume) drinne, so ist ez hol und ist ein laeriu
rinde." [2] Während aber die letztere doch noch immer geniefsbar
erscheint, scheut sich der Geizige selbst nicht vor zerfressenem Korn
oder schimmeligen Brote: „Do zuo hatt er dry od' fyer kaften mit
korn do ligẽ, fo iffet er nũmen (nur) von dem das zerftochẽ ift,
bifz das ander ouch zerftochen würt, und nüt mer fol (taugt). kein
frifch brot iffet er nit, es muoffz truckẽ oder fchym'elig³ fein, uff'
das es defter (desto) fchütziger (länger vorhaltend) fyg (sei). So doch
ein armer man all tag frifch brot koufft, unnd nit fo vil hat, das er
moeg von einer wochen zuo der andern kouffen." [4] Wie das Korn
und das Brot, so mufs auch das Obst halb verfault sein, ehe es der
Geizhals geniefst: „Item keinen frifchen oepffel getarr (wagt) er
effen, weder (aufser) was müfzlet (angegangen?) und halber ful [5]
ift, die muoffz die kellerin ufzlefen und als die fulen dannen, bifz
die andern ouch foul werdẽ." [6] Freilich wufste auch der Händler
schon faules Obst beim Verkauf einzuschmuggeln, indem Berthold
als eine Art des Betruges anführt: „Sô leit (legt) einer fúle epfel
under guote." [7] Dies alles aber war um so bedauerlicher, als es
recht wohl bekannt war, dafs verdorbene Speisen ungesund sind.
Nach einer Predigt bei Wackernagel rufen dieselben Fieber hervor,

---

[1] Derselbe. Bd. 1. S. 151.
[2] Berthold bei H. Rinn a. a. O. S. 13.
[3] Geyler vö Keyferfperg, *Von den fyben fchwertern, das fünff't
fchwert.*
[4] Derselbe, *Poftill.* teyl II. S. 111. Pred. An der Efchermitwoch.
[5] Derselbe, *Von den fyben fchwertern, das fünff't fchwert.*
[6] Derselbe, *Poftill.* teyl II. S. III. Pred. An der Efchermitwoch.
[7] Berthold, ed. F. Pfeiffer. Bd. II. S. 28.

und es wird empfohlen, dagegen ein Laxans zu nehmen: „Nu iſt ze wiſſen das der ritte (das Fieber) den mönſchen gern an gat von dem das er etzwas ungeſundes geeſſen hat und das in dem magen lit (liegt) und es niut vertoewen (verdauen) mag. Und der diſem mönſchen helfen wil ſo muoſz man ime (ihm) den magen rumen (räumen) mit guoter artznie.“ [1]

Bei dem hohen Preise mancher Genuſsmittel, insbesondere der Gewürze und des Weines, wird es begreiflich, daſs man auch hier allerlei Verfälschungen vornahm, um auf diese Weise einen gröſseren Gewinn zu erzielen. So verklagt Geiler die Krämer: „Sie luogent wie ſie iren nechſten betriegen, beſcheyſſen (übervorteilen) mügent, geben im meüſzdreck für pfeffer“ [2], und dieser Unfug muſs so häufig gewesen sein, daſs derselbe Prediger da her das Bild nehmen konnte: „Uff erdtrich got boeſz und guot under einander, alſz pfeffer und müſztreck, weyſſen (Weizen) und ratten (Raden) undereinander iſt.“ [3]

Von einer andren Art Genuſsmittelverfälschung ist bei Berthold die Rede: „Sô betriegent eteliche die liute mit fûlem wine unde mit fûlem biere oder mit ungeſotem (ungesotten) met, — oder mischet wazzer zuo dem wine.“ [4] Namentlich der zuletzt genannte Betrug scheint tiefe Wurzeln geschlagen zu haben und kaum noch als ein Unrecht betrachtet zu sein. Denn nicht nur, daſs Berthold die Fuhrleute warnt: „Unde die den wîn verre (ferne) holn müezent, daz die iht (nicht) wazzers dar zuo giezen, daz er deste langer were. Dâ sult ir iuch an hüeten, als (so) liep iu daz himelrîche sî“ [5], er sagt auch von „den wînmannen, die den wîn veil habent“ [6]: „Etelicher giuzet wazzer in wîn: pfi, trügener aller der werlte (Welt)!“ [7] und in einer andren Predigt wiederholt er: „Sô ist der ein trügener an sinem koufe, der gît (gibt) wazzer für wîn.“ [8] Ja selbst die Priester

---

[1] W. Wackernagel, *Altdeutsche Predigten und Gebete.* S. 194.
[2] Geyler vö Keyſerſperg, *Von den ſyben ſchwertern, das fünfft ſchwert.*
[3] Derselbe, *Poſtill.* teyl II. S. XXIIII. Pred. Am Donderſtag noch Inuocauit.
[4] Berthold, ed. F. Pfeiffer. Bd. I. S. 151.
[5] Ebendas. Bd. I. S. 301.
[6] Ebendas. Bd. I. S. 216.
[7] Ebendas. Bd. II. S. 28.
[8] Berthold bei H. Rinn a. a. O. S. 13.

mufs er erinnern, dafs der Abendmahlswein höchstens „mit einigem
(einem einzigen) tropfen wazzers getempert (gemischt) sin" [1] darf,
da diese Menge „den win als (ebenso) wol erliutert (klärt), als ein
michel (grofser) teil" [2]: „Ir sult ouch des wazzers, ir priester, niht
ze vil mischen in den kelch [3]: einiger tropfe erliutert iz (es) allez
samt: dâ ist sin ouch genuoc mite. Daz wazzer sol ouch sin sô dû
ez aller reinest und aller frischest gehaben maht (magst)." [4]
Aber auch noch eine andre Mahnung wird in bezug auf den
Abendmahlswein an die Geistlichen gerichtet: „Ir sult iuch der
selben arbeit gerne bewegen (entschliefsen zu), daz ir deste ofter
frischen win bringet" [5], oder, wie es ein andermal heifst: „Ir sult
den win niht ze lange behalten, hinz (bis) er erfûle." [6] Um dies
Faulwerden zu verhindern, empfiehlt Berthold vor allem gröfste
Reinlichkeit der Fässer: „Ir sult diu vezzelin, dâ ir den win inne
behaltet, mit grôzem flîze reine machen unde mit flîze bedecken und
in huote haben" [7], und wiederum: „Ô, ir messenaere, ir sult gar
fliziclichen dâ mite (sc. mit dem Abendmahlswein) umbe gân, und
reinlichen mit grôzen sorgen und mit vorhte (Furcht), daz ir diu vaz
gar schoene machent, diu dar zuo gehoerent, daz sie niht schimelic
sîn." [8] Nur wo frischer Wein nicht wohl beschafft werden könne,
möge man Nachsicht walten lassen, wenn der Nachtmahlswein einmal
trübe oder krank werden sollte, doch dürfe er auch alsdann noch
nicht sauer sein: „Obe der win trüebe wirt oder kranc, daz eht (nur)
er niht ezzich (Essig) wirt, dâ mac ich niht umbe gereden an der
stat, dâ man sin niht rât gehaben mac; wan (denn) ez ist manic
lant, — dâ man frischen win niht wol gehaben mac, als man solte." [9]
Anders verhält es sich dagegen, wenn der Reiche nur aus Geiz den
allerschalsten und verdorbensten Wein zu sich nimmt: „Uñ aber ye

---

[1] Derselbe. Bd. II. S. 87.
[2] Ebendas.
[3] Ebendas.
[4] Ebendas. Bd. I. S. 301.
[5] Ebendas.
[6] Ebendas. Bd. II. S. 87.
[7] Ebendas. Bd. I. S. 301.
[8] Ebendas. Bd. II. S. 87.
[9] Ebendas. Bd. I. S. 301.

me (mehr) er fchaetz zuofamen famlet, ye minder jm do von würt.
Er trinckt den aller unglückhafftigeften feygerften (umgeschlagen) wein [1]
der yenen im keyler (Keller) ift, darff kein guotten wein nit anftechen,
wenn er fchon ein keyler vol wein hatt. und die weil würt der guot
wein ouch feyger."[2]

Wie aber verdorbene und verfälschte Nahrungs- und Genufs-
mittel, so sind auch Leckerei und daraus hervorgehende Völlerei der
Gesundheit nachteilig. Daher werden wiederholt diejenigen getadelt,
die „gern leckeryen nochgon"[3], „die do anhengen den lüfte un dem
fchleck"[4] (Leckerei) und „allez üffe iren büch keren, daz si wol
gezzen und getrinken."[5] Über solche „fchlecker, fchleckerhafftige
und genefchige"[6] ruft Berthold aus: „Pfi, ir nescher unde ir
nescherinne!"[7], und an einer andren Stelle ermahnt er dieselben:
„Ir nescher und ir nescherin, vil wunderlichen (überaus) balde in die
rehten (recht) herten (hart) buoze!"[8] Geiler aber bezeichnet die
„lecker hynden un vornan unnd an allen fyeren alfo vil als ir ift"[9]
als „buoben"[10] und sagt verächtlich von denselben: „Sie luoge was
mä effen wil an de un an ihene. Das aller erft neüwes ufzgeet,
dz vor (früher) nyemä gefehe hat, dz muofz zuom erfte dar gefetzt
werde. Es fol ordelich gelebt fein, fprechе fie. Woellen de rachen
un de bauch genuog fein, warte ir felbs wie eins federfpils."[11]
Zugleich weist er den Einwand derselben zurück, als ob man nicht
mit Luft essen dürfe: „Spricheft du, fo mueft ich nit mit luft

---

[1] Geyler vö Keyferfperg, *Von den fyben fchwertern, das fünfft fchwert*.

[2] Derselbe, *Poftill*. teyl II. S. III. Pred. An der Efchermitwoch.

[3] Ebendas. teyl III. S. LX. Pred. An dem Achtenden fonnentag noch Trinitatis.

[4] Ebendas. teyl I. S. VI. Pred. Am dritten Sonnentag des Advents.

[5] F. Pfeiffer, *Deutsche Myftiker des 14. Jahrhunderts*. Bd. I. S. 241.

[6] Geyler vö Keyferfperg, *Von den fyben fchwertern, das fechft fchwert*.

[7] Berthold, ed. F. Pfeiffer. Bd. I. S. 226.

[8] Ebendas. Bd. I. S. 71.

[9] Geyler von Keyferfzberg, *Poftill*. teyl III. S. CII. Pred. Am Zwey-undzwentzigften fonnentag noch Trinitatis.

[10] Ebendas.

[11] Geyler vö Keyferfperg, *Von den fyben fchwertern, das fechft fchwert*.

effenn? Ich fprich nit das du folt on luft effen. Ein menfch
muofz luft habn fo er iffet, aber du folt nit ufz luft effen, funder
allein zuo deiner notturfft"[1], und in Übereinstimmung hiermit erklärt
er ein andermal: „Es ift ein groffer unnderfcheid mit luft effen,
un ufz luft effen"[2], oder, was dasselbe sagt, „zwyfchē effen un
fchleckē."[3] „Effen ift da man nach vernūft zuo bloffer not iffet,
fo vil im dienet un er bedarff. Aber fchleckē ift, da d' gluft (Gelüfte)
eine menfche treybt zuo eim ding dz im nit not ift, fund' allein dz
es im anmuotig ift. un luft daran hat un zicket (reizt) in darüb
iffet er. moecht des wol enbroftē (entledigt) fei dz ift gefchleckt."[4]

Wenn es nun aber auch „gar wee der natur thuot zuo erfterben
allen ungeordnetē lüften an fpeilz"[5], so werden doch die Hörer
immer wieder ermalnt, nicht „von einer leckery zuo der anderen
zuo louffen"[6] und „die natürlichen guetter, ir jugent ir ftercke zuo
leckery und bofzheit zuo mifzbruchen."[7] Namentlich die Kinder
soll man nicht „zart in allen leckeryen und bueberyen erziehen"[8],
da sie damit nur schlimme Gewohnheit an sich nehmen: „Ein kindlin
dz noch nit kan kriechē. heiffet im ein fchlecklin gebē dz felb
fchleckn wachfet den für und für mit inē uff die felb zart erziehūg
bringt in (ihnen) boefe gewonheit, wen fie foellē zuo rechtē dapfferē
leütē werdē, ift nyemāt daheim, un wenent dan fie mueffent alfo
fchleck und weicheit haben."[9] Mit besonderer Strenge ist in dieser
Beziehung die Jugend im Kloster zu behandeln, obgleich es auch
hier nicht an billiger Rücksicht fehlen darf: „Nun merck auch die

[1] Ebendas.

[2] Geiler vō Keyferfperg, *Von den fyben fcheiden, das fechft fchwert*

[3] Ebendas

[4] Geyler vō Keyferfperg, *Von den fyben fchwertern, das fechf
fchwert*.

[5] Joannis Taulery *Predig An der Kirchweyhe.* S. CXXXII.

[6] Geyler von Keyferfzberg, *Poftill.* teyl III. S. XXXV. Pred. An
dem heyligen Pfingftag.

[7] Ebendas. teyl III. S. LXVI. Pred. An dem Neünden fonnentag noch
Trinitatis.

[8] Ebendas. teyl III. S. LXVIII. Pred. Am Neünden fonnentag noch
Trinitatis.

[9] Geiler vō Keyferfperg. *Von den fyben fcheiden, das fechft
fchwert.*

die her uffen in d' welt zartlich feind erzogen, uñ auch nit grober
fpeyfz gewonet hond, uñ fie nit geleydē mügē, den felbñ mag man
wol ein beffers gebē. Aber die folches nit bedürffen uñ grober fpeyfz
gewonet hond uñ fy geleydē mügē, die felbē foellē got lobē, das fie
follichs nit nottürfftig feind."[1] Dieselbe Milde, die man den Kindern
gegenüber walten liefs, kam auch den Erwachsenen unter Umständen
zu gute. So sagt Geiler: „Aber weñ ein menfch koftlicher fpeyfen
hat gewonet uñ ift alfo genatürt, uñ hat ein folche zarte cōplexion
die nit anderft mag uffenthaltē (erhalten) werden dañ durch folche
fpeyfung, den treybt die fünd frafzheit nit, aber fein notturfft"[2].
oder mit etwas andrer Wendung: „Muofz deñ einer ettweñ von feiner
kranckheit, oder zarten cōplexion wegen, zertere fpeifz nützen, den
einem andren menfchē not ift der tueg es."[3]

So gemäfsigt aber auch die Vorschriften gegen die Leckerei
waren, so kam dieselbe doch ziemlich häufig vor. Schon die ge-
wöhnlichen Bürger waren derselben ergeben und mufsten von sich
bekennen: „So wir zu kirmeffe warn. so vare wir mer dar duorch
wol ezzen und trinken."[4] Namentlich aber in den höheren Kreisen
pflegte es nicht an solchen zu fehlen, die „alle fchleck wolten habē"[5];
denn „an d' fürftẽ hoeff, das ift bey dē Bobft (Pabst), keyfer,
künig, bifchoeffen uñ weltlichē regentē, in den ftetten do findet man
die felbē hofflecker uñ gelen (gelb) fuppen effer."[6] Selbst von den
Geistlichen gesteht Geiler mit seltenem Freimut: „Wir Pfarrer sagen
von grofser Abstinenz, und ist niemand voller als wir; uns darf keine
Leckerei entgehen, wir müssen sie haben"[7], und nicht günstiger
lautet sein Urteil über die Mönche: „Nim dē and'n ftat (Stand) für
dich die Ordēfzleut, fo fiheftu wye gātz d' zerriffen ift. Sie feind
groefzer buobē und als (ebenso) grofz als in weltlichē ftat und im

[1] Derselbe, Der hafz im pfeffer, die neünd eygēfchaft des haefzlins.
[2] Derselbe, Von den fyben fcheiden, das fechft fchwert.
[3] Derselbe, Der feelen Paradifz, cap. VI. Von warer keüfcheit. S. XXXIX.
[4] II. Leyser, Deutsche Predigten des XIII. und XIV. Jahrhundertes.
S. 119.
[5] Geyler vonn Keyferfperg, Der hafz im pfeffer, die neünd eygēfchaft
des haefzlins.
[6] Derselbe, Poftill. teyl I. S. VI. Pred. Am dritten Sonnentag des Advents.
[7] Derselbe, Bröfamlin. Tl. II. S. 29 bei R. Cruel a. a. O. S. 553.

geiftliche ftat. fie feind in aller leckerei fornendra, darüb ift daz
verfzliu war. Was die welt thuot, fo wil d' münch d' and' daran
fein."[1]

Wie leckerhaftes Wesen, so wird auch Füllen und Prassen, das
eng damit zusammenhängt, energisch bekämpft. Als das Vorbild
dieser Prasser erscheint „her Ésau der fräz."[2] Daher die Anrede
bei Berthold: „Her Esau, unde der andern ein michel (grofs) teil,
dû sitzest unde frizzest — einen kropf über den andern, daz sich
din mage klinbet (spaltet) in vieriu (vier Teile)![3] Dasselbe übermäfsige
Essen der „fülleriche"[4] wird auch sonst oft erwähnt, wie denn der-
selbe Berthold erklärt: „Sô füllent dise fraeze in sich ir einer
etewenne (bisweilen) eins tages, daz sich drie oder sehse schône dâ
von betrüegen. Swâ (wo irgend) der (derer) zehen bî einander sint,
die vertuont in einem tage, dâ vierzic menschen von berâten waeren
schône unde wol."[5] Nach Geiler aber rühmen die „frezzer"[6] sich,
wenn sie von einem Gastmal heimkehren: „wir hand wol zehen effen
gehebt, oder trachten"[7] (Gerichte), und im Sinne derselben spricht er:
„Wir waenen, alles dz gott befchaffen hatt, es fey nyenen (nirgends)
zuo guot wann (als) zuo dem frofz. Was im lufft ift, alle foegel, alle
fifch im waffer, es muoffz uns dienen zuo unfzerer füllery. Wir
mueffens alls freffen —. Ich meyn du fraeffeft die fternen auch,
wann dufz vermoechteft."[8] Höchst drastisch schildert er zugleich
die Gier eines solchen „menfchē, den frafzheit zuo vil ynbrünftigklich
effen macht"[9]: „Die augen glarēt (stieren) uff die fpeyfz, die hend
weffent (werfen) die fpeyfz in den mund, dz ein mundt vol dē andern
kaum entweychē mag. Er fchlapert (schlürft) die fpeyfz in fich dz

---

[1] Derselbe, *Die Emeis*. S. XXI.

[2] Berthold, ed. F. Pfeiffer. Bd. I. S. 8.

[3] Ebendas. Bd. I. S. 103.

[4] Geyler võ Keyferfperg, *Von den fyben fchwertern, das fechft fchwert*.

[5] Berthold, ed. F. Pfeiffer. Bd. I. S. 431.

[6] Ebendas. Bd. I. S. 190.

[7] Geyler von Keyferfzberg, *Poftill*. teyl III. S. XXXIII. Pred. An
dem heyligen Pfingftag.

[8] Ebendas. teyl III. S. LXVI. Pred. An dem Neünden fonnentag noch
Trinitatis.

[9] Geiler vo Keyferfperg, *Von den fyben fcheiden, das fechft fchwert*.

im d' geyfer ufz dë mul falt, weñ er über tifch wil fitzë, ftreiffet
er die ermel hinder fich als woel er ein kuow (Kuh) metzge" [1]
(schlachten).

Unter diesen Umständen ist es begreiflich, dafs „frafz ein gar
vichifch ding" [2] genannt und für eine „untugende" [3], ein „lafter" [4]
und „der tôtsünde einiu" [5] erklärt wird. „Unmâze des mundes an
ezzen", sagt Berthold, „daz heizet frâzheit in der fchrift und ist
der siben tôtsünde einiu. Unde swer (wer) sich über die mâze
ezzens — noetet unde sich setiget ze gitecliche (gierig), der hât
eine houbetsünde getân" [6]. und Geiler bestätigt: „Dz praffen, unnd
füllen — nitt fünd fey, und derglichen. Das feind allefammen
vrrungen." [7] Zugleich ruft Berthold über die Schlemmer die Droh-
worte aus: „Pfi, ir fraeze, ir luoderer" [8] (Weichlinge)! und Geiler
erklärt: „Darumb die, die allein do goud — füllen und freffen —,
die feind kein nutz einer gemeynd." [9] Aber noch in anderer Weise
wird den Prassern ihr Urteil gesprochen: „Die sehsten, ir tiuvele"
(Teufel), so lesen wir bei Berthold, „die hoerent iuch (euch) ouch
ane. Daz sint alle die mit frâzheit umbegênt, die sich überezzent
— und alle zît ûf ginent (das Maul aufsperren) nâch der frezzerie" [10],
und nicht minder streng wird denselben von dem gleichen Autor das
Gericht angedroht: „Alle die sich überezzent —, die müezent ouch
an dem jungesten tage gerihtet unde geurteilet werden von disem
himelischen here unde von dem almehtigen gote selber." [11]

---

[1] Ebendas.
[2] Ebendas.
[3] Berthold, ed. F. Pfeiffer. Bd. I. S. 525.
[4] Geyler von Keyferfzberg, *Poftill.* teyl II. S. Ll. Pred. Am Sambf-
tag noch Reminifcere.
[5] Berthold, ed. F. Pfeiffer. Bd. I. S. 430.
[6] Ebendas. Bd. I. S. 430 und Bd. II. S. 205.
[7] Geyler von Keyferfzberg, *Poftill.* teyl III. S. XXXIIII. Pred. An
dem heyligen Pfingftag.
[8] Berthold, ed. F. Pfeiffer. Bd. I. S. 525.
[9] Geyler von Keyferfzberg, *Poftill.* teyl II. S. IIII. Pred. über das
Evangelium an der Effchermitwoch.
[10] Berthold, ed. F. Pfeiffer. Bd. I. S. 468.
[11] Ebendas. Bd. I. S. 190.

Natürlich kam solche Völlerei der dürftigen Verhältnisse wegen
bei den Armen nicht vor.   Daher bemerkt Berthold in einer
Predigt: „Ir armen liute, ir habet mit dér sünde (sc. der frâzheit)
uiht ze schaffen, wan (denn) ir habet selten die nôtdurft; wan daz
ir ze rehter nôt haben soltet, daz bringent dise fraeze für (durch)
mit übermâze"[1], und noch bestimmter sagt Geiler von den Dürftigen:
„Wen fye ein ftuck brots habent, unnd ein fchüffel vol muofzs, fo
lond fye fich bennuogen"[2] (begnügen).   Anders verhielt es sich da-
gegen mit den Reichen, die schon ihre Kinder nicht selten über-
fütterten.   Versichert doch Berthold wiederholt: „Man kan eime
herren niemer sô vil gegeben ze sûgen (saugen) noch ze ezzen oder
sust (sonst) eines rîchen mannes kinde, man waene dannoch ez sülle
mêr gezzen.   Wan (denn) iezuo (bald) nimt ez sin muome oder sin
base her und strichet (streicht) im in.   Sô nimt ez danne sin swester
oder sin niftel (nahe Verwandte) und strichet im ouch in, nû daz iezuo
(jetzt), nû daz denne, und alsô strichet im iegliches in.   Sô kumt
danne aller êrste sin amme und sprichet: „Vi (pfui), ez enbeiz (genofs)
hiute niht" und strichet im danne von êrsten in.   Sô ist im sin
hevelîn (Häflein) kleine und sin megelin kleine und ist schiere (bald)
vol worden."[3]   Was aber von den Kindern galt, das galt erst recht
von den Erwachsenen.   Wie schon die alten Germanen gerne
schmausten[4] und beispielsweise bei ihrer Gastlichkeit[5] den Empfang
des Wanderers zu einer Reihe von Gastmahlen durch die ganze
Nachbarschaft gestalteten[6], so meint auch Berthold von seinen

---

[1] Ebendas. Bd. I. S. 430. Bd. II. S. 181—182.

[2] Geyler von Keyferfzberg, *Poftill.* teyl II. S. LXXVIII.   Pred. Am
Sonnentag Oculi.

[3] Berthold, ed. F. Pfeiffer. Bd. II. S. 205 u. Bd. I. S. 433—434.

[4] Convictibus et hospitiis non alia gens effusius indulget, Tacitus, *de
Germ.*, cap. XXI.

[5] Hospites violare, fas non putant; qui quaque de caussa ad eos venerint,
ab injuria prohibent sanctosque habent; iis omnium domus patent, victusque
communicatur, Caesar, *de bell. gall.*, lib. VI, cap. 23.

[6] Quemcumque mortalium arcere tecto, nefas habetur. pro fortuna quisque
adparatis epulis excipit. Cum defecere, qui modo hospes fuerat, monstrator
hospitii et comes, proximam domum non invitati adeunt; nec interest: pari
humanitate accipiuntur, Tacitus, *de Germ.* cap. XXI.

Zeitgenossen noch: „Diu selbe sünde (sc. der frâzheit) der ist niendert
(nirgends) alsô vil, sô (als) hie ze tiutschen landen und aller meiste
herren ûf bürgen (Burgen) und burger in steten"[1], ja nach ihm „sint
wîp unde man, frâz und fraezinne, jung und alt eht (eben) ze fraezen
worden."[2]

Und doch führt die Völlerei, wie oft hervorgehoben wird, viele
Nachteile mit sich und bringt grofsen Schaden an der Gesundheit des
Leibes. Schon den „liuten, die trûwent (glauben), daz diu kint
niemer gnuoc gewinnen, unde füllent im allen tac în"[3], hält Berthold
vor: „Gloube mir, im waere vil baz (besser) an der rehten (recht)
mâze, an gesuntheit des lîbes und an lanclebene"[4], und näher er-
klärt er: „Unde merket mir einz! Daz der rîchen liute kinde vil
minre (weniger) wirt ze alten liuten unde ze gewahsenen (erwachsen)
liuten danne (als) der armen liute kint, daz ist von der überfülle,
daz man der rîchen liute kint tuot mit fülle."[5] Aber auch auf die
Erwachsenen bezieht sich, was „der wise Salomôn sprichet: propter
crapulam multi perierunt: von frâzheit ververt (verderben) vil liute."[6]
Zunächst „kompt darvon d' unrat immudicia. Unreinigkeit, unflaetigkeit
des leybs undē uñ obē, mit fpeyen uñ wueftereyen, und anderen
fchamlichē dingē die fich nit zymēn zuo reden."[7] Ferner wird auf
Schlemmerei auch übermäfsige Fettbildung zurückgeführt, „fo dir der
fpeck obnē über das wämeft (Wamms) uffer (heraus) godt, uñ der
buch dir groffz würt, und das fleifch ufz dem buofzen ftigt, als du
wol fychft in (an) unfzeren frowen uñ toechteren, die ire brüft uff
das fchaefftlin fetzen (zur Schau stellen?). Wereft du maeffig, dir
ftertzte (steif emporragen) das fleifch nit alfo."[8] Berthold aber
weifs eine ganze Reihe von Krankheiten anzugeben, die alle durch

---

[1] Berthold, ed. F. Pfeiffer. Bd. II. S. 205.
[2] Ebendas. Bd. I. S. 469.
[3] Ebendas. Bd. I. S. 35.
[4] Ebendas. Bd. I. S. 35, Bd. II. S. 204.
[5] Ebendas. Bd. I. S. 433, Bd. II. S. 205.
[6] Ebendas. Bd. I. S. 430, S. 103; vgl. Geiler vō Keyferfperg, *Von
den fyben fcheiden, das fechft fchwert.*
[7] Geyler vō Keyferfperg, *Von den fyben fchwertern, das fechft fchwert.*
Derselbe, *Her d' küng ich diente gern.* S. LXXI. Pred. An fant Matheus tag.
[8] Derselbe, *Poftill, teyl II.* S. LXXIX. Pred. Am Sonnentag noch Letare.

unmäſsiges Essen entstehen: „Und ist daz der mage übergêt, sô ge-
raetet der überfluz etewenne (zuweilen) gein (gegen) dem houbete.
daz dem menschen etewenne diu ôren vervallent, daz er ungehoernde
(taub) wirt, oder für die gesiht, daz er erblindet oder sus (sonst)
boesiu ougen gewinnet, sûröuge (triefäugig) oder glaseöuge (citeräugig)
oder starblint. Geraetet ez zwischen hût unde fleisch, sô wirdest dû
wazzersühtic oder ûzsetzie oder gelsühtic (gelbsüchtig) oder sus als
(so) unflaetic daz dû dir lange widerzaeme (widerlich) bist und andern
liuten. Geraetet ez danne in daz geaeder, sô werdent dir die hende
zitern. Geraet ez dir danne in diu glider, sô wirdest dû lam oder
betterisic (bettlägerig) — und alse maniger hande (Art) siechtuom
kümet von der frâzheit, oder der gaehe tôt oder der lancseime
(langsam) tôt."[1] Was den letzten Punkt anbetrifft, so macht Berthold
noch besonders aufmerksam: „Wan (denn) ir seht wol daz wênic
herren ist die gar alt werdent, und habent schoene und guote spise
und gesunt, swaz (was) sie ezzent und trinkent daz ist gesunt, und
wirt ir doch wênic alt, allez von überfülle."[2]

Aber nicht nur dem Leibe, sondern auch dem Geiste ist alles
„überezzen"[3] in hohem Grade nachteilig. Daher sagt Geiler:
„Gedĕck zuom fechtē was fchadēs dir mer köpt von frafzheit. Sie
machet die vernůfft ſtumpff, dz ein menfch nitt weifzt was er fol
angreyffen, ift im latein Hebetudo mētis."[4] Wie es aber möglich
ist, daſs solche Geistesschwäche durch Völlerei erzeugt wird,
erläutert er mit den Worten: „Wan (denn) von der füllerey des
frafz überflüffigklich der tampff (Dampf) von der fpeyfz dĕ
menfchen uffreücht (dunstend emporsteigt) vom magen in das
haupt, das fie ſtumpff verftentnüfz haben, und nit fcharpff hinyn
fehen moegē."[5]

Um nun diesen Gefahren zu entgehen, rät Berthold: „Unde
wellet ir dirre (dieser) untugende abe komen, diu dâ heizet frâzheit,
sô habet eine juncfrouwen liep, diu dâ heizet mâze. Diu ist ouch

[1] Berthold, ed. F. Pfeiffer. Bd. I. S. 433. Bd. II. S. 204—205.
[2] Ebendas. Bd. II. S. 205.
[3] Ebendas. Bd. I. S. 190.
[4] Geiler vö Keyferfperg, *Von den fyben fcheiden, das fechft fchwert.*
[5] Derfelbe, *Von den fyben fchwertern, das fechft fchwert.*

gar grôzer tugende vol: daz ir maezic sît an ezzenne."[1] Denn es
ist durchaus irrtümlich, zu meinen, dafs vieles Essen der Gesundheit
besonders förderlich sei. Mit dramatischer Anschaulichkeit gibt
Berthold seine Meinung hierüber ab: „Wie, bruoder Berhtolt! nû
wolte ich waenen, sô man ie baz (mehr) gaeze —, sô man ie sterker
unde gesünder waere an dem libe unde daz man ie lenger lebte?
Des ist niht!"[2] Vielmehr soll man, „fo vil und fo mancherley auch
des wunders an den fpeifen ift", nach Tauler nicht mehr geniefsen,
„dan dz leib uñ feel bey eynander bleibē moechtē"[3], oder, wie
Geiler denselben Gedanken ausdrückt: „Wenn (denn) dorumb fol
man effen, das man leben moeg. dann aeffz ein menfch nitt, fo
mueft er fterbenn. Dozuo dorumb, das er moege gefuntheit haben,
unnd auch die ftercke feines libs dobey behalten, das er moege die
arbeit volbringen dozuo er dañ verwidmet (angewiesen), verpflicht uñ
verbunden ift."[4] Damit hängt denn das Zugeständnis zusammen,
das derselbe Geiler gewissen Handwerkern macht: „Und einer der
da arbeitet, dē gehoert me (mehr) leiplicher fürung (Nahrung) zuo,
deñ einem der nit fo vil oder fchwer arbeit tuot."[5] „Deñ ein
fchmydt muoffz me geffen haben, weder ein fchuomacher. Dornoch
ein fchuomacher me, weder ein gerwer. Und ein gerwer me weder
ein fchnyder."[6] Die gleiche Rücksicht ist auch auf die verschiedenen
Naturen der Individuen zu nehmen. „Ein menfch", so heifst es in
dem Seelenparadies, „der von art me narung bedarff, denn ein anderer
der felb brauch me, das ift nitt unrecht"[7], und näher hören wir
hierüber: „Ein hitziger darff (bedarf) mer weder (als) einer d' kalter
natur ift, wañ (denn) er verdoewet (verdaut) auch bafz (besser) dan
difer."[8] Ebenso können besondere Körperzustände eine reichere

---

[1] Berthold, ed. F. Pfeiffer. Bd. 1. S. 525 u. S. 103.
[2] Ebendas. Bd. I. S. 431—432.
[3] Joannis Taulery Predig Am XX. Sontag nach Trinitatis. S. CXXIIII.
[4] Geyler von Keyferfzberg, Poftill. teyl III. S. XXXXVII. Pred. An
dem Anderen fonnentag noch Trinitatis.
[5] Derselbe, Der feelen Paradifz, cap. VI. Von warer keūfcheit. S. XXXIX.
[6] Derselbe, Poftill. teyl III. S. XXXXVIII. Pred. An dem Anderen fonnen-
tag noch Trinitatis.
[7] Derselbe, Der feelen Paradifz, cap. VI. Von warer keūfcheit. S. XXXIX.
[8] Derselbe, Von den fyben fchwertern, das fechft fchwert.

Aufnahme von Nahrungsmitteln rechtfertigen, wie denn Geiler
für einen solchen Fall die Ermahnung ausspricht: „Ein fraw
die kinder tragē oder erneren muofz, fol fich mit effen — da
noch haltē, das dē kind — durch — abbruch kein abgang (Mangel)
befcheh." [1]

Im übrigen aber gilt, was eine Predigt der Geilerschen Postille
einschärft: „Dein zung, foltu nitt dargeben ftedts zuo freffen — ad
omnes horas", [2] oder, was in einer andren Predigt von dem Menschen
gesagt wird: „Und fol defzglichen zuo denen zytten effen do er
denn effen fol weder zuo frueg, noch zuo fpot." [3] Was das zu frühe
Speisen betrifft, fo werden wir weiter darüber belehrt: „Die frafzheit
bringt einen menfchē darzuo dz er zuo frue iffet. Da eins muofz
wandlē über feld od' fiech ift, od' gewachet uñ gearbeit hat uñ ufz
der urfach frue iffet, dz ift nitt unrecht noch frafzheit, da treybt
in not." [4] Über das zu späte Essen aber sagt Geiler: „Wenn
(denn) noch dem nachteffen, wartet kein vernünfftiger menfch me
effens. Aber ein voller kruog, — wenn er von der ftuben (Wirts-
stube) heym kumpt, fo muoffz jm die fraw erft ein zybel (Zwiebel)
oder fpeck fupp kochen. Sollich buoben folt man fchwemmen" [5]
(ins Wasser stecken). Um sich mäfsig zu halten, darf man ferner
nicht der Aufforderung derjenigen folgen, welche den Rat erteilen:
„wol dan zuo dem muoshûse!" [6] (Speisehaus), und ebenso wenig ist
es erlaubt, durch allzu häufige Geselligkeit seine „kranke girheit" [7]
zu befriedigen. Schon Tauler ermahnt in dieser Beziehung: „Man
fol auch fliehē alle manigfaltikeit (Häufigkeit), das ift dannocht
dessenungeachtet) guot erfam gefelfchafft, dz ift fo die mēfchē zuo
(inander kommē, durch ein ergetzen" [8], und auch Geiler fordert auf,

---

[1] Derselbe, *Der feelen Paradifz*, cap. VI. Von warer keūfcheit. S. XXXIX.

[2] Derselbe, *Poftill.* teyl III. S. C. Pred. Am Einundzwentzigften fonnen-
ag noch Trinitatis.

[3] Ebendas. teyl III. S. XXXXVIII. Pred. An dem Anderen fonnentag noch
Trinitatis.

[4] Geiler vō Keyferfperg, *Von den fyben fcheiden, das fechft fchwert.*

[5] Derselbe, *Poftill.* teyl III. S. XXXXV. Pred. An dem Anderen fonnentag
noch Trinitatio.

[6] Berthold, ed. F. Pfeiffer. Bd. I. S. 213

[7] Ebendas. Bd. I. S. 8.

[8] Joannis Taulery *Predig Am XX. Sontag nach Trinitatis.* S. CXXIIII

„fich dem noch zuo haltē, als d' Catho fpricht. Raro conviva. Du folt felten würtfchafft (Bewirtung), od' gefelfchafft haben." [1]

Als ein ganz besonderes Beförderungsmittel der Mäfsigkeit aber wird das Fasten empfohlen. Daher sagt Geiler: „Bift du ein füller, uñ haft dich gewenet zuo vil effē —, fo gelob got am morgē den felbē tag zuo faftē" [2], und auch bei andern Gelegenheiten ermahnt er: „Ir follent eüch eins lochs enger gürten", [3] oder: „Du folt dir umb gotts willen ab brechen, unnd das fuoter entzyehē." [4] Ebenso erteilen die übrigen Prediger ihren Hörern für gewisse Fälle den Rat, „fy folten des morgens ir notturfft effen, uñ des abents gar wenig" [5], oder nach dem Vorbilde der Heiligen [6] „vasten eine mittewochen oder einen fritag unde etewenne (zuweilen) wazzer unde brôt ezzen." [7] Allerdings sei das Fasten nur ein „ûzer (äufserlich) dinc", [8] „ein fcheynende gnote uebung" [9] und ohne die rechte Gesinnung nichts [10]; ja es kämen Fälle vor, wo es nur darum geübt werde, „das man defter mynder doerff ufzgeben" [11], oder „das man dornoch defter luftiger fey zuo effen." [12] Trotz allem dem aber müsse es als „ein tugentliche uebung" [13], „eine geiftliche gewere" [14] (Waffe), „eine

---

[1] Geyler von Keyferfzberg, *Poftill.* teyl III. S. XXXX. Pred. An dem Erften fonnentag noch Trinitatis.

[2] Derselbe, *Der hafz im pfeffer, die dreyzehēd eygēfchafft des haefzlins.*

[3] Derselbe, *Poftill.* teyl II. S. XI. Pred. Am Freytag vor Inuocauit.

[4] Ebendas. teyl II. S. III. Pred. über das Euangelium an der Efchermitwoch.

[5] Joannis Taulery *Predig Uff unfers herren fronlichnamstag.* S. LXIII.

[6] F. Pfeiffer, *Deutsche Myftiker des 14. Jahrhunderts.* Bd. I. S. 15. II. Leyser, *Deutsche Predigten des XIII. und XIV. Jahrhundertes.* S. 123.

[7] Berthold, ed. F. Pfeiffer. Bd. I. S. 356.

[8] F. Pfeiffer, *Deutsche Myftiker des 14. Jahrhunderts.* Bd. II. S. 560.

[9] Joannis Taulery *Predig Am 11. fontag in der Faften.* S. XXV.

[10] Berthold, ed. F. Pfeiffer. Bd. I. S. 3. u. S. 384. Joannis Taulery *Predig Uff eyns heyligen bifchoffstag.* S. CCXXX. Derselbe, *Predig Von den heyligen beichtigern.* S. CCXXXI.

[11] Geyler von Keyferfzberg, *Poftill.* teyl II. S. II. Pred. über das Euangelium an der Efchermitwoch.

[12] Ebendas. teyl II. S. II—III. Pred. über das Euangelium an der Efchermitwoch.

[13] Joannis Taulery *Predig Am fontag nach der dry künig tag.* S. XVII.

[14] II. Leyser, *Deutsche Predigten des XIII. und XIV. Jahrhundertes.* S. 62.

guottat"[1] und "ein gut werc"[2] angesehen werden, und in einer
Predigt bei Hoffmann heifst es ausdrücklich: "ieiunare aut remedium
est aut salutare."[3]

Als eigentliche Fastenzeit galt die sogenannte "kerrine"[4], "die
heiligen vierzic tage vor östern."[5] Hermann von Fritslar sagt
darüber: "Di heilige kristenheit hât virzic tage gesatzit, di loufen in
den hornung (Februar) und in den merzen, und dise muz man vasten
von nôt und von gebote des bâbistes"[6] (Pabstes). Galt schon von
dieser Zeit, als "der vasten"[7] κατ' ἐξοχήν: "isto tempore non
ieiunare peccatum est"[8], so war es doppelt unrecht, an "den dri
tagen vor unsers herren üffarttage"[9], namentlich "an dem karfrîtage"[10],
sich "einen strik mit der frâzheit darlegen"[11] zu lassen und "den
gebannen oder gebotten en faftag zuo brechen."[12] Aufser den vierzig
Tagen vor Ostern sind es die Quatember- oder "goltvasten"[13], deren
Beobachtung allen, die dazu im stande sind, warm ans Herz gelegt
wird. Über die Zeit derselben bemerkt Berthold: "Diu selbe vaste
was vor (früher) ze zwelf ziten geteilt, daz man in iedem mânôde
(Monat) einen tac vastet. Sô haben wir sie nû gelegt ze vier ziten
in daz jâr, ie drî tage, und daz ist ân sache (ohne Ursache) niht

---

[1] W. Wackernagel, *Altdeutsche Predigten und Gebete*. S. 27.
[2] Berthold, ed. F. Pfeiffer. Bd. I. S. 42. H. Leyser, *Deutsche Pre-
digten des XIII. und XIV. Jahrhundertes*. S. 62 u. S. 107; vgl. Berthold, ed.
F. Pfeiffer. Bd. I. S. 3, S. 13 u. S. 195. H. Leyser, *Deutsche Predigten des
XIII. und XIV. Jahrhundertes*. S. 123 u. 128.
[3] H. Hoffmann, *Fundgruben für Geschichte deutscher Sprache und Litte-
ratur*. Tl. I. S. 89.
[4] Berthold, ed. F. Pfeiffer. Bd. II. S. 148.
[5] Ebendas. Bd. I. S. 21.
[6] F. Pfeiffer, *Deutsche Mystiker des 14. Jahrhunderts*. Bd. I. S. 90.
[7] Ebendas. Bd. I. S. 101. Geyler von Keyferfzberg, *Poftill*. teyl III.
S. LXXXIX. Pred. An dem Achtzehenden fonnentag noch Trinitatis.
[8] H. Hoffmann, *Fundgruben für Geschichte deutscher Sprache und Litte-
ratur*. Tl. I. S. 89.
[9] Berthold, ed. F. Pfeiffer. Bd. II. S. 17.
[10] Ebendas. Bd. I. S. 84.
[11] Ebendas. Bd. I. S. 409.
[12] Geyler von Keyferfzberg, *Poftill*. teyl III. S. XXXXV. Pred. An
dem Anderen fonnentag noch Trinitatis.
[13] Berthold, ed. F. Pfeiffer. Bd. II. S. 14.

geschehen."[1] Aber auch die „heiligen fritage, als unser lieber herre die jämerliche marter und den bittern tôt von unser wegen geliten hat"[2], werden den Gläubigen als Fasttage dringend empfohlen[3], und hierzu kamen noch die verschiedenen selbsterwählten Tage, an denen manche einem „gelübdt"[4] zufolge sich der Speise enthielten. Hören wir doch bei Berthold: „Darzuo nement in (sich) die menschen manigerleie vasten von in selben. Eteliche êrent sand Niclausen an der mitwochen[5] oder ander heiligen"[6], etliche „unser liebe frouwen — an dem samztage"[7], etliche „die zwelfboten (Apostel) und heiligen marterer[8], als sand Laurenzen."[9] Wieder andere geniefsen nichts an „Sente Barberen âbent"[10] oder „den âbent unserre vrowen alsô (als) si enphangen wart"[11], oder sie „vasten sand Markestac —, daz got die fruht (Frucht) mêre und beschirme, und den ertwuocher (Feldfrucht) behüete, er sî im kasten oder ûf dem velde."[12] Selbst als Strafe[13] wurde das Fasten bisweilen auferlegt, wie denn Berthold den Landsknechten einmal vorhält „Ir schiltknehte, als (wenn) ir ein hûs verbrennet und sô ir ez einem vergolten (erstattet) habet, dannoch (dennoch) gît man iu ze vasten driu jâr drî tage in der wochen, den mântac, den mitewochen, und den fritac. Und brennet ir ein kirchen abe, man gît iu funfzehen jâr, daz ist geschribenez reht. Alsô hüetet iuch umbe heilige stete."[14]

Folgt schon hieraus, dafs das Fasten für etwas Hartes gehalten wurde, so wird es auch sonst als ein „twingen"[15] (zwingen) „ge-

---

[1] Ebendas.

[2] II. Rinn a. a. O. S. 31.

[3] Berthold, ed. F. Pfeiffer. Bd. I. S. 356.

[4] Joannis Taulery Predig Am sontag nach der dry künig tag. S. XVII.

[5] Berthold, ed. F. Pfeiffer. Bd. I. S. 356.

[6] Ebendas. Bd. II. S. 17.

[7] Ebendas. Bd. II. S. 16, vgl. Bd. II. S. 249.

[8] F. Pfeiffer, Deutsche Mystiker des 14. Jahrhunderts. Bd. I. S. 141.

[9] Berthold, ed. F. Pfeiffer. Bd. II. S. 16.

[10] F. Pfeiffer, Deutsche Mystiker des 14. Jahrhunderts. Bd. I. S. 12.

[11] Ebendas. Bd. I. S. 19—20.

[12] Berthold, ed. F. Pfeiffer. Bd. II. S. 17.

[13] Ebendas. Bd. I. S. 421. H. Hoffmann, Fundgruben für Geschichte deutscher Sprache und Litteratur. Tl. I. S. 117.

[14] Berthold, ed. F. Pfeiffer. Bd. II S. 253.

[15] H. Leyser, Deutsche Predigten des XIII. und XIV. Jahrhundertes. S. 123.

zamen"[1] (zähmen) und „peinigē des leibes"[2], als ein „pénitencien-
leben"[3] und eine bittere „myrra"[4] bezeichnet. Damit aber hängt
zusammen, dafs man dasselbe, weit entfernt, es für eine absolute
Pflicht zu erklären, nur von denjenigen forderte, welche es zu leisten
im stande waren. „Wiffent", so lesen wir bei Tauler, „das faften
— eyn grofz ftarck hylff ift zuo eynem geyftlichen leben, fo es der
mēfch vermag. Aber fo ein kräck menfch ift eines krancken haupts,
und befindet der menfch das es feyn natur krencket, und verderben
wil, fo ftreich es ab, uñ ob auch wer ein tag den man faften folt,
fo nym urlaub von deynem beichtiger (Beichtvater). Unnd ob das
urlaub dir nit mag werdenn, fo magftu von gott urlaub nemen,
unnd yfz etwas, bifz morgen, untz (bis) du zuo dem beichtiger
kōmeft und fprich, Ich was kranck unnd afz, und nym darnach
urlaub. Die heylig kirch gemeynt noch gedacht das nye, das fich
yemāt folt verderbē."[5] Diesen humanen Worten entspricht, was er
an einer andren Stelle, wo er zur Treue gegen die Ordensgesetze
auffordert, sogleich hinzufügt: „nicht das eyn alter bruoder oder
fchwefter foellen faften — oder aufzerlich werck thuon über die
macht."[6] Denselben liberalen Grundsätzen aber begegnen wir auch
bei Geiler. „Hye folt ich eüch fagē", spricht er, „wer fchuldig,
od' nit fchuldig waer zuo faftē, ich kans aber nitt alles famen
eins mols fagē. Aber fo vil wiffen do von. Wer das nitt thuon
mag, der ift es nitt verbundē. als do feind iunge kind, die felben
moegent nitt faften on fchadē, bifz das fye alt werden XXI jor. —
Aber wenn fye kümen über XXI jor, fo feind fye fchuldig zuo
faften.[7] Item kranck lüt, und frawen die do mit kinden gond, und
kind foeigē, uñ alt lüt, die do nit moegend fchloffen, vō wegē das

---

[1] H. Hoffmann, *Fundgruben für Geschichte deutscher Sprache und Litte-
ratur.* Tl. I. S. 70.

[2] Joannis Taulery *Predig Von den heyligen beichtigern.* S. CCXXXI.

[3] F. Pfeiffer, *Deutsche Mystiker des 14. Jahrhunderts.* Bd. II. S. 29
u. S. 560. Joannis Taulery *Predig Uff fontag nach der heilge dry künig tag.*
S. XIIII.

[4] H. Leyser, *Deutsche Predigten des XIII. und XIV. Jahrhundertes.* S. 58.

[5] Joannis Taulerij *Predig Am IIII. Sontag nach Trinitatis.* S. LXXXI.

[6] Derselbe, *Predig Am XI. Sontag nach Trinitatis.* S. XCIX.

[7] F. K. Grieshaber a. a. O. Abt. 1. S. 70.

fye bloed fchwindlend hoeubter habend, od' überkümen (elend werden) moechten von faften. Ouch die menfchē die do mueffend arbeiten, unnd moegend folliche arbeit, dor zü fye verwidmet (verpflichtet) feind, nitt volbringen fo fye faftent. Die all, und der gleichen, feind nitt fchuldig zuo faftē." [1] Am entschiedensten aber urteilt Berthold, welcher erklärt, es sei der Teufel, der „guoten menschen solichen rât gît, daz sie den lip ze sêre an grifen mit vasten, wazzer und brôt und mit andern dingen, die über des menschen kraft sint. Sô verre (weit) sol sich nieman an grifen." [2]

Mit derselben Bestimmtheit wie gegen übermäfsiges Essen ziehen die Prediger auch gegen „unmâze des mundes — an trinken" [3] zu Felde, und „die „slûcher (Schläuche) und swelher (Trunkenbolde), die tranklaere" (Säufer) [4] und „alle die sich — übertrinkent" [5] werden vielfach von ihnen getadelt. Von einem solchen „übertrinker" [6] heifst es in einer Predigt bei Leyser: „Der trenkere ift als ein witbuofch (Weidenbusch). der ftet immermer (immerfort) in der nezzen (Nässe). und trinchet nacht und tach. und en gibet doch kein fruocht. alfo tuot der trenkere. er guozzet (giefst) nacht und tach in fich und en tuot doch kein guote werk." [7] Geiler aber klagt über die „menfchē, welche unmeffiglichñ vil — trincken", [8] in seiner drastischen Weise: „Was fol ich erft do fagen vō dē wüften vollen krügen, die nacht und tag uff den ftuben (Trinkstuben) ligen, und heym kummen und voll truofzen (trotzen) feind, das einer ein thür mit jnē ufflieff, und kum an das bett koennen kummen, und zuo der Nefzen (Agnes, Name der Frau) fprechen, oder wie fye deñ heiffet, wolan wolumb haer. wiffent nit wie fye fich ftellen follend. und wenn fye das wyb wellend küffen, fo ftinckt jn das mul übeler weder (als)

---

[1] Geyler von Keyferfzberg, Poftill. teyl II. S. III. Pred. über das Euangelium an der Efchermitwoch.

[2] Bertbold, ed. F. Pfeiffer. Bd. II. S. 17.

[3] Ebendas. Bd. I. S. 430.

[4] Ebendas. Bd. II. S. 204.

[5] Ebendas. Bd. I. S. 190.

[6] Ebendas.

[7] H. Leyser, Deutsche Predigten des XIII. und XIV. Jahrhundertes. S. 42.

[8] Geiler vō Keyfzerfperg, Der feelen Paradifz, cap. VI. Von warer keüfcheit. S. XXXXI.

ein fproch hulz (Abtritt). kotzend das bett vol, und unden und oben
feind fye wueft. Was lufts ein fraw do habe mag, dz kauft du wol
mercken. Sye ift villichter (vielleicht) laer, und ift mit iren kinden
ongeffen un ongetruncken fchloffen gangen. fo ift er voll, das er
von voelle nit reden kan."[1] Ja, nach Berthold vergreift sich der
Trunkene wohl gar an seiner schwangeren Frau, „daz einer an sinem
eigen wibe schuldic werde oder einer sine hûsfrouwen sus (so sehr)
slahe (schlage), daz er an sinem ungebornen kinde schuldic werde."[2]

Aber nicht nur andern, sondern auch sich selbst bringt der
Trinker vielfachen Schaden. „Des er doch wol geriete" (entriete),
sagt derselbe Berthold von ihm, „daz giuzet (giefst) er alle tage
in sich, und im halt grôz schade ist an dem libe und an dem guote
und an der sêle und an den êren."[3] Denn „die tranklaere" (Säufer)
sind es, „die alle die êre und allez daz guot des er und sîniu kint
und sîn frouwe leben solten und dannoch (sodann noch) sînen gesunt
(Gesundheit) und sîn lancleben verderbet."[4] Was die Schädigung
der Gesundheit durch die Trunksucht anbetrifft, so äufsert sich
Gottschalk Hollen näher hierüber. Nach ihm wird Diplopie durch
dieselbe erzeugt, wie das Beispiel eines betrunkenen Bauern beweise,
der bei seiner Rückkunft nach Hause alles doppelt sah und seine
Frau deswegen des Ehebruchs anschuldigte. Weiter aber versichert
er: „Die jenem verfluchten Götzen „Trunkenbold" dienen, die werden
als Ablafs erhalten die zitternde Lähmung für sieben Jahr, und Triefen
der Augen für sieben Jahr, und zuletzt werden sie zu dem ewigen
Leben geführt, wo Judas und Pilatus ausruhn."[5]

In Einklang hiermit wird das „fuffen" auch sonst oft für ein
„lafter"[6] und ein grofses Unrecht erklärt, wie denn Berthold be-
teuert: „Unde swer (wer irgend) sich über die mâze — trinkens

---

[1] Derselbe, *Poftill.* teyl III. S. XXXXVII. Pred. An dem Anderen fonnen-
tag noch Trinitatis.

[2] Berthold, ed. F. Pfeiffer. Bd. I. S. 409.

[3] Ebendas. Bd. I. S. 191.

[4] Ebendas. Bd. I. S. 201.

[5] R. Cruel a. a. O. S. 510.

[6] Geyler von Keyferfzberg, *Poftill.* teyl III. S. XXXIIII. Pred An
dem heyligen Pfingftag.

noetet —, der hât eine houbetsünde getân." [1] „Ubertrunk hinderet
dich noch an dime luofen (sc. zuo gote)" [2], fügt eine Predigt bei
Leyser begründend hinzu, und zugleich hören wir, daſs die Teufel
den Menschen zur Trunksucht verführen. „Sie legent ir stricke",
sagt Berthold, „für lithiuser (Schenken) durch überigez (übermäſsig)
trinken" [3], und ein Prediger des vierzehnten Jahrhunderts wiederholt:
„Der tuwel truoget den menfchen wuonderliche — und gibet ime
— ein cleine lon. daz ift ein cuorze geluoft — trinchenes. und
daz ift fin fpot. Mach er dich aber zihen an den ubertrank. fo
biftu fin affe. und dines felbes fchande." [4] Von solchen Leuten,
die „dc fi folten opheron (opfern) ze dem altêr (Altar) — in dc
winhûs opheront" [5], ist denn auch nicht zu verwundern, dafs sich Gott
nicht um sie kümmert. „Un den ergaz (die vergafs) got", heifst es
in einer Predigt bei Grieshaber, „dc fi ie wurden geborn." [6]

So sehr nun auch die Prediger einem jeden, namentlich „einem
armen dürftigen — einen zaher (Tropfen) wines daz ez sin siechez
herze gelabe" [7] gönnen, so raten sie doch zur Vorsicht beim Trinken,
da „der win mannes herze aller schierste (schnellstens) überwindet." [8]
Geiler gibt die Zeichen an, woran man erkenne, dafs man nicht
mehr trinken dürfe: „Und ein zeichē dz einer genuog getruncken
hott ift, wen jm der wein gerottet bitter werden. Itē wen einer
den otem (Atem) am glafz nym (nicht mehr) fohen (anhalten) mag,
ift ouch eins. Defzglichen wen einer trinckt, das jm die ougen
gerottent überlouffen fo er das glaffz noch am mul hott, ift das
dritt. Und dz vierd ift, was einer trinckt bitz nūt me (nichts mehr)
im glaffz blibt." [9] Besonders soll man sich auch hüten, noch spät

[1] Berthold, ed. F. Pfeiffer. Bd. I. S. 430.
[2] H. Leyser, *Deutsche Predigten des XIII. und XIV. Jahrhunder-
tes.* S. 42.
[3] Berthold, ed. F. Pfeiffer. Bd. I. S. 409.
[4] H. Leyser, *Deutsche Predigten des XIII. und XIV. Jahrhundertes.* S. 42.
[5] F. K. Grieshaber a. a. O. Abt. I. S. 73.
[6] Ebendas.
[7] Berthold, ed. F. Pfeiffer. Bd. I. S. 431.
[8] Ebendas. Bd. I. S. 245.
[9] Geyler von Keyferfzberg, *Poſtill.* teyl I. S. XXVI. Pred. Am
II. Sonentag noch dem Achten der drey künig.

am Abend zu trinken, was „kein vernünfftiger menfch" thue. „Aber
ein voller kruog, der felb wäre! noch dem nachteffen eines fchloff-
truncks, fo es uñ die nün ur anhyn würt, uñ dornoch eines noch-
fchlofftruncks, fo es eylcff, oder zwoelff fchlecht."[1] Ebenso wenig
darf man sich durch andere verführen lassen, welche „die sünde
raeten (raten): wol dan — zuo dem trinken!"[2], da es viel besser
sei, „feinem leichnam entziehen alles das im wol thuot — an
trincken."[3] Wiederholt wird in dieser Beziehung auf das Vorbild
der Mutter Maria und ihres Sohnes hingewiesen. Als sie diesen
gebären sollte, „hatt fye kein ftatt in dē würtfzhufz"[4], sondern
nahm lieber ihre Zuflucht zu einem Stalle, und von dem zwölfjährigen
Jesus hören wir: „Nit kert er in das würtzhufz —, do man leckery
iñ tribt unnd trinkt, aber in das hufz feins vatters, das ift, in den
tēpel."[5]

Trotz allem dem aber wurden die „trinkestuben"[6], denen ein
„privmaister" oder „cauponarius"[7] vorstand, vielfach besucht, zumal
derselbe alles that, sein Haus weithin kenntlich zu machen. „Weñ
(denn) fo mā ein reyff für ein hufz ufzfteckt, fo ift es ein zeichē
das mā wyn do fchenck —. Man fteckt ein ftrowswüfch für ein hufz,
und das betütet, das man byer do fchenckt im keyler"[8] (Keller).
Berthold klagt denn auch, dafs diese Zeichen nicht unbeachtet
blieben, sondern viele verlockten. „Dā soltent ir gar gerne ze pre-

---

[1] Ebendas. teyl III. S. XXXXV. Pred. An dem Anderen fonnentag noch Trinitatis.

[2] Berthold, ed. F. Pfeiffer. Bd. I. S. 213.

[3] Joannis Taulery *Predig Uff fant Barblentag*. S. CXXXVI.

[4] Geyler von Keyferfzberg, *Poftill*. teyl I. S. X. Pred. An dem heyligen wynachttag.

[5] Ebendas. teyl II. S. LXXX. Pred. Am Montag noch Lctare.

[6] Fritsche Closener's Strafsburgische Chronik, ed. Strobel in d. *Bibliothek des liter. Vereins in Stuttgart,* 1843. Bd. I. S. 102, vgl. Geyler von Keyferfzberg, *Poftill.* teyl III. S. CI. Pred. Am Zweyundzwanzigften fonnen. tag noch Trinitatis.

[7] H. Hoffmann, *Fundgruben für Geschichte deutscher Sprache und Litteratur,* Tl. I. S. 361. b.

[8] Geyler von Keyferfzberg, *Poftill.* teyl II. S. XXVII. Pred. Am Fry tag noch Innocauit. Ebendas. teyl II. S. LXVIII. Pred. Am Donderftag noch Oculi.

digen gân und ze messe und dâ man gote dienet. — Sô gât ir gerner — zem wîne"[1], wirft er seinen Zuhörern vor.[2] Namentlich die kirchlichen Feste wurden vielfach zum Trinken gemifsbraucht. „So wir zu kirmeffe warn. fo vare wir mer dar duorch wol — trinken. — Des ful wir uns abe tun"[3], lesen wir in einer Predigt bei Leyser, und eine elsässische Predigt enthält die Ermahnung: „Ihr sullent sant Martin loben nit mit den starken trünken in dem winhuse: alse eteliche lüte wänent man sülle sant Martin loben mit vaste trünkende."[4] Selbst die Frauen und Kinder waren bisweilen dem Trunke ergeben. „Daz was etewenne (früher) grôziu zuht an frouwen", versichert Berthold, „daz sie maezic — an trinken wâren. Daz ist nû gar unde gar (ganz und gar) ein gewonheit worden: biz der man daz swert vertrinket, sô hât sie den snüerrinc (Schnürring für das Kopfband) unde daz houbettuoch (Kopftuch) vertrunken"[5], und an einer andren Stelle sagt er höhnend: „Einz daz einen becher küme ze rehte (recht) erheben mac, daz wil nû ze dem wîne sitzen unde wil dâ schallen (lärmen) unde sneren (schwatzen) unde trunken werden."[6] Freilich darf man sich über diese Unsitte nicht wundern, wenn man des Spruches gedenkt: „Sollich hyrten, follich genfz"[7], „mali religiosi, mali laici."[8] Gingen doch die Geistlichen ihren Gemeinden mit dem schlechtesten Beispiel voran. „Die dorffpfaffen die thuonds, das es bald ufz fey. das man zuom wein kom̅"[9], äufsert Geiler einmal, und in einer andren Predigt

---

[1] Berthold, ed. F. Pfeiffer. Bd. II. S. 203.

[2] Auch Luther hat das Laster der Trunkenheit bei seinen „vollen, tollen" Deutschen noch oftmals auf das schärfste gestraft, vgl. seine *Tischreden* IV. § 127. Ebenso schrieb 1551 Matthäus Friderich, Pfarrher zu Görentz, „*Widder den Saufteuffel. Item, Ein Sendbrieff des Hellischen Sathans, an die Zutrincker.*"

[3] H. Leyser, *Deutsche Predigten des XIII. u. XIV. Jahrhundertes.* S. 119.

[4] H. Rinn a. a. O. S. 18.

[5] Berthold, ed. F. Pfeiffer. Bd. I. S. 431.

[6] Ebendas. Bd. I. S. 469.

[7] Geyler von Keyferfzberg, *Poftill.* teyl I. S. XXXI. Pred. Am Sonnentag Septuagefima. Ebendas. teyl III. S. LIIII. Pred. An dem Fyerdten fonnentag noch Trinitatis.

[8] Berthold, ed. F. Pfeiffer. Bd. I. S. 394.

[9] Geyler von Keyferfzberg, *Poftill.* teyl II. S. CXVII. Pred. Am Sonnentag Palmarum.

erklärt er: „Da ſteet einer am morgē uff die Cantzel und verkündet
die tag. dar nach bringet er ein langen zedel uñ verkündet die todten,
unnd weret weiſz wie lang, da verkündet man die baubrieff, den
blunder, und alſo geet die ſtund hin weg, ſo leüt (läutet) man, da
iſt es uſz. Nach imbiſz da kart (Karten ſpielen) man da geet mā
zuom wein, alſo geet es.“ [1]   Selbst die höhere Geistlichkeit bildete
keine Ausnahme von dieser Regel.   Denn so nachdrücklich auch
„sanctus Paulus" von dem „bischofe" fordert: „Her (er) ensal (soll)
aber nicht — trunken werden von wine" [2], so muſs doch Geiler
von den Kirchenfürsten zugestehen: „Es ligt doch an dem tag —
als ein baur an der ſonnen, was die regenten für ein weiſzen
(Weise) füren. die Proebſt, Pfarrer, Biſchoff — nyman (niemand)
kan uns erfüllen ſo vil ſauffens — unnd man ſicht das nüt guts in
inen iſt." [3]

---

[1] Derselbe, *Die geiſtlich ſpinnerin.* Die Ander Predig.
[2] F. Pfeiffer, *Deutsche Mystiker des 14. Jahrhunderts.* Bd. I. S. 226.
[3] Geiler vō Keiſerſperg, *Die Emeis.* S. XX.

II. Kapitel.

Die Kleidung.

Die bisher besprochene Ernährung hat bekanntlich nicht nur für die Erhaltung des Körpers, sondern auch für die Erzeugung der demselben nötigen Wärme zu sorgen. Von der letzteren gehen indessen, zumal in unserem Klima, beträchtliche Mengen verloren, und diesem Verlust suchen wir durch die Kleidung mehr oder weniger entgegen zu wirken. Die unmittelbarste Bekleidung aber bilden die allgemeinen Bedeckungen des Körpers, und so sei hier zunächst von der Pflege der Haut während des Mittelalters die Rede. Als wichtigster Faktor galten in dieser Beziehung die Bäder. Schon die alten Germanen tauchten ihre Kinder in frischkaltes Wasser[1], und auch der Hausherr selbst nahm nach dem Aufstehen ein Bad, meistens warm, wie die Völker des Nordens es lieben.[2] Fast noch gröfserer Beliebtheit aber erfreuten sich die Bäder im Mittelalter. Zunächst badete schon eine jede Mutter ihr Kind. Als Geiler einmal die Beschäftigungen der Frauen aufzählt, nennt er darunter auch „kind baden, feugen uñ feuermache."[3] Nicht minder pflegten die Er-

---

[1] W. Wackernagel, *Kleinere Schriften.* Bd. I. S. 25.

[2] Statim e somno, quem plerumque in diem extrahunt, lavantur, saepius calida, ut apud quos plurimum hiems occupat. Tacitus, *de Germ.* cap. XXII.

[3] Geyler von Keyferfperg, *Her d' küng ich diente gern.* S. LXXVIII. Pred. An dem XVII. Sontag nach der Dreifaltigkeit.

wachsenen um der Reinlichkeit willen häufige Bäder zu nehmen.
Geiler erwähnt die Fußbäder, indem er gelegentlich sagt: „Wenn
einer ein Fußwasser hat, das ein wenig heiß ist, und er will einen
Fuß vorsichtig hineinsetzen, so brennt es ihn, und er wähnt, er
könne es nicht ertragen. Wenn er aber tapferlich beide Füße
darein setzt, so empfindet er es kaum." [1] Aber auch der ganze
Körper wurde fleißig dem Wasser ausgesetzt. Von einem Könige,
der einen Gefangenen vor sich bringen ließ, hören wir: „Der chunig
gebot — man brahte ime den man guot, — daz man in padote
(badete) und fcare" (schöre). [2] Ebenso vergleicht Geiler in einer
Predigt das häufige Waschen der Juden mit dem Baden seiner Zeit,
das man selbst vor dem Genuß des Abendmahls ausführe: „Als wir
den in gewonheit haben, das wir vor (zuvor) in das bad gon, fo wir
morndes (morgen) wellen das heilig facrament entpfohen (empfangen).
und meynen, wen mir nit buodent, fo wer es allesfammen nüt als
man dañ der dorechten (thöricht) leut vil uff erdtrich findet. Jo
fprechend fye. Mein muemlin, oder befzlin hott es ouch gethon,
und hott mich das geheiffen und gelert." [3] Daß das Baden zu den
notwendigsten Lebensbedürfnissen gehörte, geht auch aus einer Predigt
des Peregrinus über die Hochzeit zu Kana hervor. Derselbe er-
klärt hier, die Männer müßten ihre Weiber in dem Maße lieben,
daß sie ihnen alles Nötige so gut wie sich selber gewährten. „Allein
ich fürchte", fährt er fort, „daß es manche gibt, die ihren Weibern
gar keine Freiheit lassen, sondern alles vor ihnen verschließen,
so daß sie — oft nicht so viel haben, um nur ein Bad zu bezahlen." [4]
Nicht baden dürfen, war daher auch eine der kirchlichen Strafen
für gröbere Vergehen. Pabst Klemens I. hatte für einen jeden, der
eine Todsünde begangen, „nach Strenge des Rechten" als Buße fest-
gesetzt: „Zu dem fibenden, fo dorfft er in difer zyt in kein bad

---

[1] Geiler bei R. Cruel a. a. O. S. 551.
[2] H. Hoffmann, *Fundgruben für Geschichte deutscher Sprache und Lit-
eratur*. Tl. II. S. 59.
[3] Geyler von Keyferfzberg, *Poftill.* teyl I. S. XXV. Pred. Am II. Sö-
nentag noch dem Achten der drey künig.
[4] Bruder Peregrinus bei R. Cruel a. a. O. S. 338.

gon."[1] Da die Armen nicht immer die Mittel besaßen, ein Bad zu nehmen, so pflegte der Reiche zum Heil seiner Seele wohl ein „sêlbat"[2] zu stiften. Ein solches Seelenbad war entweder ein einzelnes am Todestage des Stifters zu gewährendes, oder eine fortgesetzt bestehende Anstalt.[3] Doch gab es auch außerdem „battſtubō"[4] genug, zu deren Besuch der Badelustige durch Trompetenstoß eingeladen ward. Bei der Auslegung der Bergpredigt kommt Geiler nämlich auf das Almosengeben der Pharisäer zu sprechen und sagt: „Sye lieſſent vor anhyn trümetē (trompeten) und buſunē (posaunen), als mä hye zuor battſtubē bloſet."[5]

In dem Bade selbst wurde man, soweit dies ein öffentliches war, von dem „bader"[6] mit seinem „badevolke"[7] bedient, wogegen auf Ritterburgen Jungfrauen dem Badenden Handreichung thaten.[8] Ehe derselbe in das Bad stieg, entkleidete er sich soweit, daß er nur einen „questen",[9] d. h. eine Art von Schürze, um die Hüfte behielt. Daher äußert Geiler: „Zuo Baden — leret man dē menſchen erkoennen, was hind' jm ſtecket."[10] Im allgemeinen galt es nicht für zuträglich, lange im Wasser zu verweilen, wie denn

---

[1] Geiler gnät von keiſerfzbergk, *Chriſtenlich bilgerſchafft zuom ewigē vatterlād.* S. CII. Die Nünd Eygenſchaft Von den Hendſchuen des Ablos.

[2] J. A. Schmeller, *Bayerisches Wörterbuch.* Stuttgart u. Tübingen 1827 bis 1837. Bd. III, 226.

[3] W. Müller u. F. Zarncke, *Mittelhochdeutsches Wörterbuch.* Bd. I. S. 77—78.

[4] Geyler von Keyſerfzberg, *Poſtill.* teyl II. S. XII. Pred. Am Freytag vor Inuocauit.

[5] Ebendas.

[6] Geyler von Keyſerfzberg, *Poſtill.* teyl II. S. XXXVI. Pred. Am Zynſtag noch Reminiſcere. — *Frauendienst u. Frauenbuch* v. Ulrich v. Lichtenstein, mit Anmerkungen von Th. v. Karajan, ed. Lachmann. Berlin 1841. 227, 6.

[7] Seifried Helbling, ed. Th. v. Karajan in *Haupts Zeitschr.* B. 4. 3, 26.

[8] Wolfr. v. Eschenbach, *Parzival,* in Wolframs Werken, ed. K. Lachmann. 167, 26.

[9] Ebendas. 116, 4. Geyler von Keyſerfzberg, *Poſtill.* teyl II. S. XXXVII. Pred. Am Zinſtag noch Reminiſcere.

[10] Ebendas. teyl III. S. LXXXVIII. Pred. Am Sibentzehenden ſonnentag noch Trinitatis.

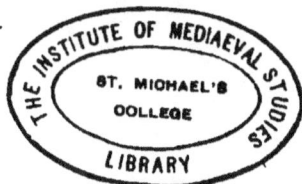

Kotelmann, Gesundheitspflege.   5

gleichfalls Geiler den Rat gibt: „man fol meide dick vil oder lang ze baden."[1] Sobald man aber herausgestiegen war, wurde ein „bade-lachen"[2] (Badelaken) zum Trocknen dargereicht. Mancher legte sich dann zu Bette,[3] „unze (bis) daz er wol erswitze",[4] die meisten aber liefsen sich gehörig „twahen und strichen", d. i. mit Besen schlagen, recken, drücken und reiben. Freilich mufs Geiler Klage führen, dafs viele Bader dies Massieren zu oberflächlich besorgten: „Es ift — wie um die in einē bad, da farē fie mit d' hād ueber eins uñ waffer daruff uñ darvō, nit mer dan mā bald vil ufzreib."[5] Da die Bäder zugleich Versammlungsorte waren, so ist es erklärlich, dafs sich viele dazu besonders zierten und schmückten, wie denn ein Prediger klagt: „Wenn aber wir follend zuom baden faren, fo ift angft unnd not, eb wir uns gerüftent."[6]

Zu solchem Schmucke gehörte unter anderem das Schminken des Gesichtes, das, so nachteilig es auch auf die Haut wirken mochte, doch eine aufserordentlich weite Verbreitung befafs.[7] Vor allem wurden die gern am Stadtgraben spazierenden Buhldirnen daran er-kannt. Berthold äufsert einmal, dafs es zweierlei Jäger des Teufels in der Christenheit gebe: „Der (derer) heizent ein die gemälten unde die geverweten (gefärbten). Daz sint alle die boesen hiute, die ûf dem graben gênt, die dem tiuvel alle tage manic tûsent sêle antwurtent (überantworten), ie diu (jede) sêle umb einen helbelinc (halber Pfennig) oder einen pfenninc."[8] Dem entsprechend wird in

---

[1] Johānes Geiler vö Keyfzerfperg, *Der feelen Paradifz*, cap. VI. Von warer keūfcheit. S. XXXX.

[2] Wolfr. v. Eschenbach, *Parzical*, in Wolframs Werken, ed. K. Lachmann. 167, 21.

[3] Ebendas. 168, 1.

[4] *Arzneib.* J. Diemer. 143.

[5] Geiler vö Keiferfperg, *Die Emeis.* S. XXVIII.

[6] Derselbe, *Poftill.* teyl I. S. XXVIII. Pred. Am IIII. Sönentag noch dem Achten der heiligen dry kűnig tag; vgl. ebendas. teyl III. S. C. Pred. Am Ein-undzwentzigften fonnentag noch Trinitatis.

[7] Deutschland hatte den Gebrauch der Schminke mit den romanischen Ländern gemein, vgl. Raumer, *Geschichte der Hohenstaufen.* VI, 569, Jac. Burckhardt, *Kultur der Renaissance.* S. 368 ff.

[8] Berthold, ed. F. Pfeiffer. Bd. I. S. 207.

einem Passionsspiele auch die Sünderin Maria Magdalena als ge-
schminkt dargestellt.[1] Aber nicht nur öffentliche Mädchen, sondern
auch Frauen von Stand und Ehre waren dem Schminken aus Eitelkeit
und Hochmut ergeben. Von einem solchen „armen hôhvertelîn" lesen
wir bei Berthold: „Sô verwet (färbt) daz sich"[2], und eine Predigt-
handschrift der Züricher Stadtbibliothek enthält die Bemerkung:
„Hübische frowen spulgent (pflegen) sich zeverwene (zu färben), mit
wizer varwe unde mit rotir varwe."[3] Den vornehmen Frauen thaten
es wieder die Bäuerinnen nach,[4] so dafs auch bei diesen „gevelschet
vrouwen varwe"[5] oder „geribene schoene"[6] vorkam. Überhaupt galt
es für eine weibliche Person als so selbstverständlich, sich zu
schminken, dafs öfter die Dichter, wo sie die Schönheit einer solchen
rühmen wollen, ausdrücklich betonen, das Weifs und Rot der Wangen
sei nicht künstlich, sondern natürlich,[7] das Weib sei „selpvar"[8]
(ungeschminkt). Sogar unter den Männern wurden hier und da
„malnarrë"[9] gefunden, wie dies Geiler in einer Predigt über den
betreffenden Abschnitt aus Brant's Narrenschiff anführt. Nach ihm
liefsen dieselben sich nicht nur das Kinn ganz sauber rasieren, sondern
es heifst auch weiter von ihnen: „Item — fie laffen fich — bifz-
weilen malen — nemmen koeftlichen geruch (Parfum) zu jhn,
beftreichen fich mit rofzwaffer (Rosenwasser), falben fich mit koeft-
lichem unnd wolfchmeckendem (wohlriechend) Balfam."[10]

---

[1] *Passionsspiel der Carm. Burana.* S. 96 ff.
[2] Berthold, ed. F. Pfeiffer. Bd. I. S. 83.
[3] C 76/290 (14. Jhdt.), Bl. 8b. bei W. Wackernagel, *Kleinere Schriften.*
Bd. I. S. 161.
[4] Heinrich v. d. Gemeinen Leben. 328.
[5] *Nibelungenlied.* 1594.
[6] Winsbeke, ed. M. Haupt. Leipzig 1845. 26, 3.
[7] *Die Eneide* v. Heinrich v. Veldeke, ed. Myller. 146, 26 ff.
[8] *Gedichte* Walthers v. d. Vogelweide, ed. Lachmann. 96, 15.
Seifried Helbling, ed. Th. v. Karajan in *Haupts Zeitschr.* B. 4. I, 1145.
[9] Keiferfpergs *narenfchiff.* Strafzburg 1520. S. XXVII.
[10] Johan Geyler, *Welt Spiegel, oder Narren Schiff, darin aller Staendt
fchandt und lafter, uppiges leben, grobe Narrechte fitten, und der Weltlauff, gleich
als in einem Spiegel gefehen und geftraft werden: alles auff Sebaftian Brands
Reimen gerichtet — aufz dem Latein inn das recht hoch Teutfch gebracht Durch
Nicolaum Hoeniger von Tauber Koenigshoffen.* Basel 1574. S. 13.

Selbstverständlich treten unsere Prediger einem solchen Unwesen einmütig entgegen. Berthold deutet den Aussatz einmal bildlich und sagt dabei: „Sô sint eteliche ûzsetzic an dem velle (Haut). Daz sint, die niht genüeget an der varwe und an dem antlütze, daz in (ihnen) der almehtige got hât verlihen: sie wellen sich selben baz (besser) machen und schoener, danne (als) sie got gemachet hât, und nement her und verwent sich und velschent die varwe und daz antlütze daz got selbe machete. Pfî, unflât!"[1] Zugleich hält er den sich Schminkenden die Drohung entgegen: „Ir verwerinne, pfî! schemest dû dich des antlützes, daz dir der almehtige got gegeben hât, des schoenen antlützes, sô schamet er sich dîn ouch iemer und iemer in sînem rîche êwecliche unde wirfet dich an den grunt der helle, dâ dîn eht (doch) niemer mêr rât wirt, zuo froun Iesabêln unde zuo hern Lucifer,[2] der sich ouch hoeher wolte hân gemachet dan (als) in got geschuof."[3] Wie hier, so wird auch sonst oft auf das abschreckende Vorbild der Königin Isebel hingewiesen, die „die liut mit gemahter schoeni an sich zoh"[4]: „Dir geschiht als Iesabêln: des tages dô sie sich geverwet hete, dô nam sie ein lesterlichez ende und einen schemelîchen (schmählich) tôt unde fuor des selben tages in die stinkenden helle, dâ ir (ihrer) niemer mêr rât wirt, unde die hunde laften (leckten) ir bluot des selben tages."[5] An die jungen Priester aber richtet Berthold die Aufforderung: „Ir jungen priester, die geverweten unde die gemâlten[6], die sult ir alle von den liuten tuon."[7] Während indessen der Franziskaner von Regensburg das Schminken mit den ewigen Strafen bedroht, geifselt der mehr praktisch gerichtete Geiler die Thorheit, die Haut durch äufsere Mittel verbessern zu wollen. Als Beleg hierfür erzählt er: „Welcher geftalt vor zeiten ein weibs perfon zu Strafzburg gewefen

---

[1] Berthold, ed. F. Pfeiffer. Bd. II. S. 119, vgl. Bd. I. S. 115 u. S. 367. Suchenwirth XL, 45 ff.

[2] 2 Cor. 11, 14: αὐτὸς γὰρ ὁ σατανᾶς μετασχηματίζεται εἰς ἄγγελον φωτός.

[3] Berthold, ed. F. Pfeiffer. Bd. I. S. 115.

[4] Predigt aus der Sammlung Albrechts des Kolben (geschrieben 1387) vormals im Besitze Grieshabers. Bl. 88a.

[5] Berthold, ed F Pfeiffer. Bd. I. S. 367, vgl. Bd. I. S. 115.

[6] Ebendas. Bd. I. S. 115.

[7] Ebendas. Bd. II. S. 119.

ift, die hat von wegen alters, viel runtzeln im angeficht, diefelbig liefz von jhrem runtzelechten angeficht, die haut daruon fchinden und hinweg etzen, damit fie der runtzeln ab kaeme, unnd fie jungfarb und fchoen erfcheinete, aber was gefchahe je mehr fie fich liefz artznen (Arzneien geben) und aufzbutzen, je hefzlicher fie von tag zu tag ward."[1]

Aber nicht nur was die Haut-, fondern auch was die Haarpflege anbetrifft, dringen unsere Prediger durchaus auf Natürlichkeit, insofern damit auch dem Leibe am besten gedient sei. Bereits Berthold beklagt sich über „die frouwen, die ez dâ sô noetlichen (dringend) machent mit dem hâre"[2] und „dâ die zît mit ûztragen"[3] (hinbringen) und „daz jâr wol halbez dâr an legen"[4], zumal sie wichtigeres darüber versäumen. Denn, so hält er ihnen vor: „Swenne (wenn) ir etewaz anderz soltet tuon in iuwerm hûse, daz iuwerm wirte (Ehemann) nôt waere oder iu selben oder iuwern kinden oder iuwerm gaste, sô gêt ir mit iuwerm hâr umbe — unde dâ mite traget ir die wîle (Zeit) uz unde den tac unde die wochen unde daz lange jâr."[5] Über die Art und Weise, wie dieselben das Haar verkünstelten, hören wir gleichfalls bei Berthold: „Diu ander ûzsetzikeit diu ist an der leien hâre, die ir hâr windent unde snüerent oder die ez anders machent oder verwent danne ez in (ihnen) der almehtige got gegeben hât."[6] Ähnlich äufsert sich auch Geiler über die Verunstaltung des Haares: „Die dritte Schell ift das Haar zieren, gael (gelb), kraufzlecht (gelockt) und lang machen, auch froembdes haar der abgeftorbnen unter jhres vermifchen, und daffelbig zum fchawfpiegel auffnutzen. Es ziehen die weiber jetzund daher —, unnd hencken das Haar dahinden hinab bifz auff die huefft —. Pfu der fchand und unzucht",[7] und gleich darauf wiederholt er: „Was foll ich von dem geferbten, gefchmierten, gebleichten und kraufzlechten Haar fagen, das kraufzlecht Haar und

---

[1] Johan Geyler, *Welt Spiegel, oder Narren Schiff.* S. 13.
[2] Berthold, ed. F. Pfeiffer. Bd. I. S. 114.
[3] Ebendas. Bd. I. S. 253.
[4] Ebendas. Bd. I. S. 114.
[5] Ebendas. Bd. I. S. 415.
[6] Ebendas. Bd. I. S. 114.
[7] Johan Geyler, *Welt Spiegel, oder Narren Schiff.* S. 13.

ein gebrochen (hochmütig?) finn, feind gewiffe zeichen der leicht-
fertigkeit: Das gael geferbt Haar aber bedeutet nichts anders, dan
die zukuenfftige hellifche flamen." [1] Namentlich weist er darauf hin,
wie widernatürlich es sei, falsches Haar zu tragen: „O weib horche,
erfchrecket dich folches nicht, das du froembdt Haar eines geftorbnen
weibs ubernacht auff dem kopff behalteft? — Dañ welches weib ift
alfo kuen, das fie einer abgeftorbnen frawen leib oder etliche glieder
bey jhr am beth hette, fuerwar es wuerde nicht bald eine gefunden
werden." [2] Zu befonderer Warnung fpricht er dann weiter den Wunsch
aus: „Ich wolt das allen weibern ergienge, die fich mit froembdem
Haar fchmuckten, wie vor zeiten einer zu Parifz begegnet ift, die
hat fich auch auff dz fchoenfte gefchmuckt mit froembdem Haar, als
fie aber ohn alle gefahr bey einem Affen fueruber gieng, erwuefcht
fie der Aff, und riffz jhr den fchleier ab dem kopff unnd nachmals
auch das auffgebuefft (aufgekräufelt) Haar, unnd ward fie alfo vor
jederman zu fchanden, ward jhres entlehneten Haars beraubt, welches
ohn zweiffel aufz fonderlicher anfchickung Gottes gefchehen ift." [3]
Ein geiftlicher Redner bei Leyser aber erinnert die Frauen an die
Mahnung der Apoftel: „So merke waz fent Paulus fpricht den wibes
namen. Non in vefte preciofa aut intorto crine [4]. et petrus. Mulierum
non fit extrinfecus capillatura." [5]

Wie bei den Weibern, so gab es auch unter den Männern solche,
die durch eine auffallende und unnatürliche Haartracht ihre Eitelkeit
zu befriedigen suchten. Schon bei den alten Deutschen hatte etwas
Ähnliches stattgefunden. Denn da bei diesen dem Edlen die blonde,
dem Freien die rötliche, dem Unfreien die schwarze Haarfarbe zuzu-
kommen schien, so mufste, was etwa die Natur versagt hatte, die
Kunst ersetzen, und es waren besonders bereitete Seifen in Gebrauch

---

[1] Ebendas. S. 13—14.
[2] Ebendas. S. 13.
[3] Ebendas.
[4] 1 Tim. 2, 9: ὡσαύτως καὶ γυναῖκας ἐν καταστολῇ κοσμίῳ μετὰ αἰδοῦς καὶ
σωφροσύνης κοσμεῖν ἑαυτάς, μὴ ἐν πλέγμασιν καὶ χρυσῷ ἢ μαργαρίταις ἢ ἱματισμῷ
πολυτελεῖ.
[5] 1 Petr. 3, 3: ὧν (sc. τῶν γυναικῶν) ἔστω οὐχ ὁ ἔξωθεν ἐμπλοκῆς τριχῶν
καὶ περιθέσεως χρυσίων ἢ ἐνδύσεως ἱματίων κόσμος.

um dem Haar die erwünschte Farbe zu geben.[1] Aber auch noch zu Bertholds Zeiten „gilweten" (gelb färben) Männer ihr Haar, und aufserdem trugen manche dasselbe lang, wie es Frauensitte ist. Berthold findet dies weibisch und redet daher einen solchen Mann mit „Adelheid" an. „Sô tragent sumeliche (einige) man", das sind seine Worte, „hâr sam (wie) die frouwen lanc. Ir herren, merket mir daz gar eben: alle die als (ebenso) langez hâr tragent als diu wîp, daz sie rehte wîbes herzen tragent als diu wîp und an deheiner (kein) stat einen man verstên (vertreten) mügent. Pfî dich, Adelheit, mit dînem langen hâre, daz dû niht enweist (weifst) wie übel ez dir stêt unde wie lesterlichen!"[2] Nicht minder hat auch Geiler in betreff der Haartracht über die „Mutz-, Zier- unnd Gemalt Narren"[3] unter dem starken Geschlechte zu klagen. In einem einleitenden Gedichte, das er anführt, hören wir von diesen:

> „Mit fchwebel (Schwefel), Hartz, bueffen (kräuseln) das har,
> Darinn fchleget man Eyerklar (Eiweifs)
> Das es im Schueffelkorb werd kraufz,
> Der hengt den kopff zum Fenfter aufz.
> Der bleicht es an der Sonn und Feuwr —
> Pfuch fchand der Teutfchen Nation,
> Das die Natur verdeckt wil hon"[4] (haben).

Noch mehr Sorgfalt aber als auf das Haupthaar verwandten manche Männer auf die Pflege des Bartes. „Dife", so charakterisiert Geiler dieselben, „dieweil fonft weder weifzheit noch einige tugend in jhnen ift, fuchen fie ein befondere ehre unnd hoffart durch die fuertreffenlichheit des Barts."[5] Daher mufsten denn die „bartfcherer"[6] oder „Balbierer"[7] die mannigfachsten Künste ersinnen, um den Bart

---

[1] Plinius, *hist. natur.* lib. XXVIII. cap. 51 (191): Prodest et sapo, Gallorum hoc inventum rutilandis capillis. fit ex sebo et cinere, optumus fagino et carpineo, duobus modis, spissus ac liquidus, uterque apud Germanos majore in usu viris quam feminis; Amm. Marc. XXVII, 2; Martial XIV, 25.

[2] Berthold, ed. F. Pfeiffer. Bd. I. S. 114.

[3] Johan Geyler, *Welt Spiegel, oder Narren Schiff.* S. 12.

[4] Ebendas. S. 11.

[5] Ebendas. S. 12.

[6] Geyler von Keyferfzberg, *Poftill.* teyl II. S. CV. Pred. Am Zynftag noch Judica.

[7] Derselbe, *Welt Spiegel, oder Narren Schiff.* S. 117.

zum Teil in der seltsamsten Weise zu formen. Schon ihn ganz zu
rasieren, findet Geiler unnatürlich. Als er „die ander Schell der
Spiegel Narren" bespricht, sagt er: „Es werden etliche gefunden,
die laffen gar kein haar wachfen, fonder laffen das angeficht unnd
das kienn gantz fauber fchaeren damit man kein har fihet"[1], und an
einer andren Stelle tadelt er: „Etlich ziehen gar keine Baert, als die
Carteufer und Ciftertier Moenchē thun: Auch die Bilger fo in ferre
Landt ziehen."[2] Nicht viel anders verhalten sich nach ihm die, die nur
zwei Spitzen oder ein kleines Löckchen von ihrem Bart stehen lassen:
„Letftlich fein noch mehr Bart Narren, die ziehen ihre Baert auff
Tuerckifche manier, fchier gantz abgefchorē, allein zwo fpitzen neben
heraufz gehen, oder fonft nur ein klein loecklin haar."[3] Als Grund hier-
von gibt er Eitelkeit an, da die betreffenden keinen kräftigen Bartwuchs
besitzen und diesen Mangel zu verheimlichen suchen: „Wo her meynft
du das all neüw fittē entfpringē, glaub mir allein ufz üppigkeit, als
mit den halbē baertē, fo einer nichts kan herfür bringē fcheinlichs,
dz man uff in fehe, thuond fie eins uñ machen halbe baertlin, loeck.
Etwan (früher) truog mā gantz baert, aber yetzundt tragen fie nur
halb baert, uñ ettwā nebēs nur ein cleins loecklin, das ift ein gewifz
zeichen das fie narren feind."[4] Andere wieder, so berichtet gleich-
falls Geiler, „zogen geftumpfete und feltzame Baert, auff gut Spanifch
oder Italiaenifch"[5], oder sie trugen gar nur auf einer Seite Bart,
während sie auf der andren sich scheren liefsen.[6] Aber auch in
das entgegengesetzte Extrem verfiel man, indem man das Barthaar
unbeschränkt wachsen liefs: „Hergegen aber werden gefunden die
ziehen gantz lange unnd zopffechte Baert, welches fie allein darū
thun, damit man fie defto ehe fuer alte maenner und ftattliche perfonen
anfehen folle."[7] Aus dem allen scheint hervorzugehen, dafs Geiler
einen nicht allzu langen Vollbart für das angemessenste hielt.

---

[1] Ebendas. S. 13.
[2] Ebendas. S. 12.
[3] Ebendas. S. 12—13.
[4] Geyler vō Keyferfperg, *Von den fyben fchwertern, das erft fchwert.*
[5] Derselbe, *Welt Spiegel, oder Narren Schiff.* S. 12.
[6] Geiler bei H. Rinn a. a. O. S. 16. Anm. 2.
[7] Derselbe, *Welt Spiegel, oder Narren Schiff.* S. 12.

Während nun aber die Prediger alles Unnatürliche und Ge-
künstelte in der Haartracht bei den Laien verwerfen, gestehen sie
den Geistlichen ohne weiteres „die aller groeffeſten platten" [1] und
kurz geschorenes Haar zu. Geiler beschreibt die Haartracht der
Pfarrer und Klosterbrüder mit den Worten: „Wenn (denn) dorumb
feind wir pfaffen und münch befchoren, uñ hond blattē, das ift rafura,
die felb ift blofz ob (über) fich gegen dem himel. Defzglichen fo ift
uns das hor unden abgefchnitten, und ift kurtz gegen der erden,
das ift tonfura, unnd das, das do zwüfchen ift zerring umb (ringsum)
har (her) das ift der krantz. corona facerdotalis, corona rafilis." [2]
Die Eigentümlichkeit dieser Einrichtung wird auf göttlichen Befehl
zurückgeführt, welchen einst ein Engel St. Petro überbrachte. „Do
erfchein der heilige engel", so berichtet eine Predigt bei Leyser,
„fente Petro in einis phaffen bilde mit umme (ringsum) gefchorneme
hare mit einer platten. und fprach zu ime. alfe du mich nu fiheft
gefchorn alfo foltuo dich fcheren. und nach dir fo fuln fich alle die
fchern. die zu gotis dinefte gewihet fuoln werden. Sente peter tet
do als ime got gebotin hatte. und fchar fich al nomme (ringsum)
und fchar eine platte. — Alfo ift iz (es) her kuomen daz fich phaffen
und muoniche (Mönche) und alle die zu gotis dinefte getermenet
(bestimmt) fint mit der fchere zeichen muozen von den leien. wane
(weil) fie vor gotis ougen uz gefcheiden fint und michil (viel) herer
fint danne (als) iene die gotis wort nine (nicht) kuonnen [3] (kennen).
Eben aber weil die Tonfur Gottes Gebot ist, tadelt Berthold es
bitter, dafs einzelne Geistliche eine Abneigung dagegen besitzen.
„Dû fchamest dich der blatten und des kurzen hâres", fragt er einen
solchen, „und fchamest dich der kirchen niht daz diu giltet?" [4]
(Einkünfte bringt). Freilich sagt Tauler einmal richtig: „Mein cappe
noch mein blatte —, dz alles macht mich nit heilig", [5] dennoch aber

---

[1] Derselbe, *Poſtill.* teyl III. S. LXVI. Pred. An dem Neünden fonnentag
noch Trinitatis.

[2] Ebendas.

[3] H. Leyser, *Deutsche Predigten des XIII. u. XIV. Jahrhundertes.*
S. 85—86.

[4] Berthold, ed. F. Pfeiffer. Bd. II. S. 119.

[5] Joannis Taulery *Predig Uff unfer lieben frawen geburt.* S. CXLVI.

galt es als unrecht, wenn zumal junge Geistliche die kirchliche Sitte
verletzten. Daher denn die Aufforderung, die uns bei Berthold
begegnet: „Ir sult sehen an der pfaffen hâr oder der schuoler (Studierter),
die dâ wîhe hânt enpfangen. Die lâzent ir hâr wahsen (wachsen) wider
recht (Recht) durch hôhvart unde durch lôsheit" [1] (Leichtfertigkeit).

Wie bei der Haartracht, so pflegte sich auch bei der Kleidung
die Eitelkeit zum Nachteil der Gesundheit vielfach geltend zu machen.
Was zunächst die Kopfbedeckung anlangt, so bestand dieselbe bei
den Männern meistens aus einer „kappe" [2] (Mütze) oder einem
„huote." [3] Erstere war bisweilen aus Zobel- [4] oder Fuchspelz [5] ge-
fertigt, letzterer aus „filtz", [6] aus „sîde" [7] oder „ufz ftro gemacht." [8]
Erschien der Filz besonders „zottecht", [9] so liebten alte Leute, „das
fie wifz lynē hüblîn uff hant (haben) under den hueten, — das inen
die hüt nit wee tüge̅, fo fie ruch (rauh) und hoert (hart) fin." [10] Aber
nicht nur dem Stoff, sondern auch der Form nach waren die Hüte
verschieden, denn neben dem „kuglechten oder finwelen (rund) uñ
fchiblechten (kreisförmig) huot" [11] wird „daz spitze hüetelîn", [12] sowie
der mit breiter [13] Krempe versehene „schatehuot" [14] (Schattenhut)

---

[1] Berthold, ed. F. Pfeiffer. Bd. I. S. 114.
[2] Geyler von Keyferfzberg, *Poftill.* teyl II. S. XXXVII. Pred. Am
Zinftag noch Reminifcere. Ebendas. teyl III. S. XXXX. Pred. An dem Erften
fonnentag noch Trinitatis.
[3] Derselbe, *Chriftenlich bilgerfchafft znom ewige̅ ratterla̅d. fruchtbarlich
angzeigt in glychnufz uñ eigefchafft eines wegfertige̅ bilgers, der mit flyfz uñ
ylēt fuocht fin zitlich heymuot.* Basel 1512. S. LIX. Derselbe, *Poftill.* teyl III.
S. XXXX. Pred. An dem Erften fonnentag noch Trinitatis.
[4] *Der Nibelunge not* nach Lachmanns Ausgabe. 893, 3.
[5] *Iwein* v. Hartmann v. Aue, ed. Benecke u. Lachmann. 240.
[6] Johañs geiler gnāt von keiferfzbergk, *Chriftenlich bilgerfchafft.*
S. LXII.
[7] Ebendas. S. LXIIII.
[8] Ebendas. S. LXII.
[9] Ebendas.
[10] Ebendas. S. LXXI.
[11] Ebendas. S. LXI.
[12] Konrad v. Würzburg, *goldene Schmiede*, ed. W. Grimm. Berlin 1840.
1418. Johañ Geyler, *Welt Spiegel, oder Narren Schiff.* S. 14.
[13] Derselbe, *Chriftenlich bilgerfchafft.* S. LIX.
[14] F. J. Mone, *Anzeiger f. Kunde der teutfchen Vorzeit.* VII, 593. IV, 96.

erwähnt. Berthold klagt, dafs die „huotmacher"[1] oft durch un-
brauchbare Arbeit ihre Kunden betrügen. „Sô enmac (mag nicht),
also redet er einen solchen an, „ein man einen guoten huot vinden
vor dinem valsche (Betrügerei), im gê (gehe) der regen ze tal in den
buosem."[2] Aufser den Mützen und Hüten waren auch „kuogelen"[3]
in Gebrauch, d. h. Kapuzen, die sich am Rock oder Mantel befanden
und über den Kopf gezogen werden konnten. Der Ritter aber trug,
sobald er in den Kampf zog, zu seinem Schutze „einen helm"[4] oder
„îsenhuot."[5] Erwähnt doch Berthold, „einen helm, den man einem
ritter ûf bindet, sô er an den strît sol; dâ von wirt er vil deste
küener unde deste manhafter."[6] Übrigens pflegte man „den huot
— oder daz keppelin oder swaz man ûf dem houbte hâte"[7], als
Zeichen der Ehrfurcht vor „einem kuonik (König) oder einem andern
herren"[8] „abzuozîhen",[9] und das gleiche geschah „vor dem altere —
christi. und vor im felben",[10] wenn ihn der Priester in der Hostie
vorübertrug.[11]

Mannigfacher als die Kopfbekleidung der Männer war diejenige
der Frauen. Schon kleine Mädchen, welche kaum vier Jahre alt
waren, aber auch erwachsene Jungfrauen hatten einen aus künst-
lichen Blumen hergestellten Kopfputz, das sogenannte „schapel"[12]
oder „scheppel"[13] im Haar. Statt direkt auf letzteres konnten die
Blumen auch auf ein Haarband oder auf einen mit Edelsteinen ver-

---

[1] Johañs geiler gnät von keiferfzbergk, *Chriftenlich bilgerfchafft.*
S. LXII.
[2] Berthold, ed. F. Pfeiffer. Bd. I. S. 146.
[3] H. Leyser, *Deutsche Predigten des XIII. u. XIV. Jahrhundertes.* S. 45.
[4] Berthold, ed. F. Pfeiffer. Bd. I. S. 300.
[5] *Erec* v. Hartmann v. Aue, ed. M. Haupt. Leipzig 1839. 3230.
[6] Berthold, ed. F. Pfeiffer. Bd. I. S. 300.
[7] Ebendas. Bd. I. S. 457.
[8] H. Leyser, *Deutfche Predigten des XIII. u. XIV. Jahrhundertes.* S. 45.
[9] Geyler von Keyferfzberg, *Poftill.* teyl II. S. XXXVII. Pred. Am
Zinftag noch Reminifcere.
[10] H. Leyser, *Deutsche Predigten des XIII. u. XIV. Jahrhundertes.* S. 45.
[11] Berthold, ed. F. Pfeiffer. Bd. I. S. 457 u. Bd. II. S. 257.
[12] Peter Suchenwirts *Werke,* ed. Al. Primiffer. Wien 1827. IV, 118.
[13] Bert old, ed. F. Pfeiffer. Bd. I. S. 416.

ziertcn Goldreif gesetzt sein.[1] Die „schapel" hatten eine so grofse
Verbreitung, dafs sich eigene Handwerker, die „schappeler", mit der
Anfertigung derselben abgaben.[2] Berthold hat nicht viel mit diesen
im Sinne, sondern sagt von ihnen: „Sô sint eteliche hantwerkliute
die mit ir hantwerke niemer mügent behalten werden: die sint aller
der werlte (Welt) unnütze, unde dâ von wirt ir ouch niemer rât mit
ir arbeit mitalle. Als — die dâ — diu schapel machent — unde
swaz sô getâner hantwerke sint, diu der werlte mêr schade sint
danne (als) guot."[3] Während indessen die Jungfrauen sich mit einem
„krenzlein oder hârpant"[4] (Haarband) von Blumen schmückten,
setzten verheiratete Frauen „geftrickte haar hauben oder frawen
hauben"[5] auf, an denen sich allerlei „gebende"[6], meist von gelber[7]
oder roter[8] Farbe, befand. In der Regel waren diese Hauben aus
Seide gefertigt.[9] Im Freien aber trugen die Frauen „paretliu[10]
(kleine Barette) uñ huetlin"[11], „deren etlich gantz buerftig und haar-
echtig[12], etlich hoch unnd fpitzig[13], etlich kurtz unnd neben auff-
geftuetzt"[14] waren. Als besonders „waeher (kunftreich) hüete"[15]
wird auch der „pfâwenhüete",[16] die aus Pfauenfedern gemacht waren,

---

[1] *Der aventiure krone* v. Heinrich v. Türlin nach der *Wiener Hand-
schrift.* 101, b. *Liederbuch* der Clara Hätzlerin, ed. C. Haltaus. Quedlinburg
u. Leipzig 1840. II, 25, 27.

[2] Berthold, ed. Kling. S. 311.

[3] Derselbe, ed. F. Pfeiffer. Bd. I. S. 562.

[4] *Vocabularius* 1482. Bl. 201, b.

[5] Johan Geyler, *Welt Spiegel, oder Narren Schiff.* S. 14, vgl. Bert-
hold, ed. F. Pfeiffer. Bd. I. S. 396.

[6] Ebendas. Bd. I. S. 397 u. S. 415.

[7] Ebendas. Bd. I. S. 319 u. S. 415; Bd. II. S. 119. S. 158 u. S. 252.

[8] F. K. Grieshaber a. a. O. Abt. 2. S. 69.

[9] J. Diemer, *Deutsche Gedichte des XI. und XII. Jahrhunderts.*
Wien 1849. 161, 15: „Si want in eine sidine hüben daz hâr."

[10] Johan Geyler, *Welt Spiegel, oder Narren·Schiff.* S. 14.

[11] Ebendas. S. 13.

[12] Ebendas. S. 15.

[13] Ebendas.

[14] Ebendas. S. 14. Berthold, ed. F. Pfeiffer. Bd. I. S. 83.

[15] Ebendas. Bd. I. S. 396.

[16] Ebendas. Bd. II. S. 119. *Liedersaal*, ed. Lassberg St. Gallen u. Kon-
stanz 1846. I, 410. *Wigalois* v. Wirnt v. Gravenberg, ed. G. Fr. Benecke.
Berlin 1819. 2418. 8910.

gedacht. Überhaupt gab es der Frauenhüte so viele, „das" nach
Geiler „nicht mueglich ift, fie all zu erzehlen."[1] Von dem Hute
hing endlich noch ein längerer oder kürzerer[2] „sleiger"[3] herab, der
meist gelb gefärbt[4] und durchsichtig[5] war, indem er aus einem feinen
Gewebe bestand.[6] Die Schleier waren ziemlich häufig, da die Sitte
verbot, anders als „gefchleyert da her zuo geen."[7]

Wie die Kopfbedeckung bei beiden Geschlechtern eine ver-
schiedene war, so auch die Kleidung des Rumpfes und der Extremi-
täten. Nur die auf „blôzem lip"[8] getragenen und deshalb auch
„lichemede"[9] (Leibhemden) genannten „hemede"[10] (Hemden) bildeten
eine Ausnahme hiervon. Sie bestanden meist aus Leinen[11], dessen
Gewinnung und Bereitung schon im deutschen Altertum bekannt war.
Pflegte man doch damals Flachs in solchem Umfang zu bauen, dafs,
als einst die Heruler vor den Longobarden flohen, erstere ein
blühendes Flachsfeld für Wasser ansahen und durch dasselbe hindurch-
schwimmen wollten.[12] Der Flachs wurde von den altdeutschen Frauen

[1] Johan Geyler, *Welt Spiegel, oder Narren Schiff.* S. 14.

[2] Ebendas.

[3] Berthold, ed. F. Pfeiffer. Bd. I. S. 414 u. Bd. II. S. 132. Geyler vö
Keyferfperg, *Von den fyben fchwertern, das erft fchwert.* Derselbe, *Poftill.*
teyl I. S. XXVIII. Pred. Am IIII. Sönentag noch dem Achten der heiligen dry
künig tag.

[4] Berthold, ed. F. Pfeiffer. Bd. I. S. 114—115 u. S. 397. Bd. II. S. 119.

[5] *Frauendienst u. Frauenbuch* v. Ulrich v. Lichtenstein mit Anmer-
kungen v. Th. v. Karajan, ed. Lachmann. 258, 14: „Mîn slôgir (Schleier)
dact min antlütz gar, dar durch ich doch vil wol gesach."

[6] W. Müller u. F. Zarncke, *Mittelhochdeutsches Wörterbuch.* Bd. II.
Abt. 2. S. 415.

[7] Geyler vö Keyferfperg, *Von den fyben fchwertern, das erft fchwert.*

[8] Wolfr. v. Eschenbach, *Parzival,* in Wolframs Werken, ed. K.
Lachmann. 101, 10.

[9] H. Hoffmann, *Fundgruben für Geschichte deutscher Sprache und Lit-
teratur.* Tl. I. S. 343.

[10] F. Pfeiffer, *Deutsche Mystiker des 14. Jahrhunderts.* Bd. II. S. 29.
Joannis Taulery *Predig Uff fontag nach der heilgē dry künig tag.* S. XIII.

[11] Doch werden auch seidene Hemden erwähnt: „Er fuort von guoten sîden
an ein hemde wiz alsam ein snê", *Frauendienst u. Frauenbuch* v. Ulrich v.
Lichtenstein, ed. Lachmann. 181, 3; „Man leget ir ein hemdel an von
sîden blanc", *Lohengrin,* ed. J. Görres. Heidelberg 1813. 60.

[12] Haupts *Zeitschr.* 6, 257 f.

gesponnen[1] und gewebt[2], und ähnlich verhielt es sich auch noch
während des Mittelalters. Denn wir hören nicht nur bei Geiler,
dafs die Frauen „vor d' kuckel (Rocken) fitzen —, die fpindel
umb draen"[3] und „flachs und woll fpinnen"[4], sondern dies erscheint
auch so sehr als natürlich und charakteristisch für sie, dafs Berthold
kurzweg sagt: „Man (Männer) suln striten unde frouwen suln spinnen."[5]
In gleicher Weise „hafpelten"[6] und „webten"[7] dieselben, obgleich
neben ihnen auch besondere „weber"[8] vorkommen. Als vorzüglich
feines Gewebe wird „niederlendisch und probendisch (aus Brabant)
gespinst"[9] angeführt und ebenso „fyner wyffer (weifs) zarter fcherter"[10]
(Glanzleinewand), den der Reiche gern trug, „uff dz es jm weych
anlaeg, uñ jm nit fchnattē (Striemen) in die hut (Haut) truck."[11] Für
ein „pēnitencienleben"[12] dagegen galt es, „hêrîne (aus Haaren gemacht)
hemede tragen",[13] wie denn von den Niniviten erzählt wird: „fye
ļeytent (legten) zwilchne (aus Zwilch gemacht) feck od' fchaentze an,
uñ thettēt alfo groffe penitentz."[14] An den Hemden befanden sich
übrigens „ermel"[15], und oben wurden dieselben durch eine „hembdt
fchnur"[16] zusammengehalten.

—·—

[1] W. Wackernagel, *Kleinere Schriften*. Bd. I. S. 21 f.
[2] Ebendas. S. 21 f. u. S. 41.
[3] Johannes Geiler von Keyferfperg, *Die geiftlich fpinnerin, die
fybendt Predig.*
[4] Ebendas., Titel.
[5] Berthold, ed. F. Pfeiffer. Bd. I. S. 325, vgl. Bd. I. S. 356.
[6] Johannes Geiler von Keyferfperg, *Die geiftlich fpinnerin, die
fybendt Predig.*
[7] Ebendas.
[8] Berthold, ed. F. Pfeiffer. Bd. I. S. 404 u. Bd. II. S. 27.
[9] Geiler bei H. Rinn a. a. O. S. 14.
[10] Derselbe, *Poftill.* teyl III. S. XXXX. Pred. An dem Erften fonnentag noch
Trinitatis.
[11] Ebendas.
[12] F. Pfeiffer, *Deutsche Mystiker des 14. Jahrhunderts.* Bd. II. S. 29.
Joannis Taulery *Predig Uff fontag nach der heilgē dry künig tag.* S. XIIII.
[13] Ebendas.
[14] Geyler von Keyferfzberg, *Poftill.* teyl II. S. XX. Pred. Am Mitwoch
noch Inuocauit.
[15] *Frauendienst u. Frauenbuch* v. Ulrich v. Lichtenstein, ed. Lach-
mann. 160, 28: „Drizic vrowen ermel guot an kleiniu hemd."
[16] Johan Geyler, *Welt Spiegel, oder Narren Schiff.* S. 31.

Die über der Leibwäsche getragenen „kleider"[1] des Mannes wurden von dem „snider"[2] (Schneider) angefertigt, der freilich seines Amtes nicht immer in Treue waltete. Denn Berthold mufs einem solchen vorhalten: „Soltû (sollst du) einem sînen rok machen, dû machest in im ungetriuwelîche unde verstilst dâ von, daz er im deste unnützer wirt an der wite und an der lenge."[3] Arme Männer pflegten ihre Kleider auch wohl alt bei dem „manteler" (Trödler) oder „hederer" (der mit alten Kleidern handelt) zu kaufen, der sich gleichfalls hin und wieder Betrügereien erlaubte.[4] „We dir manteler!", ruft deshalb Berthold in einer Predigt aus, „Du machest einen alten hadern (Lumpen), der ful[5] ist und ungenaeme (unbrauchbar), unde da mite man billicher eine want (Wand) verstiesze (verstopfte), wan es zu anders iht (nicht) nütze si; daz vernadelt (vernäht) er und machet es dicke mit sterke und git (gibt) ez einem armen knehte ze koufe. Der hat vil lihte (vielleicht) ein halbez jar dar umbe gedienet und als erz angeleit (angelegt), so wert ez niht vier wochen, e (ehe) daz er aber (abermals) ein anderz muoz koufen".[6] Von der so erworbenen Männerkleidung sind zunächst die „röcke"[7] zu nennen, welche schon die alten Deutschen, öfter buntgestreift und mit farbigem Saum geschmückt[8], trugen. Der gewöhnliche Rock, der „wandel rock"[9], war mit „ermeln"[10] versehen, reichte bis auf die Kniee[11] oder Füfse[12] und wurde

---

[1] Derselbe, *Poftill.* teyl II. S. IIII. Pred. An der Effchermitwoch.

[2] Berthold, ed. F. Pfeiffer. Bd. II. S. 27. Geyler von Keyferfzberg, *Poftill.* teyl II. S. IX. Pred. Am Donderftag vor Inuocauit.

[3] Berthold, ed. F. Pfeiffer. Bd. I. S. 479. — [4] Ebendas. Bd. I. S. 86.

[5] Joannis Taulery Predig Uff eins heiligen Marters tag. S. CCXXVII.

[6] Berthold bei H. Rinn a. a. O. S. 12—13, vgl. R. Cruel a. a. O. S. 496.

[7] F. Pfeiffer, *Deutsche Mystiker des 14. Jahrhunderts.* Bd. I. S. 239.

[8] Tacitus, *Histor.* lib. V. cap. 23, wo von Batavern die Rede ist, heisst es: Et simul aptae lintres sagulis versicoloribus haud indecore pro velis juvabantur. Später kommt auch bei Burgunden oder Westgoten vestis versicolor vor, Sid. Apoll. ep. IV, 20.

[9] Geyler von Keyferfzberg, *Poftill.* teyl I. S. XXVIII. Pred. Am IIII. Sönentag noch dem Achtenden der heiligen dry künig tag.

[10] F. Pfeiffer, *Deutsche Mystiker des 14. Jahrhunderts.* Bd. I. S. 239.

[11] Ebendas.

[12] H. Hoffmann a. a. O. Tl. II. S. 53: „einen roc er ime scuof, der gieng ime an den fuoz, mit phellole bestalt."

z. B. bei der Fahrt zum Bade getragen.[1] Wer „die gezierde an
dem gewande"[2] liebte, legte dagegen „den guoten rock"[3] an,
welcher tausend Nähte und Ausschnitte[4] hatte, und selbst von Kin-
dern hören wir, dafs man ihnen solche „fchoeniu roechliu. un
ander gezierde diu die welte anhoeret gab."[5] Als besonders üppige
Kleider werden auch „zerfchnitten und zerftochen wammifter[6] an-
geführt, an denen Geiler tadelt: „fie feind da vornen alfo weit
offen, das man (den) mammen — in bufen fehen kan."[7]

Was den Stoff, aus dem die Röcke gefertigt waren, betrifft,
so unterscheidet Berthold „sîdin gewant oder wullînz oder linînz
oder belzin gewant."[8] Am meisten wurde „wolle"[9] getragen, die,
nachdem sie gesponnen[10] und gefärbt[11] war, zu „tuoch"[12] verwebt
ward, wobei es abermals an allerlei Fälschung nicht fehlte. Ermahnt
doch Berthold die Gewandwirker: „Dâ mite (sc. mit den Kleider-
stoffen) sult ir in (sc. den Leuten) dienen, daz irz in getriuweliche
machet, niht halbez verstelt (stehlt) noch ander untriuwe dar zuo
tuot, hâr under wollen mischen noch zerdenen ûzer einander. Sô
einer wil waenen, er habe ein guot tuoch, sô hâst dû ez zerzogen,
daz ez deste langer sî, unde machest ein guot tuoch ze einem
iteln (eitel) hadern"[13] (Lumpen). Da Wolle und Tuch leicht von
Motten zerfressen werden, so hören wir sagen: „Weñ (denn) die
kleider wend (wellend, wollen) wir im Mertzen ufzhencken, (aus-

---

[1] Geyler von Keyferfzberg, *Poftill.* teyl I. S. XXVIII. Pred. Am
IIII. Sönentag noch dem Achtenden der heiligen dry künig tag.
  [2] F. K. Grieshaber a. a. O. Abt. 2. S. 69.
  [3] Ebendas.
  [4] R. Cruel a. a. O. S. 496.
  [5] F. K. Grieshaber a. a. O. Abt. 1. S. 70—71.
  [6] Johan Geyler, *Welt Spiegel, oder Narren Schiff.* S. 14.
  [7] Ebendas., vgl. Geiler bei H. Rinn a. a. O. S. 17. Derselbe, *Die geiftlich
fpinnerin, Die Sybend Predig.*
  [8] Berthold, ed. F. Pfeiffer. Bd. I. S. 146 u. S. 118.
  [9] Ebendas. Bd. I. S. 87. Bd. II. S. 272.
  [10] Ebendas. Bd. I. S. 87.
  [11] Ebendas. Bd. II. S. 272.
  [12] Ebendas. Bd. I. S. 146. Bd. II. S. 119. Joannis Taulery Predig Uff
eins heiligen Marters tag. S. CCXXVII.
  [13] Berthold, ed. F. Pfeiffer. Bd. I. S. 146.

hängen), und erfchüttelen, uñ den lufft wol hyndurch loffen gon
wider die fchaben."[1] Diese Vorsicht war bei den Röcken aus
Seide, deren sich die Männer gleichfalls bedienten, nicht nötig. Als
ein besonders kostbarer Seidenstoff galt „baldekîn"[2], der aus „Baldac"
(Bagdad) herstammte, moiréartig gewebt und mit Goldfäden verziert
war. Nicht geringeres Ansehen aber genossen Röcke, die aus Purpur[3],
Seidensammet oder Dammast hergestellt waren. Geiler beschreibt
den Reichen im Evangelium[4] folgendermafsen: „Es ift gewefzen ein
rycher menfch, und d' was bekleidet mit purpur, fañet oder dämaft,
uñ mit wiffem fcherter (Glanzleinewand). Das ift, ufzwēdig hat er
an ein purpur kleid dz do allein dē küñigen zuoftot (zusteht). Loffz
es ein fañetē rock fein, fo verftoft du es defterbas (desto besser).
Der felb fammeten rock was innwēdig gefütert mit fynem wyffen
zarten fcherter.[5] Endlich wurden auch Pelze von den Männern als
Röcke getragen, wie dies schon bei den alten Germanen der Fall
war. Denn diese benutzten nicht nur die Haut des Renntieres oder
des Pferdes[6] zum Wams, sondern kleideten sich auch in Pelze[7], wie
denn Pelzröcke beispielsweise die gotische Kriegertracht bildeten.[8]
Aber auch noch im Mittelalter waren Pelzröcke häufiger, als jetzt.
Berthold redet von „trügenheit an belzen und an kürsen (Kürschner-
waren). Sô setzet der einen alten balc (Balg) für einen niuwen,
unde maniger hande (Art) trügenheit, die nieman als (so) wol weiz
als dû (sc. Kürschner!) unde din herre der tiuvel."[9] An einer

---

[1] Geyler von Keyferfzberg, Poftill. teyl III. S. LXXX. Pred. Am
Fünfftzehenden fonnentag noch Trinitatis.
[2] Berthold, ed. F. Pfeiffer. Bd. I. S. 457.
[3] Ebendas. — [4] Luc. 16, 19 ff.
[5] Geyler von Keyferfzberg, Poftill. teyl III. S. XXXX. Pred. An dem
Erften fonnentag noch Trinitatis.
[6] Paul. Diac. I, 5. Das Renntier lebte damals noch in Deutschland,
Caes., de bell. gall. VI, 26; Plinius, hist. natur. VIII, 15.
[7] Gerunt (Germani) et ferarum pelles, proximi ripae negligenter, ulteriores
exquisitius, ut quibus nullus per commercia cultus. Eligunt feras et detracta
velamina spargunt maculis pellibusque belluarum, quas exterior Oceanus atque
ignotum mare gignit, Tacitus, de Germ. 17.
[8] Pellita Getarum curia, Clandianus de bello Getico 481. Pellitorum
turba satellitum, Sidon. Apoll. ep. I, 2.
[9] Berthold, ed. F. Pfeiffer. Bd. I. S. 147.

anderen Stelle fordert er auf, vor der Hostie niederzuknieen, selbst
wenn man in Pelz oder anderes köstliches Gewand gekleidet sei:
„Wunderlichen (überaus) balde in daz hor (kotiger Boden), ob ez
dir joch (auch) über den fuoz gêt, ob dû belz oder baldeken oder
purpur oder bunt (Bundwerk) an trüegest."[1] Auch sonst erwähnt
er öfter „belzînes gewant"[2], und bei Geiler lesen wir, dafs die
Kranken sich in eine Art von Schlafrock aus Pelz einhüllten. Er
tadelt nämlich, dafs dieselben dem Arzt nicht gehorchen: „So er
fie heiffet fchwitzē, fitzen fie in dē bett auff oder ziehē fonft her-
umb in dem nacht beltz."[3]

Über dem Rock aus Tuch, aus Seide oder Pelz, von dessen
Seite „ein wotfack (Tasche), oder wetfcher (Hängetasche), unnd ein
feürgezeügk dorin"[4] herabhing, wurde das „oberste kleit"[5], die
„fuggenige"[6], getragen, und über diese warf man zum Schutz gegen
Wind und Wetter den „mantel."[7] Letzterer war so weit, dafs er
zwei Personen zur Bedeckung dienen konnte[8] und durfte bei der
Zurüstung zum Bade nicht fehlen.[9] Auch Kinder waren oft schon
mit „fchoenen fuggenigen"[10] und „fchoenen menteln"[11] versehen,
welche ihnen die Eltern zum Geschenk gemacht hatten.

Während aber Rock, „suggenie"[12] und Mantel vor allem den
Rumpf bedeckten, waren die Beine der Männer schon von alten
Zeiten her mit Hosen bekleidet. Bereits Tacitus schreibt sie, wenn
auch nicht völlig bestimmt, unsern Ahnvätern zu[13], durchaus deutlich

[1] Berthold, ed. F. Pfeiffer. Bd. I. S. 457. — [2] Ebendas. Bd. I. S. 118.
[3] Johan Geyler, *Welt Spiegel, oder Narren Schiff*. S. 139.
[4] Derselbe, *Poftill.* teyl I. S. XXVIII. Pred. Am IIII. Sōnentag noch dem
Achtenden der heiligen dry künig tag.
[5] F. Pfeiffer, *Deutsche Mystiker des 14. Jahrhunderts*. Bd. I. S. 239.
[6] F. K. Grieshaber a. a. O. Abt. 1. S. 70.
[7] F. Pfeiffer, *Deutsche Mystiker des 14. Jahrhunderts*. Bd. I. S. 240.
Johan Geyler, *Welt Spiegel, oder Narren Schiff*. S. 14.
[8] F. Pfeiffer, *Deutsche Mystiker des 14. Jahrhunderts*. Bd. I. S. 239.
[9] Geyler von Keyferfzberg, *Poftill.* teyl I. S. XXVIII. Pred. Am IIII.
Sōnentag noch dem Achtenden der heiligen dry künig tag.
[10] F. K. Grieshaber a. a. O. Abt. I. S. 70—71. — [11] Ebendas.
[12] „Roc unde suggenie truoc Pâris der küniclichen wât" (Kleidung), *Der
trojanische Krieg* v. Konrad v. Würzburg. S. 21. b.
[13] Locupletissimi veste distinguuntur, non fluitante, sicut Sarmatae ac Parthi,
sed stricta et singulos artus exprimente, Tacitus, *de Germ.* cap. XVII.

aber sind sie in den Abbildungen auf den Ehrensäulen und Triumph-
bogen Roms zu erkennen[1]. Aber auch Berthold erwähnt dieselben,
als er sich einmal über die Juden spottend ergeht: „Fråget mir
einen jüden, wâ (wo) got sî unde waz er tuo, sô sprichet er: ‚er
sitzet ûf dem himel unde gênt (gehen) im diu bein her abe ûf die
erden'. Owê, lieber got, sô müestest dû zwô lange hosen hân (haben)
nâch dér rede."[2] Ebenso spricht Geiler von solchen, die mit ihren
„hofen gefehē fein wellend"[3] (wollen) und dieselben deshalb „zer-
hauwen und zerftuecklet"[4] machen lassen. Diese Gecken geraten
wohl bisweilen mit den Schustern in Streit, „welche fo fie einem
ein new par Schuh anlegen, achten fie gar nicht ob er koeftliche
oder haefzliche hofen an hab, fonder fudlen mit jren befchmuetzten
und bechechtigen (pechig) henden darueber, uñ fehen allein dahin,
dz die Schuh glat anligen."[5]

Aufser dieser den Männern gemeinsamen Kleidung gab es für
einzelne Stände noch eine besondere Tracht. So trugen die Ritter
schwarze Hemden und darüber ihren „harnaichfe"[6] (Harnisch), welcher
freilich nicht als hoffälig galt. Denn „in harnasche" darf man nicht
„ze hove"[7] kommen, heifst es einmal, und ebenso wenig war es in
den Städten erlaubt, „daz harnasch anlegen" und „in wâpenkleit
komen."[8] Über den Harnisch wurde ein grofser Rock angezogen,
der denselben bedeckte. Während aber dies die ältere Rittertracht
war, begann dieselbe sich zu Geilers Zeit zu verfeinern. Letzterer
tritt gegen diese Neuerung auf, und zwar so anschaulich, dafs wir
ihn selbst reden lassen: „In eim kryeg", sagt er, „do foll man
kempffen und fechten. und noch dem fyg, do foll man erft die eer
(Ehre) jnnemen. und nit foll man die eer jnnemen on den fyg. dañ
es wer hochfart (Hoffart). Das ift wider die lumpen reüter, die
yetzt in kryeg ryten in zerhowenen (mit Ausschnitten versehen)

---

[1] W. Wackernagel, *Kleinere Schriften*. Bd. I. S. 41. Anm. 2.
[2] Berthold, ed. F. Pfeiffer. Bd. I. S. 401—402.
[3] Geyler vö Keyferfperg, *Von den fyben fchwertern, das erft fchwert.*
[4] Derselbe, *Welt Spiegel, oder Narren Schiff.* S. 15. — [5] Ebendas. S. 204.
[6] F. K. Grieshaber a. a. O. Abt. 2. S. 100.
[7] *Willehalm* v. Wolfr. v. Eschenbach nach K. Lachmann. 127, 17. 23.
[8] Ebendas. 168, 15. 19.

roecken uñ wämeſten, dorumb dz man den harneſch und die wyſſen
hembder do durch ſehen moeg. Das iſt ein affenſpil, und iſt narren
werck, gredenwerch (Prahlwerk). do mitt fechten wir yetzendan (jetzt).
Das iſt ettweñ (früher) nit geſin. Denn bey meinen zeyten, denckt
(erinnerlich ſein) mir wol, das die reüter ſchwartze hembder an-
truogent, und groſſze roeck, die den harneſch mochtē bedecken, und
dürffen die ſach dēnocht dapffer angriffen. Die ſchwartzen roſtigen
reüter ſeind die beſſten. die moegen ettwas ſchaffen. uff die halt
ich ettwas, aber uff die anderen gar nüt[1] (nicht).

Wie die Ritter, ſo waren auch die Prieſter und Mönche durch
eine eigentümliche Tracht ausgezeichnet. „Ich hab entpfangen",
erklärt T a u l e r, „von gottes gnaden meinen orden, und von der
heiligen chriſtenheit mein kappen, und diſe kleider unnd mein
prieſterſchafft, zuo ſein ein lerer und beicht zuo hoeren."[2] Die
Kleider der Geiſtlichen und Ordensbrüder werden näher als „kutten"[3]
bezeichnet, und ſelbſt dem Pabſt wird eiue ſolche Kutte beigelegt.
Sagt doch gleichfalls T a u l e r von denen, „ſo groſz von innen ſelbſt
haltē in irem ſynn[4]: Diſe ſeind nach (noch) alle und' des feindes
(Teufels) hādē, uñ hettē ſy auch des Babſts kutten an."[5] Über-
haupt ſoll man nach unſeren Rednern die Ordenstracht nicht als
einen Vorzug anſehen, der ohne weiteres zum Himmel verhelfe.
Schon eine Predigt bei L e y ſ e r äuſert in dieſer Beziehung: „En-
wenet (wähnet) niht daz kap oder rok helfe aue (ohne) gute werk"[6],
und T a u l e r wiederholt: „Nun thuo und hab alle die kutten und
kappē an, die du wilt, da thuoſt deñ das, das du von recht thuon
ſolt, es hilfft dich nit."[7] Eben deshalb aber war es doppelt unrecht,
mit der geiſtlichen Tracht noch Hoffart treiben zu wollen. Und
doch muſs G e i l e r gegen die Prieſter und Prälaten ganzer Länder
die Klage erheben: „Es werden auch unter diſer Schellen (ſc. der
Gemalten Narren) begriffen (welches doch zu erbarmen iſt,) die

---

[1] G e y l e r von K e y ſ e r ſ z b e r g, *Poſtill.* teyl IV. S. XIIII XV. Pred. An
des groſſzen ſanct Jacobs tag.

[2] J o a n n i s T a u l e r y *Predig Uff ſant Matthei Apoſtel uñ Euãgeliſt.* S. CLVI.

[3] Derſelbe, *Die ander predig Uff den Eſchermitwoch.* S. CLXXVII.

[4] Ebendas. — [5] Ebendas.

[6] H. L e y ſ e r, *Deutſche Predigten des XIII. u. XIV. Jahrhunderts.* S. 129.

[7] J o a n n i s T a u l e r y, *Predig Am X. Sontag nach Trinitatis.* S. XCVII.

Priefter und Prelaten, fuernemlich aber in Franckreich und Italia, die tragen alfo lange kutten unnd roeck, das fie eigene knecht darzu haben, die jhn die zipffel hinden nach tragen.[1] Was das „gewant"[2] der Frauen betrifft, so bestand dasselbe schon zur Zeit des Tacitus aus einem Rocke, welcher dem der Männer im ganzen ähnelte.[3] Nur war derselbe öfter statt aus Wolle aus Leinen gefertigt und mit einem purpurfarbigen Saume versehen; auch besafs er keine Ärmel, wie die Röcke der Männer.[4] So mit Leinewand angethan, werden uns schon die weissagenden Frauen der Cimbern geschildert.[5] Bei strengerer Kälte trug das weibliche Geschlecht aber auch Röcke von Pelzwerk[6], wobei geringerer Pelz durch Besatz mit feinerem ausgeschmückt ward. Wenigstens war dies im Binnenlande der Fall, bis wohin kein Putz von römischer Herkunft einzudringen pflegte[7]. In gleicher Weise werden aber auch noch im Mittelalter als die „kleider"[8] der Frauen „roecke"[9] oder „röckelin"[10] angeführt. „Hatt d' man fein frowe

---

[1] Johan Geyler, *Welt Spiegel, oder Narren Schiff*. S. 15.

[2] Berthold, ed. F. Pfeiffer. Bd. I. S. 118, S. 396—397 u. S. 414.

[3] Cadurci, Caleti, Ruteni, Bituriges ultimique hominum existimati Morini, immo vero Galliae universae vela texunt, jam quidem et transrhenani hostes, nec pulchriorem aliam vestem eorum feminae novere, Plinius, *hist. natur.* lib. XVIIII. cap. 1. (2).

[4] Nec alius feminis quam viris habitus, nisi quod feminae saepius lineis amictibus velantur, eosque purpura variant, partemque vestitus superioris in manicas non extendunt, nudae brachia ac lacertos, Tacitus, *de Germ.* cap. XVII.

[5] W. Wackernagel, *Kleinere Schriften*. Bd. I. S. 41.

[6] In der Anm. [4] citierten Stelle fährt Tacitus, nachdem er von den Pelzen gesprochen hat, unmittelbar darauf fort: nec alius feminis quam viris habitus.

[7] Gerunt et ferarum pelles, proximi ripae negligenter, ulteriores exquisitius, ut quibus nullus per commercia cultus, Tacitus, *de Germ.* cap. XVII. Wenn es dann weiter (s. Anm. [7], S. 81) heifst, dafs sie Pelzwerk „mit Flecken und Häuten von Tieren, die der äufserste Ocean und ein unbekanntes Meer erzeugt, besetzen", so mögen dies auch Fischhäute gewesen sein. Letztere kommen als Kleiderfutter, respektive mond- und sternförmig auf Pelz angebrachter Besatz noch im Nibelungenliede 354, sowie bei Wolfram, *Parzival* 570, 2 und Wirnt v. Gravenberg, *Wigalois*, ed. G. Fr. Benecke, S. 441 f. vor.

[8] Berthold, ed. F. Pfeiffer. Bd. I. S. 396. Geyler von Keyferfzberg, *Poftill.* teyl II. S. IIII. Pred. über das Euangelium an der Effchermitwoch.

[9] Derselbe, *Der hafz im pfeffer, die zehet eygefchafft des haefzlins*.

[10] Berthold, ed. F. Pfeiffer. Bd. I. S. 118, S. 396—397 u. S. 414.

lieb, ſo kouft er ir vil roeck"[1], leſen wir in einer Predigt bei
Geiler. Dieſelben beſtanden aus Leinen[2], aus „tuoch"[3], aus Sammet[4]
oder Seide[5] und wurden in den verſchiedenſten Farben hergeſtellt.
Berthold erinnert die Frauen einmal: „Ju (euch) hât der almehtige
got die wal verlân (überlaſſen) an den kleidern, wellet ir brûn,
wellet ir ſie rôt, blâ (blau), wiz, grüene, gel (gelb), ſwarz."[6] Doch
waren gelbe Röcke am meiſten geſchätzt. Denn es läſzt nicht nur
Berthold über ein hoffärtiges Weib die Äuſerung fallen: „Sô gilwet
(gelb färben) daz ſîn gewant"[7], ſondern eine Predigt bei Grieshaber
gibt als „de guote gewant" der Frauen auch „de gelwe roeckeli.
uñ die gelwon flûchon"[8] (Faltenkleid) an. Die Frauenröcke waren
mit „ermelehen"[9] (Ärmel) verſehen und wurden in den Klöſtern
oben bald geſchloſſen, bald offen getragen. Geiler ſchildert dies
in ziemlich ergötzlicher Weiſe: „Was ſchüret dir meer die brend?",
ſo fragt er eine Nonne und antwortet darauf: „floech, leüfz, meüfz
uñ wenteln (kriechendes Getier), uñ ander unfaſel (Ungeziefer). Die
floech die beyſſen dich, beſunder in den cloeſtern, ſo muoſt du in den
cleidern ligen ſo kanſt du dich nit geweré (wehren), d' rock iſt oben
zuo. Aber wo man diſciplinê (Geiſelung) gibt, da ſoellê ſie obê
offen ſein, dz man ſich hindê entbloeſſen kan."[10] Vornehme Frauen

---

[1] Geyler von Keyſerſzberg, *Poſtill.* teyl II. S. XC. Pred. Am Donderſtag
noch Letare.

[2] Berthold, ed. F. Pfeiffer. Bd. I. S. 146. *Frauendienst und Frauen-
buch* v. Ulrich v. Lichtenſtein, ed. Lachmann. 343, 22.

[3] Berthold, ed. F. Pfeiffer. Bd. I. S. 414.

[4] Johannes Geiler von Keyſerſperg, *Die geiſtlich ſpinnerin, die
ſybendt Predig.* „Si truoc von brûnem ſamit an roc und mantel," Gottfried
v. Strafsburg, *Tristan und Isolde,* nach der Ausgabe von Fr. H. v. d. Hagen
in Gottfrieds Werken, 10904.

[5] Ein ſehr beliebter Seidenſtoff, meiſtens mit eingewebtem Golde, war
„phellel", vgl. H. Leyſer, *Deutsche Predigten des XIII. u. XIV. Jahrhunderts.*
S. 78: „Zu einem male ſahen ſie ir ſpilgenozin gen in phellelins cleidern." Die
Eneide v. Heinrich v. Veldeke, ed. Myller. 787: „Einer rîchen vrouwen
gewant, ez was ein phellil dalmatica."

[6] Berthold, ed. F. Pfeiffer. Bd. I. S. 396. — [7] Ebendas. Bd. I. S. 83.

[8] F. K. Grieshaber a. a. O. Abt. 2. S. 69.

[9] Berthold, ed. F. Pfeiffer. Bd. I. S. 416.

[10] Geyler vonn Keyſerſperg, *Der haſz im pfeffer, die zehê eygeſchafft
des haeſzlins.*

aber trugen „ufzgefchnittē cleider"[1], die aus verschiedenfarbigen
Stücken zusammengesetzt waren[2] und einen „soum"[3] und eine
Schleppe besafsen. Wenigstens beklagt sich G e i l e r über die
„langen zottechten kleider, welche die weiber auff der erden hinden
hernach fchloeppen."[4]

Die Röcke wurden durch einen vom „Goldtfchmidt"[5] ver-
fertigten und oft sehr kostbareñ[6] „gürtel"[7] zusammengehalten, der
nach B e r t h o l d zum weiblichen Gewande gehörte.[8] Einzelne trugen
denselben hoch, wie denn derselbe B e r t h o l d berichtet: „Sô rücket
daz den gürtel hoeher"[9]; bei einem anderen Autor aber lesen wir,
dafs manche Taille damit so eng geschnürt war, dafs keine Ameise
eine schlankere aufweisen konnte.[10]

Über den Rock legte man wie bei den Männern die „suckenîe"[11]
und über diese den „mantel"[12] an. So erklärt sich, dafs B e r t h o l d
einer Frau einmal zuruft: „Dû hâst dich behüllet mit fremeder waete
(Kleidung). Wan (denn) sie hât din wirt (Ehemann) armen liuten
abe gebrochen (geraubt) mit unrehtem (unrecht) gewinne und soltestû
ez ze rehte (Recht) gelten (erstatten) und wider geben, dû müezest
âne (ohne) mantel vor mir sitzen. Ich spriche mêr. Dû müezest âne
suggenîe sitzen.[13] Während „die suggenîe mit einem borten (Borte)
umbegebin"[14] (umgeben) war, pflegte man den Mantel gern von
glänzender Farbe zu wählen. „Und ir frouwen", fragt B e r t h o l d,

---

[1] G e i l e r von K e y f e r f p e r g, *Die geiftlich fpinnerin, die fybendt Predig.*
[2] B e r t h o l d, ed. F. Pfeiffer. Bd. I. S. 396 u. S. 118.
    Ebendas. Bd. I. S. 414.
[4] J o h a n G e y l e r, *Welt Spiegel, oder Narren Schiff.* S. 15.
[5] Ebendas. S. 14. — [6] Ebendas.
[7] B e r t h o l d, ed. F. Pfeiffer. Bd. I. S. 396. — [8] Ebendas. Bd. I. S. 146.
[9] Ebendas. Bd. I. S. 83.
[10] W o l f r. v. E s c h e n b a c h, *Parzival,* in Wolframs Werken, ed. K. L a c h -
m a n n. 410, 4: „Irn gesâht nie âmeizen diu bezzers gelenkes pflac, dan si was
dâ der gürtel lac."
[11] *Martina* v. H u g o v. L a n g e n s t e i n nach der Handschrift der Baseler
Bibliothek. 18 c: „Got hāte der wandils (Fehler) frîen (frei) eine suggenîen ubir
den roc gesniten, als man ob rockin tragen sol."
[12] Ebendas. 20. c: „mantel, suggenîe, roc, hemede wiz."
[13] B e r t h o l d, ed. F. Pfeiffer. Bd. II. S. 132.
[14] *Martina* v. Hugo v. L a n g e n s t e i n. 22. a.

„wederz (welches von beiden) waere iu (euch) lieber: der iu einen guoten niuwen (neu) mantel gaebe, der schoene liehte (licht) varwe haete, oder einen alten hadern (Lumpen), den man mit einer spineln (Spindel) zerschuten (zerfetzen) möhte?"[1] Ebenso gibt eine Predigt bei Grieshaber über den weiblichen Farbengeschmack bei den Mänteln an: „Da tragent fi dannoch vil (sehr) gerne de guote gewant. — diu frowe — den rôten mantel. uñ de rôte gebende"[2] (Band). Besonders schön war der „brutmantel"[3] (Brautmantel), zumal bei den Reichen. Diese hatten überhaupt so viele Mäntel, dafs Geiler eins der „richen wyber" den Ausspruch thun läfst: „Unnd fo hab ich fouil — mentel — einer ift mechelfch (aus Mecheln), der ander von d' rofen (rosenfarbig?), der dritt lampertifch (lombardisch), der fyerd fyn (fein) rouchfar (rauchfarbig) bruckfch (aus Brügge), d' fünfft weiffz ich wohaer."[4] Da öfter von „belzinem gewande"[5] bei Frauen die Rede ist, so haben wir auch hier wohl vor allem an einen mit Pelz „verbraemeten"[6] oder gefutterten Mantel zu denken. Selbst ins Kloster brachte man den jungen Mädchen gern „ein zarts weichs beltzlin"[7] dieser Art, auch wenn „ein grobes"[8] genügte.

Statt der Mäntel dienten aber auch Tücher zum Schutz gegen die Kälte. Denn Berthold klagt nicht nur, dafs die Frauen, statt besseres zu thun, „mit tüechelehen (kleines Tuch) umbe gênt"[9], sondern es werden auch gröfsere „tuochlachen"[10], welche weibliche Personen trugen, erwähnt. Mochten aber die Tücher einen Umfang haben, welchen sie wollten, auf jeden Fall gab man den gelben den Vorzug. Sagt doch Berthold in Bezug auf die „tüecheline"[11]

---

[1] Berthold, ed. F. Pfeiffer. Bd. I. S. 383.

[2] F. K. Grieshaber a. a. O. Abt. 2. S. 69.

[3] W. Wackernagel, *Altdeutsche Predigten und Gebete.* S. 101.

[4] Geyler von Keyferfzberg, *Poftill.* teyl III. S. LXXXI. Pred. Am Fünfftzehenden fonnentag nach Trinitatis.

[5] Berthold, ed. F. Pfeiffer. Bd. I. S. 118.

[6] Geyler von Keyferfzberg, *Poftill.* teyl II. S. XXXVIII. Pred. Am Mitwoch noch Reminifcere. — [7] Derselbe, *Der hafz im pfeffer, die neünd eygefchaft des haefzlins.* — [8] Ebendas.

[9] Berthold, ed. F. Pfeiffer. Bd. I. S. 397. Derselbe bei H. Rinn a. a. O. S. 16. — [10] Derselbe. Bd. II. S. 181. — [11] Derselbe. Bd. I. S. 253.

den Frauen: „Daz gilwet (gelb färben) ir hin, daz gilwet ir her"[1],
und an einer anderen Stelle kommt er in Übereinstimmung hiermit
auf die „frouwen mit ir (ihren) gelwen (gelb) tuochlachen"[2] zu
sprechen.

„Zuo dem gewande gehoerten"[3] ferner Handschuhe, welche
beide Geschlechter trugen. Dieselben wurden aus Überbleibseln
von Tuch oder Leder durch den Schneider verfertigt, wie dies aus
einer Stelle bei Geiler hervorgeht. „Zum erſtē", sagt derselbe,
„So macht mā die hēdschuo uſz kleinen ſtücklin, bletzlin (Flicken),
und ſpetlin (abgerissenes Stück), die do ſint über bliben von dē
tuoch oder leder. Sie werdē gemacht uſz den ſpetlin von dem
überblibnē tuoch, ſo man ſchnyder (Schneider) hett. So überbliben
cleine ſtücklin ſo ſpricht eins, das iſt ebē recht zuo zweyen hend-
ſchuoē. Alſo thuont gewonlichen die alten erberē (ehrbar) lüt die
do nit vil krammantzē (Possen) machen das ſy vehen (aus Pelz be-
stehend) hendſchuo haben. Nein, iñ (ihnen) ſyn guot duochin (aus
Tuch bestehend) ſchlecht (schlicht) erbere hendſchuo gnuog, die
inen warm geben."[4] Die Handschuhe waren meistenteils Finger-
handschuhe, die man nur schwierig und mit gekrümmten Fingern
überhaupt nicht anziehen konnte. Auch hierfür dient eine Bemer-
kung Geilers zum Beleg: „Einer het gar bald dē rock, dē mātel
angeleit (angelegt), uñ dē kugelhuot (Kapuze) angeſtreüfft. Aber die
hētſchuo anzuoziehen gat langſam zuo, ouch wie man ſy mit den
ryemlinē (kleiner Riemen) herumb gebind, und zuo dem dritten wie
man die finger ſtreck und die hend, weñ (denn) dye weil (so lange)
du die hend zuo heſt (hast), und die finger krümſt, ſo kanſt du die
hentſchuo nit dar an bringen."[5] Die hier erwähnten Riemen, mit
denen man statt mit Knöpfen die Handschuhe schloſs, werden auch
sonst angeführt. „Zuo dem andern", lesen wir bei Geiler, „muoſtu
ſy mit ryemlinē her umb die haut binden anders (sonst) ſy fielē dir
ab."[6] Die Handschuhe hatten zunächst den Zweck, „diu hant" gegen

---

[1] Berthold, ed. F. Pfeiffer. Bd. I. S. 253 u. S. 415. — [2] Derselbe. Bd. II.
S. 181. — [3] Derselbe. Bd. I. S. 146.
[4] Johañs geiler gnāt von keiſerſzbergk, *Christenlich bilgerſchafft*.
S. CIII. — [5] Ebendas. S. CIX. — [6] Ebendas.

Kälte[1] und Nässe[2] zu „bedechen"[3] (bedecken). Daher heifst es
von „den zarten bilgern" und „frouwen": „wenn die follen wandlē,
fo kummē fie nit ufz on hendfchuo."[4] Die Männer dagegen be-
durften folches Schutzes nur wenig und hielten daher nicht viel
auf die Handschuhe, ohne sie indessen zu verachten: „Ein dapfferer
bilger het nit groffe not geleit (gelegt) an dye hētfchuo er achtet
ir nit faft (sehr), uñ doch veracht er fy ouch nit, fo die hufzfrow
fpricht nit vergyfz der hentfchuo, Ee (eher) fpricht er ich frag nit
vil darnach, doch gib fy her fy fint ouch guot ob es regnē würd
das ich fy an thet, vergyft er fy aber gar oder verlürt fy uff dē
weg fo lyt (liegt) ym nit als (so) vil darā als het er dē mātel oder
dē huot verlorn."[5] Aufserdem aber dienten die Handschuhe dazu,
die Hand vor allerlei Unbilden und äufseren Verletzungen zu schützen.[6]
. Daher sagt Geiler: „Weñ einer ein hürde (Flechtwerk) dorn houwē
(hauen) wil, fo thuot er hendfchuo an die iñ befchirmē dz iñ die
doern nit alfo vaft (sehr) ftechē noch verferē"[7] (verletzen). Ja von
„fulem gefinde" hören wir: „weñ fy numē (nur) ein für (Feuer)
fchüren, und einē haffen in offen fetzen, fo thuont fy hendfchuo an
die hend, das iñ (ihnen) die gabel nit bloterē (Blasen) in die hend
mach, und wiffen kum wie fy es follen angryffē, das inē nit wee
(weh) gefchee."[8] Diesen gegenüber wird auf diejenigen rühmend
hingewiesen, die „fich wyfzlich (weislich) und dapfferlich in die arbeit
richten, das inen etwan (bisweilen) die hend von arbeit hertter
werden deñ (als) die hendfchuo fint."[9] Namentlich die Landleute
können in dieser Beziehung als Muster dienen: „Das ficht man wol
an den buren die do dapfferlich arbeiten, die hont ir hend vol
knorren, blotteren (Blasen) und fchwielen, das gyt (gibt) iñ (ihnen)
aber nüt zuo fchaffen, fie gedencken an kein hēdfchuo."[10]

Wie die Hände mit Handschuhen, so wurden die Füfse,

---

[1] Johañs geiler gnāt von keiferfzbergk, *Chriftenlich bilgerfchafft*.
S. CIII. — [2] Ebendas. S. CX.

[3] F. K. Grieshaber a. a. O. Abt. 1. S. 158.

[4] Johañs geiler gnāt von keiferfzbergk, *Chriftenlich bilgerfchafft*.
S. CII. — [5] Ebendas. S. CX. — [6] Ebendas. S. CV. — [7] Ebendas. — [8] Ebendas.
S. CVI. — [9] Ebendas.

[10] Ebendas. S. CVI—CVII.

und zwar der Männer[1] und Frauen[2] mit „schuhen"[3] bekleidet.
Doch gab es auch solche, die nicht „gefchuohet", sondern „barfuoz
ûf die erden trâten."[4] Wenn man aber Schuhwerk trug, so hatte
der „gerwer"[5] (Gerber) für das Leder und der „schuoster"[6] für
die Bearbeitung desselben zu sorgen. Letzterer hiefs auch „schuoh-
würke"[7] oder „fchuohmacher"[8], insofern das „schuochwerc würken"[9]
(verfertigen) oder „fchuoch machen[10]" seine Aufgabe war; ebenso
war der Name „schuochsuter"[11] (Schuhnäher) für ihn in Gebrauch.
Geiler stellt an Gerber und Schuster folgende Anforderungen: „Item
ein antwercks man, ein gerwer, der fol luogen (zusehen) das er das
leder wol bereit und recht gerw. Und der fchuomacher der es
koufft (kaufen), fol es dornoch truwlich (treulich) bereiten und ver-
arbeiten, und fchuoh dorufz machen, und fein gelt dorumb neñen,
was billich ift. unnd fol luogen das er den gerwer nit befchyffz
(betrügen) der jm das leder hatt geborget."[12] Trotz dieser Mahnung
aber kam nicht selten vor, was Berthold einem Schuhmacher vor-
wirft: „Solt dû einem sîne schuohe machen, dû machest sie im
ungetriuweliche"[13] (ungetreulich). Worin diese „trügenheit an
schuohen"[14] bestand, erfahren wir gleichfalls bei ihm, indem er
einmal ausruft: „Du schuohwürke (Schuhmacher), du brennest[15] die

---

[1] Geyler von Keyferfzberg, Pofidill. teyl II. S. IIII. Pred. über das
Euangelium an der Effchermitwoch. — [2] Nithart H. S. 211.
[3] F. Pfeiffer, Deutsche Mystiker des 14. Jahrhunderts. Bd. I. S. 238.
Geyler von Keyferfzberg, Pofidill. teyl II. S. IIII. Pred. über das Euangelium
an der Effchermitwoch.
[4] Berthold, ed. F. Pfeiffer. Bd. I. S. 304.
[5] Geyler von Keyferfzberg, Pofidill. teyl III. S. LXXXII. Pred. Am
Fünfftzehenden fonnentag noch Trinitatis.
[6] Berthold, ed. F. Pfeiffer. Bd. II. S. 27 u. S. 115.
[7] Derselbe bei H. Rinn a. a. O. S. 12.
[8] Geyler von Keyferfzberg, Pofidill. teyl II. S. IX. Pred. Am Don-
derftag vor Inuocauit.
[9] Berthold, ed. F. Pfeiffer. Bd. II. S. 28.
[10] Joannis Taulery Predig Am X. Sontag nach Trinitatis. S. XCV.
[11] Berthold, ed. F. Pfeiffer. Bd. I. S. 112 u. S. 404.
[12] Geyler von Keyferfzberg, Pofidill. teyl III. S. LXXXII. Pred. Am
Fünfftzehenden fonnentag noch Trinitatis.
[13] Berthold, ed. F. Pfeiffer. Bd. I. S. 478—479. — [14] Ebendas. Bd. I. S. 146.
[15] R. Cruel a. a. O. S. 496.

solen und ouch die flecken (Stück Leder), unde sprichest: „seht
wie dicke! so sie hart sint; 'so er sie danne tragen wirt, so geht
er kume eine wochen dar uffe (darauf). Du trügener! du triugest
menigen (mancher) armen menschen; wan (denn) die richen getarst
(getraue mich) du niht effen"[1] (zum Narren halten). Dieselbe Art des
Betruges wird auch an einer anderen Stelle erwähnt, die uns zu-
gleich über weitere Fälschungen seitens der Schuster belehrt. Es
heifst hier von denselben: „Der ist ungetriuwe an sînem antwerke,
der gît (gibt) zwêne (zwei) hundîne (aus Hundsleder gemacht)
schuohe für zwêne bökîne (aus Bocksleder gemacht); sô gît der
boese für guote schuohe, ungerwetez leder fûlez .für guotez unde
zaehez, dünne soln, gebrennet daz sie herte sîn für dicke. Dû
trügener unde dû velscher maniges (mancher) armen menschen!"[2]
     Die Schuhe waren, um sie befestigen zu können, „gerinckelt"[3],
d. h. mit Schnallen versehen. Doch hatte man, damit „d' fchuoch
fteyff anbleyb uñ nit abfall"[4], auch „riemen"[5], die zusammengeschnürt
wurden. „Weñ einer einen bundtfchuoch (Schuh, der zugebunden
wird) an hat", sagt Geiler, „fo ift es gnuog, hat er aber einē
riemē 'darūb fo beleybt er im defter bafz (besser) an. Aber der
riem fol im nichts on den fchuoch, der fchuoch wer im gnuog on
den riemen"[6]. An den Schuhen befanden sich aufserdem Absätze,
welche eitle Personen besonders hoch machen liefsen, „damit fie
defto lenger und ftattlicher herein tretten, und ein groeffer anfehen
moegen haben"[7]. Einfacherer Art waren die „holtzfchuh"[8], obgleich
selbst Fürsten damit im Rate und bei Hofe erschienen. Geiler
berichtet hierüber: „Das ift gewonheit an der fürften hoeff, das die
felben zuo rot, oder zuo hoff ryten als fye feind, mitt holtzfchuohen,
pantofflen, oder famēten fchuben (langes und weites Überkleid), was
fye denn anhabenn unnd wie fye gond, unnd legen fich nitt anders

---

[1] Berthold bei H. Rinn a. a. O. S. 12. — [2] Derselbe. Bd. I. S. 86.

[3] Geyler von Keyferfzberg, *Poftill.* teyl II. S. LXXVIII. Pred. Am
Sonnentag Oculi.

[4] Derselbe, *Der hafz im pfeffer, die zehēt eygēfchafft des haefzlins.*

[5] Helmbrecht, ed. M. Haupt in seiner Zeitschrift. Bd. IV. 1081: „Dem
knēchtē gâp er schuoh mit riemen."

[6] Geyler vonn Keyferfperg, *Der hafz im pfeffer, die zehēt eygēfchafft
des haefzlins.* — [7] Derselbe, *Welt Spiegel, oder Narren Schiff.* S. 15. — [8] Ebendas.

an, fonder als fye feind, alfo ftygent fye uff das roffz, unnd ryttent
alfo zuo hoff."[1] Mit den Holzfchuhen auf gleicher Stufe standen die
„bottfchuohe"[2], eine Art gröberen Fufszeugs, in das man Stroh ein-
legte, damit der Fufs um fo beffer warm bleibe. Daher das Sprich-
wort, deffen Geiler Erwähnung thut: „Ein fpill (Spindel) im fack,
und das meytlin (Mägdlein) im hufz, und ftrow in bottfchuohen,
moegen fich nit verbergen. Ein fpill fticht allwegen durch den
fack haerufz un mag nit verborgen bliben. Das ftrow des glichen.
dann es raget oben zuo den fchuohenn haerufz. Unnd noch minder
mag verborgen bliben das meytlin. wenn (denn) es leyt (legt) fich
ee (eher) in das fenfter, und fprech guck, ee (ehe) es verborgen
wolt fein."[3]

Aufser den Schuhen waren endlich noch „ftiffel"[4] in Gebrauch,
wie denn Geiler von „dieben" redet, „die an dē ftiffel kratzen un
ettweñ (manchmal) XXX od' XL guldin loffend hynab fallen."[5] Als
etwas Neues führt derfelbe „Cordowanifche (von Leder aus Cordova)
ftiffel" an: „Defzgleichen macht man Cordowanifche ftiffel auff dz aller
koeftlicheft, welche vor difer zeit in Teutfchlandt nicht gebreuchlich
fein gewefen, aber jetzundt tregt man die felbigen nicht allein gantz
hefftig, fonder man legt auch noch pantoffel darueber an, in geftalt
eines halben rings."[6]

Weift fchon diefe Bemerkung Geilers auf eine gewiffe Neigung
zur Putzfucht hin, fo hören wir auch fonft, dafs namentlich die
Frauen derfelben ergeben waren. Der genannte Prediger weifs
dies auch pfychologifch erklärlich zu machen. „Sye habent die

[1] Geyler von Keyferfzberg, *Poftill.* teyl I. S. XXVIII. Pred. Am
IIII. Sönentag noch dem Achtenden der heiligen dry künig tag. — [2] Ebendas. teyl
III. S. LXI. Pred. An dem Achtenden fonnentag noch Trinitatis. — [3] Ebendas.
[4] Ebendas. teyl III. S. LXIIII. Pred. Am Neünden fonnentag noch Trini-
tatis. Wolfr. v. Efchenbach, *Parzival* in Wolframs Werken, ed. K. Lach-
mann. 63, 15: „Zwēn ftivâl über blöziu bein."
[5] Geyler von Keyferfzberg, *Poftill.* teyl III. S. LXIIII. Pred. Am
Neünden fonnentag noch Trinitatis.
[6] Derfelbe, *Welt Spiegel, oder Narren Schiff.* S. 15. *Der trojanifche Krieg*
v. Konrad v. Würzburg nach Myller. B. 3. S. 1. d: „Ein kurdiwaener
wachen fchuoch nâch lobelichen fachen mac niemer wol gemachen, hât er niht
alen unde borft."

ftercke nitt," so sagt er von ihnen, „das fye moegent rennen und
den ftein ftoffen. So ift das gefchlecht von natur ouch nitt fo wifz
(weife), noch gemeynem gefatz, das fye rot (Rat) und gericht
moegent befitzen. Dorumb fo fuochent fye eer in ir kleydung, unnd
feind verbraemet und ufzgeftrichen"[1] (aufgeputzt). Auch Berthold
läfst über diesen Punkt eine ähnliche Meinung laut werden: „Und
ir frouwen, ir gêt mit der aller groesten tôrheit umbe, diu von tôr-
heit ie wart mit iteler hôhvart. Und ir gêt mit tüechelinen (Tüch-
lein) umbe (um): daz zwicket (fälteln) ir hin, daz zwicket ir her,
daz gilwet (gelb färben) ir hin, daz gilwet ir her, unde leget allen
iuwern (euern) flîz dar an und iuwer wîle (Zeit). — Die herren die
hôhvertent doch mit etesweme (etwas) nützes, mit schoenen rossen
unde mit bürgen (Burgen) unde mit liuten unde mit bederben (bieder)
dingen, und die verliesent (verlieren) ir sêle doch mit nützen dingen."[2]
Als Zweck, den die Frauen bei ihrer Putzsucht verfolgen, gibt
Geiler an: „fye mutzen fich uff (aufputzen) und zieren fich, das
fye den mañen wolgefallen."[3] Freilich wird dieser Zweck nach
Berthold nicht immer erreicht. „Sô waenet ir allez," erklärt er
den Frauen, „ir gevallet uns mannen deste baz (besser). Seht, sô
haben (halten für) wir iuch (euch) niur (nur) deste tôrehter und
haben iuch für toerinne, als ir ouch sint"[4] (seid). Selbst wenn der
Mann es mit der Treue nicht allzugenau nehme und gern nach
anderen Frauen blicke, werde der schöne Putz der Gattin ihn nicht
zur Pflicht zurückführen: „Ist aber er ein nascher (Ehebrecher), sô
hilfet ez niht allez dîn krenzelkrispen (Kränzlein kräuseln) und allez
dîn krespelkrispen (Locken kräuseln) niht und allez dîn gilwen (gelb
färben) niht, daz dû iemer (je) maht (magst) getuon."[5]

Natürlich liefsen eitle Frauen keine Gelegenheit vorübergehen,
sich mit ihren kostbaren Kleidern zu zeigen. Als eine solche Ge-
legenheit bot sich zunächst der Besuch des Gottesdienstes und des

---

[1] Geyler von Keyferfzberg, Poftill. teyl II. S. XXXVIII. Pred. Am
Mitwoch noch Reminifcere.

[2] Berthold, ed. F. Pfeiffer. Bd. I. S. 253.

[3] Geyler von Keyferfzberg, Poftill. teyl III. S. LXVIII f. Pred. Am
Neünden fonnentag noch Trinitatis.

[4] Berthold, ed. F. Pfeiffer. Bd. II. S. 181. — [5] Derselbe. Bd. I. S. 414.

Opfers in der Kirche dar. „Ir frouwen", so sagt Berthold hiervon,
„ir machet ez ouch gar ze noetlichen (dringend) mit iuwerm (eurem)
gewande, mit gelwen sleigern, mit gebende, sô mit röckelinen, sô
mit dem gange ze der kirchen zuo dem opfer etc. Ir habet ouch
vil maniger hande (Art) hôhvart, der ir wol gerietet"[1] (entrietet).
Auch Geiler bestätigt, dafs die Frauen im gröfsten Staate in das
Gotteshaus kommen, wo sie nur Störung erregen: „So kompt die
frow do haer gon, und ift fein uffgemutzt (aufgeputzt) uñ uffgebüpplet
(wie eine Zierpuppe gekleidet), uff die loffeft du neben haer deine
ougen fchieffen, und nymst war und luogeft wer fye fyge, und das
dich nit angot, uñ alfo würftu zertreglet"[2] (zerstreut). Namentlich
verliebte Jungfrauen stehen in leichter modischer Kleidung in der
Kirche, ob sie darüber auch halb zu Tode frieren sollten: „Was un-
glücks aber die habē die mit d' fchamlichē (derer man sich schämen
soll) lieb gefangē find —, wie fie ftond in d' kirchē mit ufzgefchnittē
cleidern, glattē fchuohē, uñ erfrieren fie moechtē maletzig (aussätzig)
werdē und zittern in den ufzgefchnitten cleidern als ob fie dz fieber
od' d' rit[3] (Schüttelfrost) fchit (schüttelt). — da hat fie angft und not
wie fie fich uffmuftere"[4] (sehen lasse). Wie beim Gottesdienste,
so suchten die Frauen auch bei Kindtaufen durch ihren kostbaren
Anzug sich bemerkbar zu machen. Geiler teilt hierüber mit: „Wo
fye uff ein wefterlege (Bekleidung des Täuflings mit dem Taufkleide)
kümen, do — fuochent fye eer in ir kleydung, unnd feind verbracmet
und ufzgeftrichen (aufgeputzt), und hoch am tifch, unnd luogent das
fye uffs lotterbettly (Sopha) küment."[5] Insbesondere aber waren
die Bäder der Ort, an welchem sie neue Moden kennen lernten und
den Wunsch in sich aufnahmen, etwas Ähnliches zu besitzen. „Alls
üwere frawen ettwañ (manchmal) thuond", lesen wir bei Geiler

---

[1] Berthold, ed. F. Pfeiffer. Bd. I. S. 396—397. Bd. II. S. 252.

[2] Geyler von Keyferfzberg, *Poftill.* teyl II. S. VII. Pred. Am Don-
derftag vor Inuocauit.

[3] J. Grimm leitet das althochdeutsche rito, Fieber, von ritan, reiten, rütteln,
schütteln ab.

[4] Johannes Geiler von Keyferfperg, *Die geiftlich fpinnerin, die
fybendt Predig.*

[5] Derselbe, *Poftill.* teyl II. S. XXXVIII. Pred. Am Mitwoch noch Reminifcere.

hierüber, „die ir zuom baden fchicken frum, und kummen grofz
buebin widerum, und hond zuom baden gefehen froembde kleidung,
unnd wenn fye heym kummen, fo bringen fye ettwas nüwes wider-
umb, un bekleident fich als die Schwaebinen." [1] Wie die Elsässe-
rinnen die schwäbische Kleidertracht, so mochten andere Frauen
andere Trachten nachäffen. Denn auch „die von Oberlant, dort her
von Zürich" bekleideten sich wieder anders, „danne (als) die von
Niderlande, von Sahsen (Sachsen) —. Man bekennet (erkennt) sie
gar wol vor einander die von Sahsenlande unde die von dem Boden-
sêwe (Bodensee), von dem obern lande, unde sint ouch an den siten
ungelîche und an den kleidern" [2].

Eine solche Modesucht aber war um so verwerflicher, als die
Ehefrau ihren Gatten dadurch oft in übergrofse Unkosten stürzte:
„Wan (denn) hiute siht sie eteswaz niuwez, daz ein toerinne umbe
sich oder an hât; sâ (so) zehant (auf der Stelle) geruowet ir herze
niemer, sie mûeze ein semelîchez (eben solches) hân. Unde solte ir
man iemer (für immer) ein gelter (Schuldner) darumbe sîn, sô wolte
sie sîn niht enbern." [3] Daher richtet Berthold an die Frauen die
Aufforderung: „Ir sullet ouch den mannen ir guot niht unnützelichen
âne (los) werden, niht geben umbe gelwez gebende noch umbe über-
maezege sleiger. Ez ist mû dar zuo komen, daz iuwer (euer) etelîchiu,
der (deren) man kûme zehen pfunde wert (was zehn Pfund wert ist)
hât, diu wil einen sleiger hân, der waere einer graevinne rîlich
(reichlich) genuoc, Daz ist ze nihte (zu nichts). Dar umbe gibest
dû vil lîhte (vielleicht) dînes wirtes (Ehemannes) guotes, daz er vil
lîhte harte (schwer) in einem andern lande hât erloufen" [4] (durch
Laufen erringen). Ja, was noch schlimmer war, die Gattin scheute
sich nicht, was sie nicht gutwillig von ihrem Manne erlangen konnte,

[1] Geyler von Keyferfzberg, Poftill. teyl III. S. C. Pred. Am Einund-
zwentzigften fonnentag noch Trinitatis. Noch im Jahre 1685 fordert ein Strafs-
burger Erlafs alle die, welche in den Stand der Ehe treten wollen, auf, sich
jeglicher Kleidung, Hauben und Kappen, welche nach der schwäbischen und
andern dergleichen Moden gemacht sind, zu enthalten. Heitz, Zunftwesen. S. 95
bei A. Birlinger, Alemannia. Bd. I. S. 91.

[2] Berthold, ed. F. Pfeiffer. Bd. I. S. 250—251.

[3] Ebendas. Bd. I. S. 319—320, vgl. Bd. I. S. 346. — [4] Ebendas. Bd. I. S. 319.

demselben für ihren Putz zu entwenden: „Als (weil) sie der bereiten
(zur Hand seiend) pfenninge niht versteln (stehlen) mac, sô stilt
sie daz korn unde daz mel unde daz fleisch. Unde swaz (was) er
eht (eben) in das hûs koufet, daz in wol drîe schillinge stêt (zu
stehen kommt), daz gît (gibt) sie kûme umbe zwêne, unde dannoch
vil lîhte (vielleicht) naeher (billiger). Daz trîbet sie alsô durch daz
jâr, unz (bis) daz er ze einem armen manne wirt.“[1] Freilich
machten es oft die Männer nicht besser, als die Frauen, indem sie
kostbare Kleider durch Betrug oder Wucher für dieselben erwarben:
„Diu dritte ûzsetzikeit (Aussätzigkeit, Sünde) ist diu aller wirste
(schlimmste). — Daz ist: ob sie daz gewant mit unrehte (Unrecht)
gewunnen haben, mit wuocher oder mit fürkoufe (Vorwegkauf) oder mit
dingesgeben (auf Borg geben) oder mit satzunge (Pfand) oder mit
trügenheit an koufe, an sînem antwerke oder mit diupheit (Dieb-
stahl) oder mit roube oder mit swelhem (irgend welchem) unrehtem
gewinne oder mit unrehtem gerihte“[2] (Gerichte).

Soviel Unerlaubtes aber auch mit der Putzsucht verbunden
war, so hatte dieselbe doch eine grofse Verbreitung und erbte zu-
gleich von Geschlecht zu Geschlecht fort, da die Frauen ihre
Töchter und Enkelinnen immer von neuem wieder darin unter-
wiesen. „Unde alse (wenn) sie als (so) alt werdent“, berichtet
Berthold von den Müttern, „daz sie niht mêr gehôhverten (Hof-
fart treiben) mügent, dannoch (auch da noch) sint sie sô sêre ver-
worren (verwickelt) in den strik der hôhverte (Hoffart), daz sie sich
dannoch niht drûz gerihten (zurecht finden) mügent; unde swaz sie
mit in selber tâten, daz tuont sie danne ir töhterlînen und ir
diehterîden (Enkelinnen). Die zepfelnt (putzen) sie unde swenzelnt
(zieren) sie ûf, sô sie dannoch kûme vier jâr alt sint, unde hebent
sie danne mit in an unde trîbent daz unz (bis) daz ez sich verstêt
übels unde guotes. Und ob ez halt sleht (schlicht) wolte sîn, sô hât
ez sîn ane (Grofsmutter) unde sîn muoter bêde (beide) lîhte (leicht)
in der hôhvart gewonheit brâht (gebracht) mit swenzeln (putzen),
mit ermelehen (Ärmeln) unde mit scheppelehen (Kopfschmuck), daz
ez ûz der gewonheit niht enkumt (kommt) unde sîn danne an im

---

[1] Berthold, ed. F. Pfeiffer. Bd. I. S. 319. — [2] Ebendas. Bd. I. S. 118.

selber zwirunt (zweimal) alse (so) vil machet, sô mit fürspangen
(das Gewand vorn zusammenhaltende Spange), sô mit vingerlinen"[1]
(Fingerring).

Wie schon hier der Putz der Frauen im einzelnen angeführt
wird, so ermüden unsere Prediger auch im übrigen nicht, alle die
verschiedenen Thorheiten der weiblichen Mode zu schildern. Bereits
Berthold sagt von einem hoffärtigen Weibe: „Unde sô ez niht
mê (mehr) mac fürbringen (vollbringen) ze hôhverte (Hoffart), —
sô krümbet daz den huot ûf"[2], und an einer andern Stelle beklagt
er sich über die Eitelkeit der Frauen, welche sie „mit waehen
(kunstvoll) hüeten" und „mit hûben"[3] (Haube) vollbringen. Ebenso
kommt Geiler auf die „fpitzigen huet"[4] derselben zu sprechen,
und ein ander Mal meint er: „Welches doch inmaffen (über die
Mafsen) ein groffe geylheit und unzucht ift, das die weiber ohn alle
fcham paretlin (kleine Barette) mit ohren tragen."[5] Auch mit
den gelben Bändern an den Hüten mufs viel Staat getrieben worden
sein, da bei Berthold öfter Ermahnungen wie diese wiederkehren:
„Ir frouwen mit dem gelwen gebende, lât (lafst) iur hôchvart in der
kirchen"[6], oder: „Und ir frouwen mit den gelwen gebenden, — er-
barmet iuch über iuwer eigen sêle mit der wâren riuwe"[7] (Reue). Er
erklärt zugleich, dafs nur Personen, welche sich keines guten Rufes
erfreuen, gelbe Bänder tragen sollen: „Sam (wie) die jüdinne und
als (wie) die ûf dem graben gênt (sc. öffentliche Dirnen) und als
pfeffinne (Beischläferin eines Pfaffen): anders nieman sol gelwez ge-
bende tragen."[8]

Nicht minder als die Bänder dienten die Schleier an den Hüten
dazu, der „hôhvart und itelen êre"[9] zu fröhnen. So sagt Berthold
den Frauen, die gerne bewundert sein wollen: „Dâ kêret (wendet)
ir allen iuwern (euer) flîz an, — mit iuwern sleigern"[10], und näher
erklärt er, dafs es die gelben Schleier waren, mit denen sie be-

---

[1] Berthold, ed. F. Pfeiffer. Bd. I. S. 416. — [2] Ebendas. Bd. I. S. 83. —
[3] Ebendas. Bd. I. S. 396.
[4] Johan Geyler, *Welt Spiegel, oder Narren Schiff*. S. 15. — [5] Ebendas. S. 14.
[6] Berthold, ed. F. Pfeiffer. Bd. II. S. 252.
[7] Ebendas. Bd. II. S. 158. — [8] Ebendas. Bd. I. S. 115, vgl. Bd. I. S. 415.
[9] Ebendas. Bd. I. S. 414. — [10] Ebendas.

sonders hoffierten. Denn er redet nicht nur von Frauen, „die ez dâ
sô noetlichen (dringend) machent — mit den sleigern, die sie
gilwent"[1] (gelb färben), sondern hält denselben auch direkt mit fast
dem gleichen Ausdrucke vor: „Ir frouwen, ir machet ez ouch gar ze
noetlîchen (dringend) — mit gelwen (gelb) sleigern."[2] Aber auch
Geiler weifs von der Hoffart der Frauen, die sie mit Schleiern
treiben, zu berichten: „Erzeygen fich mit werckē mit neüwē findē
mit etwas neüws das nyeman in d' ftatt hat wed' (als) fie, da wil
man gefehē fein mit ufferlichen zeichē, fchleyer, — dz du alfo ge-
fchleyert da her geeft, dz nyemant mer in d' gantzē ftatt hat wed'
(als) du."[3] Diese Sucht nach Neuem führte zu der wunderlichsten
Art, die Schleier zu tragen. „Die weiber ziehen in jhren fchleiern
daher", lesen wir gleichfalls bei Geiler, „unnd haben fie auff-
gefprintzt (aufspreizen) neben mit zwo ecken oder fpitzen, gleich
einē Ochfenkopff, mit den hornern, uñ laffen den fchleier kaum zwen
zwerch finger (Querfinger) vö dem kien hangen, zwitzern (zittern)
alfo daher, gleich als wañ jhn (ihnen) das kien in einem haffenring
(Hafenring) hienge. Defzgleichen tragen fie auch gaele (gelb) fchleier,
fo gleich den hellifchen flammen fein, die felben ftreichen unnd
ftercken fie zum offtermal, damit fie den huren fpiegel (Vorbild)
defto bafz (besser) moegen zieren und heraufz fchmucken."[4]

Aber auch die Röcke der Frauen waren auf das kostbarste und
eitelste hergerichtet. „Und ir frouwen", ruft Berthold aus, „ir
machet ez gar ze noetliche (dringend) mit iuwerm (euer) gewande,
mit iuwern röckelînen: diu naewet (nähet) ir sô maniger leie unde
sô tôrlîche, daz ir iuch (euch) möhtet schamen in iuwerm herzen."[5]
Eben dieser kunstvollen Arbeit wegen reichte oft die eigene Ge-
schicklichkeit nicht aus, sondern es mufsten Schneiderinnen gegen
teuren Lohn dabei zu Hilfe genommen werden. Daher sagt Bert-
hold von den „röckelînen" der Frauen: „Dâ gît (gibt) ir (ihrer)
etelîchiu (manche) alse vil umbe (um), als sie daz tuoch kostet, der

[1] Berthold, ed. F. Pfeiffer. Bd. I. S. 114—115.
[2] Ebendas. Bd. I. S. 396—397.
[3] Geyler võ Keyferfperg, Von den fyben fchwertern, das erft fchwert.
[4] Derselbe, Welt Spiegel, oder Narren Schiff. S. 14.
[5] Berthold, ed. F. Pfeiffer. Bd. I. S. 118, vgl. Bd. I. S. 396—397.

nüewerin"[1] (Nähterin), und bei einer anderen Gelegenheit wiederholt er: „Drier leie ûzsetzikeit (Aussätzigkeit, Sünde) ist an dem gewande, an wüllînem gewande, an belzînem gewande und an linînem gewande. — Diu ein ist, ob ez höhverteclîche (hoffärtig) gesniten ist, als — ir frouwen nû (jetzt) pfleget. Ir gebet nû mêr von einem gewande ze lône, danne (als) ir daz gewant koufet."[2] Die Kleider wurden nämlich aus verschiedenfarbigen Stücken zusammengesetzt, die noch dazu bisweilen der Gestalt gewisser Tiere ähnelten: „Man muoz (mufs) ez iu (euch) ze flecken (Stück) zersnîden, hie daz rôte in daz wîze (weifs), dâ daz gelwe (gelb) in daz grüene; sô daz gewunden, sô daz gestreichet (gestreift); sô daz gickelvêch (buntscheckig), sô daz witschenbrûn (stark braun); sô hie den lewen (Löwe), dort den arn"[3] (Adler), oder, wie es mit einem Anflug von Spott ein ander Mal heifst: „hie (hier) den lewen, dâ den hirz (Hirsch), dâ den tôren und hie den affen."[4] Auch schildartige Aufsätze auf den Schultern wurden gerne getragen und nicht minder Spitzen oder sonstige Verzierungen am Saum: „Sô schilte ûf die ahseln (Achsel), sô geriselt (verziert), sô gerickelt (gehäkelt) al (ganz) umbe den soum."[5] Selbst die Mauern des Klosters vermochten eine solche Putzsucht nicht immer fern zu halten, denn Geiler ermahnt die Nonnen, „erber (ehrbar) cleid' zuo tragē, nit gefeltlet (in Falten gelegt), nit wedel (Schleppe) daran, als in den unreformiertē cloeftern."[6] Die hier erwähnten Schleppen sind demselben auch sonst ein besonderer Dorn im Auge, denn er beklagt sich über „die weiber mit jhrer langen kleidung, so fie im koht und erdtreich hernach fchleppen, —: fie empfahen (fangen) die floehe auff mit jhren langen fchlumpechten (schlumpig) kleidern, unnd machen andern leuten ein ftaub, das man nicht daruor (davor) gefehen mag."[7] Noch mehr aber ist er über die „wunderbarlichē und Seltzamen kleider" entrüstet, die „da vornen alfo weit offen feind, das man — den frawen in bufen fehen kan, den bruftkernen, het

---

[1] Berthold, ed. F. Pfeiffer. Bd. I. S. 414, vgl. Bd. I S 396.
[2] Ebendas. Bd. 1. S. 118. — [3] Ebendas. Bd. I. S. 396. — [4] Ebendas. Bd I. S. 118. — [5] Ebendas. Bd. I. S. 414.
[6] Geyler vonn Keyferfperg, *Der hafz im pfeffer, die zehēt eygēfchafft des haefzlins.* — [7] Derselbe, *Welt Spiegel, oder Narren Schiff.* S. 15.

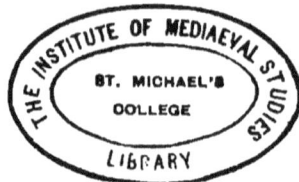

fchier (fast) gefagt den bruft hurenfpiegel (Hurenvorbild) gefehen
mag."[1]

Mit dem Kleide mufste auch der Gürtel im Einklange stehen,
und so wurde auch mit diesem ein aufserordentlicher Aufwand ge-
trieben. Als Berthold den Frauen einmal zum Vorwurfe macht:
„Und alſô ist ſîn alſô vil, daz ſîn nieman (niemand) ze ende komen
mac, daz ir durch hôhvart (Hoffart) erdenket. Hiute erdenket ir
einz, morgen erdenket ir ein anderz"[2], führt er auch die „gürtel"
an, die nicht schön genug für sie hergestellt werden könnten. Noch
bestimmter aber erklärt Geiler über den mit denselben getriebenen
Luxus: „Hergegen (hingegen) was fol ich fagen von der groffen
ftinckenden hoffart der weiber, das manche gefunden wirt, die
henckt (hängen) mehr an ein einigen (einzig) guertel, weder (als)
ſie fonft an haab unnd gut vermag (Vermögen haben), und wendt
manche ein groeffern koften mit Saṁet, feidē, goldt, ſilber und
andern dingen mehr, an ein folchē guertel, das der Goldtfchmidt
nachmals, den Guertel nicht fuer den macherlohn neme."[3] Er fügt
hinzu, dafs ein solcher Gürtel „etwaṅ (manchmal) viertzig oder
fuenfftzig gulden wehrt ift"[4], und kann sich daher des Ausrufes
nicht enthalten: „Pfui der groffen ftinckendē Hoffart in dem weib-
lichen gefchlecht, das man an ftatt der demut hoffart ubet."[5]

Gleiche Hoffart wurde nach Berthold von den Frauen auch
mit den Tüchern vollführt. „Swenne (wenn) ir gote dienen soltet",
hält er ihnen vor, „und iuwern (euer) ſalter (Psalter) lesen soltet,
oder ander iuwer gebet soltet sprechen, so gêt ir mit iuwern tüeche-
lînen umbe (um), wie ir iuwer hôhvart (Hoffart) volbringet."[6] Dem-
selben Gedanken gibt er noch einmal in etwas anderer Form Aus-
druck: „Ir gêt niwan (nur) mit tüechelehe (kleines Tuch) umbe (um)
unde mit löbelehe (kleine Lobeserhebung), daz man iuch (euch) eht
(doch) lobe: jâ herre, wie schoene! wart aber ie (je) ſô schoenes
iht (etwas)'?"[7] Insbesondere wurden gelbe Tücher zum Putze be-

---

[1] Johan Geyler, *Welt Spiegel, oder Narren Schiff.* S. 14.
[2] Berthold, ed. F. Pfeiffer. Bd. I. S. 396.
[3] Johan Geyler, *Welt Spiegel, oder Narren Schiff.* S. 14. — [4] Ebendas.
[5] Ebendas. — [6] Berthold bei H. Rinn a. a. O. S. 16. — [7] Berthold,
ed. F. Pfeiffer. Bd. I. S. 397.

nutzt, wenn man sich damit nach Berthold auch dem ewigen
Verderben preisgab: „Ir tiuvel (Teufel), hôchvart (Hoffart) hât iuch
(euch) alle zuo der helle (Hölle) brâht (gebracht) und also bringet
sie alle tage ein michel (grofs) teil dar, und aller meiste iuwer
(euer) frouwen, mit ir (ihren) gelwen (gelb) tuochlachen (Tuch). Dâ
gêt ir mite (mit), rehte (recht) sam (als ob) ir mit dem tiuvele ge-
striten habent (habt). Vî unflât, ir frouwen lât (lafst) iuwer unflât
dâ heime, wir haben an den tiuveln unflât genuoc (genug) hie. Ir
verdienet mit iuwern gelwen tuochlach, daz ir vil lîhte (vielleicht)
niemer mêr bekêret mugent (mögt) werden. Pfî gelwer tôt (Leich-
nam), wan (denn) rehte alsô gêt ir als ein gelwer tôt und als ein
gelwer jude."[1] Neben gelben legten Frauen auch gern gefältelte
Tücher um, wie dies gleichfalls aus einer bereits einmal citierten
Stelle bei Berthold erhellt: „Und ir frouwen, ir gêt mit der aller
groesten tôrheit umbe (um), diu von tôrheit ie (je) wart mit îteler
(eitel) hôhvart (Hoffart). Und ir gêt mit tüechelînen (Tüchlein)
umbe: daz zwicket (fälteln) ir hin, daz zwicket ir her, daz gilwet
(gelb färben) ir hin, daz gilwet ir her, unde leget allen iuwern flîz
(Fleifs) dar an und iuwer wîle"[2] (Zeit).

Endlich wurden auch die Füfse von den Frauen vielfach heraus-
geputzt, wie denn Geiler erklärt: „Die fechft Schell der Seltzam
Narren ift die fuefz — ziehren und auffmutzen"[3] (aufputzen). Über
die Art und Weise, in der dies ausgeführt ward, gibt derselbe
Autor unter anderem an: „Darnach gefchicht es durch hohe holtz-
fchuh"[4], während Berthold auf zu enge, die Füfse drückende
Schuhe hinzuweisen scheint: „Juch (euch) genüeget der hôhvart
(Hoffart) umbe diu houbetlöcher (Öffnung des Kleides für den Kopf)
niht, ir müezet ouch die füeze sunderlîche (besondere) martel (Pein)
dâ ze helle (Hölle) lân (lassen) bekorn"[5] (kosten). Hielten manche

---

[1] Berthold, ed. F. Pfeiffer. Bd. II. S. 181, vgl. Bd. I. S. 415.
[2] Derselbe. Bd. I. S. 253.
[3] Johan Geyler, *Welt Spiegel, oder Narren Schiff*. S. 15.
[4] Ebendas.
[5] Berthold, ed. F. Pfeiffer. Bd. I. S. 414, vgl. Sebastian Brandts
Narrenfchiff 78, 19: „Wer lidet das in druck sin schuoch, der gehoert wol in
das narrenbuoch."

Frauen sorgfältig darauf, „dz die Schuh glat anligen"[1], so liebten
andere aufser „glattē fchuohē"[2] auch modische Schnabelschuhe[3] und
ebenso „zerftochen unnd zerfchnitten fchuh"[4], von denen nach Geiler
„die Schufter alle tag ein newen (neu) fund unnd lift erdencken,
damit fie die fchuh defto bafz (besser) moegen vertreiben."[5]

In kaum geringerem Mafse, als die Frauen trieben auch die
Männer Hoffart mit den Kleidern. Schon bei festlichen Gelegen-
heiten pflegten sie sich gerne zu zieren, wie es denn in einer Predigt
bei Leyser heifst: „Queme ein kuonik oder ein ander grozer herre
zu uns — ein igelich man — tetc felbe an fine beften cleidere."[6]
Aber auch sonst hören wir, dafs, wie die Frauen sich aufputzen und
schmücken, „das fye den mañen wolgefallen", so „die mann hand
(haben) grofz forg das fye den metzen wolgefallen."[7] Selbst Tauler,
der das äufsere Leben nur selten in den Kreis seiner Betrachtungen
zieht, kommt mehr als einmal auf die Eitelkeit der Männer zu
sprechen. „Und jn (ihnen) ift wol", sagt er, „mit den creaturen, da
haben fy lieb und gnad zuo, — und fuochen daran luft uñ gnuegd
die jn (ihnen) werden mag, und reitzen fich felber darzuo, mit allen
weifen, — mit kleidern"[8], und an einer anderen Stelle wiederholt er:
„Da fy alfo fuochen ir raft und ruow (Ruhe), und ir gnuegde
aufzwendig gottes, — es fey kleyder, es fey fpeifz."[9] Namentlich
jüngere Männer legten grofsen Wert auf die Kleidung, wie dies
gleichfalls aus einer Äufserung Taulers erhellt: „Ich fprich von
weltlichen hertzen, die iren luft nemmen volkummentlich an zeit-
lichen dingen, die gott nicht zuogehoeren, es feyen ir kleyder, oder

---

[1] Johan Geyler, *Welt Spiegel, oder Narren Schiff.* S. 204.
[2] Derselbe, *Die geiftlich fpinnerin, die fybendt Predig.*
[3] R. Cruel a. a. O. S. 496, vgl. Nithart H. S. 211: „mit ir schuohen
spitzenlich."
[4] Johan Geyler, *Welt Spiegel, oder Narren Schiff.* S. 15. — [5] Ebendas
[6] H. Leyser, *Deutsche Predigten des XIV. Jahrhunderts.* S. 40.
[7] Geyler von Keyferfzberg, *Poftill.* teyl III. S. LXVIII—LXIX. Pred.
Am Neünden fonnentag noch Trinitatis.
[8] Joannis Taulery *Predig Am III. Sontag nach Trinitatis.*
S. LXXVII. — [9] Derselbe, *Predig Uff unfer lieben frawen himelfart.* S. CXLII,
vgl. Derselbe, *Predig An der heilgen dry künig abent.* S. VI. und *Predig Am
XV. Sontag nach Trinitatis.* S. CIX.

ir kleinet (Kleinod). Uñ fo jn ditz gefagt wirt, fo zürnen fy und
findē falfche glofen, und fprechē alfo, Sy feien iung, fy mueffen fich
ergetzen, fy thuon es darum̄ das fy gott defter bafz (besser) und
leychter gedienen mügen, das ift ein faul lügen." [1]

Im einzelnen wird zunächst über die auffallende Kopftracht des
männlichen Geschlechts geklagt. Geiler erklärt es für eine grobe
Unsitte und Unzucht, dafs „die maenner geftrickte haar hauben oder
frawen hauben aufffetzen." [2] Ebenso tadelt er an ihnen die „loeche-
rechten huet, — als die gauckels lüt tragen" [3], und auch die Hüte
mit der schmalen Krempe, welche gegen das Wetter nicht schützen
und nur Aufsehen machen sollen, sind ihm zuwider: „Das fehen wir
wol", sagt er, „an eynem wifen dapfferen bilger, das er het eynē
huot, der alfo breyt ift, das er im die fchultern bedeckt aber die
narrechten bilger, als die iung herrē und edel lüt die hant (haben)
huetlin dye fint kum dryer finger breyt." [4] Wie hier die Edelleute,
so werden an einer andren Stelle die höheren Geistlichen als solche
genannt, welche mit ihren Hüten „kramantzē (Possen) machen." [5]
Denn sie tragen nicht nur „fyden fchnuer" an denselben, während
den Aposteln eine einfache „fackfchnuor" genügte [6], sondern wir
erfahren auch weiter von ihnen: „Die ept und cardinel machē fo
vil wunders an die hüt, dye müffen fyden und weich fin, uñ ift der
hoffart yetzunt kein end." [7]

Selbst die gewöhnlichen Pfarrer und Mönche liefsen es an Eitel-
keit nicht fehlen, indem sie durch kostbare Röcke und Kutten sich
hervorzuthun suchten. So rügt Geiler die Ordensbrüder des heiligen
Bernhard: „Nym die Bernarder erfür, die foltē noch ir regel kranck,
fchlecht kleider tragen, aber nun ift es do zuo kommen, das fie
lündifch (aus Lüttich?) uñ mechelfch (aus Mecheln) tuoch tragen,
und wellen nume (nicht mehr) münch, funder thuomherren (Dom-
herren) fin." [8] Aber auch die Männer, welche dem Laienstande
angehörten, liebten es, „den gantzen leib mit wunderbarlichē und

---

[1] Joannis Taulery *Predig Am XIX. Sontag nach Trinitatis.* S. CXX.
[2] Johan Geyler, *Welt Spiegel, oder Narren Schiff.* 3. 14.
[3] Derselbe, *Chriftenlich bilgerfchafft.* S. LIX. — [4] Ebendas.
[5] Ebendas. S. LXIV. — [6] Ebendas. — [7] Ebendas.
[8] Ebendas. S. XLII.

Seltzamen kleidern anzulegen und zu zieren."[1] Als solche selt-
samen Kleider führt Geiler „gefaltene roeck und Maentel auff
taufenderley farben und gleich geftalt (gestaltet) dē Ungerifche
fchauben"[2] (langes und weites Überkleid) an. „Dañ es doerfft
einer", so fährt er fort, „nicht weit ziehē froembde kleider zu be-
fchawē fonder er funde in einer jeden geringen Statt allerley Na-
tionen kleidunge. Als da fein Ungerifche, Boehemifche, Saechfifche,
Fraenckifche, Italiaenifche, Frantzoefifche, Hifpanifche, etc. Defz-
gleichen fein auch die fo kurtze Kocherfpergifche Maentelin und
wapen roecklin antragen, das fie nicht allein den hindern nicht ge-
decken, fonder viel minder den nabel."[3]

Meinten fchon unfere Prediger von derartigen Röcken und
Mänteln: „Dife fchandkleidung folt man keins wegs leidē noch
dulden"[4], so urteilen sie ähnlich auch über die wunderbare Weise,
in der manche Männer ihre Beine und Füfse bekleideten. Als
Geiler einmal Beispiele von solchen anführt, die mit äufserlichen
Dingen gern gesehen sein wollen, erwähnt er auch: „Defzgleychen
d' mit fein hofen, d' ander mit andern dingen."[5] In dem Welt-
spiegel oder Narrenschiff aber bemerkt er bestimmter: „Die fechft
Schell der Seltzam Narren ift die fuefz und fchinbein ziehren und
auffmutzen, Als namlich zerhauwen und zerftuecklete hofen tragen,
alfo das die hofen zu machē doppel mehr koftē, dañ der zeug fo
darzu kompt."[6] Auf gleicher Stufe hiermit stehen ihm die „zer-
ftochen unnd zerfchnitten fchuh fo man an allen orten naehet"[7],
ganz besonders aber bedauert er, dafs er sogar von den Kaplänen
aussagen mufs: „Sye hond fchuoh an feind nitt gerinckelt (mit
Schnallen verfehen). Habent fye fchubē (langes und weites Über-
kleid) an, fo feind fye gefchürtzet hynden und vornen, das man jn
(ihnen) dran (sc. an die Schuhe) fycht, und kūmen glich als die
wefcherin. das fol nitt fein."[8]

---

[1] Johan Geyler, *Welt Spiegel, oder Narren Schiff*. S. 14. — [2] Ebendas.
— [3] Ebendas. — [4] Ebendas.
[5] Geyler vō Keyferfperg, *Von den fyben fchwertern, das erft fchwert*.
[6] Derselbe, *Welt Spiegel, oder Narren Schiff*. S. 15. — [7] Ebendas.
[8] Geyler von Keyferfzberg, *Poftill*. teyl II. S. LXXVIII. Pred. Am
Sonnentag Oculi.

Wir hier, so ziehen unsere Prediger auch sonst gegen eine
solche Üppigkeit in der Kleidung der beiden Geschlechter nach-
drücklich zu Felde. Was zunächst die Frauen anbetrifft, so will
Berthold zwar keineswegs, dafs sie nur schlechte und verächtliche
Kleider anlegen. „Dû solt ouch niht guotiu (gute) kleider tragen",
sagt er einem Ehemann in Bezug auf seine Gattin, „unde sie diu
boesen unde diu smaehen"[1] (schmählich). Allein anderseits hören
wir tadeln, dafs man schon die jungen Mädchen im Kloster durch
zarte Pelze verwöhne: „Nun fprich ich, du köpft (sc. in ein Kloster)
un bringft deinē kind ein zarts weichs beltzlin uñ fprichft, den fol
mā meinē kind gebē, fo ift fie villeycht ein ftarcke iunge tochter,
un trueg ebē als (so) wol einē grobñ beltz als einē zartē, uñ ift
fein nit nottürfftig, deñ fo fol mā it (zurück) in (ihn) nemen, uñ
in einer and'n gebē die fein nottürfftig ift."[2] Erst recht aber wird
erwachsenen Frauen eine jede Verweichlichung durch prunkende
Kleider zum Vorwurf gemacht. „Wê, dû rehte (rechte) toerinne!"[3],
ruft Berthold über ein der Putzsucht ergebenes Weib aus, und
denen, die mit buntfarbigen, insbesondere gelben, Stoffen hofieren,
hält er die Drohung entgegen: „Pfî, ir verwerinne (Färberin) und
ir gilwerinne (die gelb trägt), wie gerne ir zuo dem himelrîche
möhtet komen! Ir sît (seid) aber gar fremede geste dâ ze dem
himelrîche, wan (denn) ir habet gotes verloukent (verleugnet), unde
dâ von verloukent er iuwer (euer) ouch."[4] Während aber Berthold
vornehmlich mit strengem Ernste die Frauen ermahnt, nimmt Geiler
wiederholt zum Spotte seine Zuflucht, um dieselben von ihrer Putz-
sucht zurückzubringen. „Es ift ein gemein Sprichwort", äufsert er,
„das man uber frifch fleifch kein gaelen (gelb) pfeffer machet,
fonder uber das fchmeckend (riechend) und ftinckend: Alfo ift es
auch mit alten runtzelechten weibern, die da gaele fchleier tragen,
die fehen heraufz, als ein geraucht (geräuchert) ftuck fleifch ausz
einer gaelen brueen"[5] (Brühe). Doch schlägt auch Berthold bis-

---

[1] Berthold, ed. F. Pfeiffer. Bd. I. S. 329.
[2] Geyler vonn Keyſerſperg, *Der halz im pfeffer, die neünd eygēſchaft
des haeſzlins.*
[3] Berthold, ed. F. Pfeiffer. Bd. I. S. 320. — [4] Ebendas. Bd. I. S. 228.
[5] Johan Geyler, *Welt Spiegel, oder Narren Schiff.* S. 14.

weilen einen ähnlichen Ton an, wie er denn von einer Frau, die
sich mit gelben Bändern ziert, meint, „daz sie ein taetelîn (kleiner
Fehler) an dem lîbe hât, eintweder die gelsuht (Gelbsucht) oder
ein anderz daz im glîche ist: dû weist wol waz ich dâ meine. Ez
ist ein mâlflecke, den sie mit dem gelwen gebende vertiligen wil:
man muoz éinen unflât mit dem andern verdecken."[1]

Lieber jedoch erteilt er den Ehemännern gegen die Putzsucht
ihrer Frauen den Rat: „Ir man (Männer) möhtet ez eht (doch) wol
understên (unternehmen) unde möhtet ez in (ihnen) wol frümeclîche
(gehörig) wern (wehren), des érsten mit guoter rede."[2] Als aber
der Mann ihm entgegnet: „Owê, bruoder Berhtolt! — Ich hân (habe)
sîn (darum) die mînen (die meine) gar dicke (oft) gebeten güetlîche
¡und übellîche (im Guten und Bösen), sie woltez nie gelâzen (unter-
assen). Nû (nun) fürhte ich des (das) unde zerte (zerrte) ich ir einz,
daz sie mir hin nâch (hinterher) niwan (nur) deste groezern schaden
tuo (thue) und ein zwirunt (zweifach) als (so) guot gebende koufe"[3],
da erfaſst unseren Prediger heiliger Zorn, und er fordert den Mann
auf: „Sich (sieh), dâ solt dû reht (recht) ein herze gevâhen (fassen).
Nû bist doch ein man unde treist (trägst) ein swert —. Gevâhe
(fasse) einen muot und ein herze unde zerre irz (ihrs) abe (ab von)
dem houbte! unde kleben vier hâr oder zeheniu (zehne) dran, sô
wirf ez allez in daz fiwer (Feuer). Daz tuost dû niendert (durchaus
nicht) drîstunt (dreimal) oder vierstunt (viermal) ê (ehe) danne sie
sich sîn (dessen) geloube (entschlage). Der man sol der frouwen
(Frau) meister sîn und ir hêrscher."[4]

Aber nicht nur bei den Frauen, sondern auch bei den Männern
gilt in Bezug auf die Kleidung, was Tauler einmal ausspricht, daſs
„man den zweiteil (die Hälfte) nit bedoerfft."[5] In einer Predigt bei
Leyser ist die Bemerkung enthalten, die Kleidung sei dem Menschen
nach dem Sündenfall gegeben, schon deshalb dürfe kein Aufwand
damit geschehen: „Die cleidere wuorden gegeben den erſten luoten
nach der ſunde zu einem zeichene. daz ſi gebrochen haten gotes

[1] Berthold, ed. F. Pfeiffer. Bd. I. S. 415. — [2] Ebendas. — [3] Ebendas.
Bd. I. S. 415—416. — [4] Ebendas. Bd. I. S. 416.
[5] Joannis Taulery Predig Am XX. Sontag nach Trinitatis. S. CXXIIII.

wort. Daz felbe zeichen der fuonde. menfche. wiltu (willst du) nu
vernuowen (erneuern) und vorwandelen an ein zeichen der hoverticheit
und diner ytelcheit."[1] In Übereinstimmung hiermit fordert Geiler:
„Darumb ein yettlicher frommer man, er fey in der welt, oder in
einē orden, der foll fich fchnoedes gewandes gebrauchē"[2], und bei
einer andern Gelegenheit fagt er: „Aber wenn der diener gottes,
ein warer kriftner (christlicher) menfch, hat — kleid zuo der be-
deckūg uñ das er nit erfrier, daran fol jn billichen wol benuegē."[3]
In dieser Beziehung können die Stoiker ein rühmliches Vorbild ab-
geben, denn „alle Stoici feind dar uff gangē, das fie alle ding blofz
was d' natur not was, uff dz aller genoweft gebraucht habē."[4] Auch
der Einwand, dafs gute Kleider länger halten und daher den schlechten
vorzuziehen seien, wird von Geiler verworfen: „So fprechē etliche,
was fchadet es, dz wir guot tuoch zuo unfren kleidrē brauchen, das
deñocht nit vaft (sehr) koftlich ift, es weret gar vil lenger, wed' (als)
ob es fchnoed uñ alfo gar nachgültig (von geringem Werte) wer,
mā muofz ouch den nutz etwen (bisweilen) anfehen, an woelchem
wir aller nechft (billigst) moegen zuo kömen. Ich antwurt dir, das
ift ein falfche meinung, eüwer kleidung fol alfo fein das fy diene
zuo der reinigkeit des hertzen uñ uffenthaltüg (Erhaltung) des leibes,
aber nit nach anmuot oder boefzer ftreflicher gewonheit, unnd nütz
des feckels gerichtet."[5] Nur wenn jemand krank sei oder an irgend
einem Gebrechen leide, seien „weiche kleider die im eben anmuetig
uñ nach feinē gefallē gemacht find"[6], zu gestatten: „Muofz aber
einer folche ding nützē nach heifchung feiner kranckheit, oder ge-
breften (Fehler), das ift nit fünd, fo die notdurfft der kranckheit,
oder begierd der gefuntheit und nitt die fanfftheit des leibes ge-
fuochet wirt."[7] Als die Glieder, denen besonders Abhärtung bei
den Männern not thut, hören wir den Kopf und die Füfse anführen:

[1] H. Leyser, *Deutsche Predigten des XIII. und XIV. Jahrhunderts.* S. 41.
[2] Geiler vö Keyfzerfperg, *Der feelen Paradifz.* cap. VI. Von warer
keüfcheit. S. XXXIX.
[3] Ebendas. cap. VII. Von warem abbruch. S. XXXXII.
[4] Geiler vö Keylerfperg, *Von den fyben fcheiden, das fechft fchwert.*
[5] Derselbe, *Der feelen Paradifz.* cap. VI. Von warer keüfcheit. S. XXXIX.
[6] Ebendas. cap. VI. Von warer keüfcheit. S. XXXX. — [7] Ebendas.

„Wer aber die fuefz mit lindē fchuohen uñ folē zart haltet in d'
iugent, uñ fo hüpfche kappē gewont zuo tragē, folche zartheit feind
gaucklereyen, und fie wenē deñ fie moegen ir (ihrer) nit emberen
(entbehren). Sie woellē im winter erfrierē, moegē im fummer nit
mer on (ohne) folē gon, uñ machen ein bolwerck uͫ dz haupt als
woltē fie in dz eyfzland farē, es ift nichts dapffers da in allē dingē.“ [1]
Wenn aber die Verweichlichung schon eines jeden Mannes un-
würdig sei, so haben sich Priester und Mönche ganz besonders davor
zu hüten: „Darumb fprich ich, alle geyftliche perfonen, in welchem
ftat (Stand) oder orden fy find die foellent ir fach der kleidung halben
fetzen uff ruhi (rauhe) und blofze notdurfft.“ [2] Geiler gibt zugleich
den Grund an, warum die Stifter der Orden für die Mitglieder der-
selben möglichst einfache Kleidung festgesetzt haben: „Meinend ir
das die heiligen vaetter, unnd ftiffter der oerden vergebens und on
fach (Ursache) mitt follichem grofzen fleifz fürfehen habēd das geift-
liche leüt in den klofteren follen tragen nachgültige (von geringem
Werte) fchwache grobe und ruhe (rauhe) kleider, uonnd der (derer)
nitt me (mehr), denn (als) fo vil als not ift zuo der bedeckūg und
befchirmung des übrigen froftes. Deñ weiche zarte und hübfche
kleider ingeberen üppikeit des gemuetcs, uñ feygkeit des fleifches, vor
ab in iungen unerftorbnen (der Welt nicht abgeftorben) menfchen.“ [3]
Wie die Kleider, so waren auch die Betten nicht selten der
Art, dafs sie den Leib nur verwöhnten und daher auf die Gesund-
heit nachteilig wirkten. In der Regel hatte ein „bette berihtet
(bereitet) alfô wol als ein bette beste sol“ [4], eine Unterlage von
weichen Federbetten, welche „phlumit“ [5] oder „matraz“ [6] genannt
ward, und über diese wurde ein „kulter“ [7] gebreitet. Ein solcher
„kulter“ war eine Art von Steppdecke und, wenn er prachtvoll

[1] Geiler vō Keyferfperg, Von den fyben fcheiden, das fechft
fchwert. — [2] Derselbe, Der feelen Paradifz. cap. VI. Von warer keüfcheit.
S. XXXIX. — [3] Ebendas.
[4] Iwein v. Hartmann v. Aue, ed. Benecke u. Lachmann. 53.
[5] Wolfr. v. Eschenbach, Parzival, in Wolframs Werken, ed. K. Lach-
mann. 552.
[6] Engelhard v. Konrad v. Würzburg, ed. M. Haupt. Leipzig 1844. 3111.
[7] Iwein v. Hartmann v. Aue, ed. Benecke u. Lachmann. 59.

sein sollte, auf der unteren Seite mit Seide, auf der oberen mit
Atlas, Samt oder einem anderen kostbaren Stoffe überzogen. Über
den „kulter" kam das „lylach"[1] (Leinenlaken) zu liegen, das ge-
waschen werden konnte[2], und auf dieses folgte ein „órküsse"[3]
(Kopfkissen) und eine Decke aus Federn oder aus Pelzwerk. Für
letzteres wurde gerne Hermelin[4] oder Zobel[5] gewählt.

Geiler fordert nun keineswegs, dafs man solche Betten ab-
schaffe und sein Lager etwa auf blofsem Holz oder einem Steine
aufschlage. Vielmehr war nach ihm nur für den, der eine Todsünde
büfste, als Strafe von seiten der Kirche festgesetzt: „Zu dē sechsten,
folt er uff keinē federē noch ſtrouw (Stroh) lygen, funder allein uff
bloſſer erd uff einē bret oder uff einē ſtein."[6] Ebenso wenig erklärt
er sich mit den schmutzigen schlechten Betten, wie sie in den Wirts-
häusern üblich waren, einverstanden. Denn er beklagt den reisenden
Kaufmann, „dz er muoſſz menge (manche) boefze ellende herberg
haben uñ vil übel zeyt, uñ muoſſz offt nacht in den herbergē in
winckelen od' luſzigen (lausig) wueſten bettē ligen, — und dennoch
dz thür (teuer) genuog bezalen."[7] Allein anderseits ist er auch
mit dem Luxus, den man mit Betten trieb, durchaus nicht einver-
standen. Sagt er doch, als er den Überflufs, welchen die Reichen
besafsen, bespricht: „So lyt (liegt) das bett do, ſo lyt das dort, ſo
lygen do zwey, oder dry bett uff einander. So iſt das niderlendiſch,
und difz probendiſch (aus Brabant), und iſt des teüffels geſpenſt
(Gespinst). — Do iſt angſt unnd not, wie es alleſſammen reynlich
geordnet werd, ſyn (fein) gezyert, und gebutzt, und vil haſpelyen
(Haspelei), do mit federwot (Federbettzeug) umbzuogon, die bett uſz
zuo ſchütten, und ein bett in das ander zuomachen, dornoch die

[1] Geyler von Keyſerſzberg, *Poſtill.* teyl III. S. V. Pred. An dem
heyligen Oftertag.

[2] Berthold, ed. F. Pfeiffer. Bd. I. S. 304.

[3] *Die Warnung,* ed. M. Haupt in seiner Zeitschr. Bd. 1. 2957.

[4] Ebendas. 2953.

[5] *Der Nibelunge not nach* Lachmanns Ausgabe 1763.

[6] Johañs geiler gnät von keiſerſzbergk, *Chriſtenlich bilgerſchafft.*
S. CII. — [7] Derselbe, *Poſtill.* teyl III. S. LXV. Pred. An dem Neuünden fonnen-
tag noch Trinitatis.

zuokleyben (kleben). — Sehend ir, domit vertriben wir die edlen zeyt, in deren wir uns foltend richten zuo gott dem herren."[1] Vor allen Dingen aber verwirft er eine jede Verweichlichung mit dem nächtlichen Lager, denn, nachdem er das üppige Leben des reichen Mannes im Evangelium[2] angeführt hat, fährt er fort: „Uñ d' weycheit uñ zartheit gond (gehen) auch wir noch. Dañ weñ die kellerin (Köchin) uns das bett fol machē, fo muoffz fye gar eben luogē (zuschen), dz fye das und' (untere) lylach (Leinenlaken) rechts leg, dz die naet (Naht) gegen dē bett fey, uñ das ober lylach laetz (legt sie) mit d' naet. gegen der küten, od' fergen (Decke aus Sarsche, einem halbwollenen Stoff). uff das uns die naet nit fchnattē (Striemen) hynin ī die hut trucke (drücke). ift alles vö d' goeuch (Narr) wegē. Difzer zartheit, weycheit uñ feigkeit, godt (geht) yedermā noch, geiftlich uñ weltlich, ich uñ meins glychē fuochent uns felbs, uñ nit gott. deñ noch dem als wir leüt feind, noch dem thoenen wir."[3]

Zu der Bekleidung im weitesten Sinne dürfen wir endlich noch die Wohnung rechnen, und so fassen wir auch diese ins Auge, zumal sich sehr bestimmte hygienische Vorschriften in betreff derselben vorfinden. Die Herrichtung des „hufes"[4], das der „haufzwirt"[5] bauen liefs, war in erster Linie den „mureren"[6] (Maurern) anvertraut. Sie legten zunächst das „pfulment"[7] (Fundament), und zwar auf „veften grund"[8], denn „swer (wer irgend) ein hûs zimbert (zimmert) ûf guote gruntvesten, daz stêt eht (eben) veste vor winde und vor regen: swer danne ûf sant zimbert, den hât der wint und der regen schiere (bald) undergraben, wan (denn) diu gruntveste ist boese ûf dem sande."[9] Über dem Fundament wurden sodann die

---

[1] Geyler von Keyferfzberg, *Poftill.* teyl III. S. LXXXI. Pred. Am Fünfftzehenden fonnentag noch Trinitatis. — [2] Luc. 16, 19 ff.

[3] Geyler von Keyferfzberg, *Poftill.* teyl III. S. XXXX. Pred. An dem Erften fonnentag noch Trinitatis.

[4] W. Wackernagel, *Altdeutsche Predigten und Gebete.* S. 23. H. Leyser. *Deutsche Predigten des XIII. und XIV. Jahrhunderts.* S. 90. Joannnis Taulery, *Predig Uff den heiligen pfingftag.* S. LIIII.

[5] Joannis Taulery, *Predig Uff fant marien Magdalenen tag.* S. CCIX.

[6] Geyler von Keyferfzberg, *Poftill.* teyl II. S. XLIX. Pred. Am Frytag noch Reminifcere. — [7] Ebendas.

[8] Joannis Taulery *Predig Am III. Sontag nach Trinitatis.* S. LXXII.

[9] Berthold, ed. F. Pfeiffer. Bd. II. S. 63, vgl. Bd. II. S. 19.

„mûren"[1] (Mauern) und „wend"[2] aufgeführt, die, obwohl die „stein-
metzen"[3] das „gesteine"[4] sorgfältig beschlugen und die Maurer einen
jeden Stein verwarfen, der sich nicht „recht rymē noch fchicken
wolt und entweders zuo kurtz, oder zuo lang, oder zuo eckecht
was"[5] (war), doch „erzitterten, weñ ein wagen für das haufz an
hin fuor."[6] Allerdings suchten die Steinmetzen, die in Accord
arbeiteten, mit ihrer Arbeit möglichst schnell zu Ende zu kommen,
so dafs Berthold dieselben ermahnen mufs: „Ist ez fürgrif (Accord-
arbeit), sô solt dû niht deste balder dâ von îlen, daz dû sin schiere
(bald) abe kumest unde daz ez über ein jâr oder über zwei dernider
valle."[7] In den Wänden waren Thüren[8] und Fenster[9] angebracht,
welche letzteren mit Glasscheiben[10] versehen waren. Über dem Ge-
mäuer aber erhob sich „das gefperr (Sparrwerk) obnan im tach"[11],
das von den „zimberliuten"[12] vermittelst „axtslac und nebeger"[13]
(Nagelbohrer) „gezimmert"[14] wurde, und, war das Dach gedeckt, so

---

[1] Berthold, ed. F. Pfeiffer. Bd. I. S. 215 u. S. 357. Bd. II. S. 166 u. S. 238.

[2] Geyler von Keyferfzberg, *Poftill.* teyl III. S. XCIX. Pred. Am Ein-
undzwentzigsten fonnentag noch Trinitatis.

[3] Berthold, ed. F. Pfeiffer. Bd. I. S. 147.

[4] Ebendas. Bd. II. S. 35, vgl. *Spec. eccles.* 161: „Die steine muozen ge-
quâdert werden, dâ nâch an das bûs geleit."

[5] Geyler von Keyferfzberg, *Poftill.* teyl II. S. XLIX. Pred. Am Fry-
tag noch Reminifcere.

[6] Derselbe, *Der hafz im pfeffer, die zehēt eygēfchafft des haefzlins.*

[7] Berthold, ed. F. Pfeiffer. Bd. I. S. 147.

[8] Geyler von Keyferfzberg, *Poftill.* teyl III. S. LXVII. Pred. An
dem Neünden fonnentag noch Trinitatis. Berthold, ed. F. Pfeiffer. Bd. II. S. 35.

[9] F. K. Grieshaber a. a. O. Abt. 2. S. 136, vgl. *Iwein* v. Hartmann
v. Aue, ed. Benecke u. Lachmann. 228: „Durch ein venster sach er."

[10] W. Wackernagel, *Deutsche Glasmalerei.* S. 13 ff., vgl. Wolfr. v.
Eschenbach, *Parzival,* in Wolframs Werken, ed. K. Lachmann. 553, 5:
„Vil venster, dâ vor glas und glasevenster."

[11] Geyler von Keyferfzberg, *Poftill.* teyl III. S. CII. Pred. Am Zwey-
undzwentzigsten fonnentag noch Trinitatis.

[12] W. Wackernagel, *Altdeutsche Predigten und Gebete.* S. 48. Berthold,
ed. F. Pfeiffer, Bd. I. S. 147. F. Pfeiffer, *Deutsche Mystiker des 14. Jahr-
hunderts.* Bd. I. S. 263. Bd. II. S. 21.

[13] Berthold, ed. F. Pfeiffer. Bd. II. S. 35.

[14] Ebendas. Bd. II. S. 28. H. Leyser, *Deutsche Predigten des XIII. und
XIV. Jahrhunderts.* S. 82.

legte man „rynnen, od' kaeneren"[1] (Gossen) an, um „das waffer, das do herab troff vō den dechren — weñ es regnet zuofamen zuo famlen."[2]

Auf diese Weise enthielt ein „wîtez unde langez hûs"[3] nicht nur „keyler"[4] (Keller), „kuchin"[5] (Küche), „thale"[6] (Diele) und „bün"[7] (Boden), auf welcher letzteren man Früchte lagerte[8], sondern auch verschiedene „kamern"[9], die entweder als Schlafraum[10], oder als „gewandkamer"[11] dienten, vor allen Dingen aber zahlreiche „ftubë"[12], von denen das „guldin ftübelin" zum Essen benutzt ward.[13] Da es im Winter weder an „reüffen", noch an „tyeffen kaltë fchnee"[14] fehlte, so wollte man natürlich „ein warm ftuben haben"[15], und daher waren „oefen"[16], um sich zu „wermë"[17], in den Zimmern aufgestellt. An den Öfen befanden sich „ofen thürlin", „wā (denn) fo d' flam̄ zuo dē ofen ufzfchlecht (ausschlägt) fo thuo mā nur dz ofen thürlin zuo fo erloefchet dz feür felber, mā darff es nit loefchen."[18]

---

[1] Geyler von Keyferfzberg, *Poftill.* teyl II. S. XXVI. Pred. Am Frytag noch Innocauit. — [2] Ebendas.

[3] Berthold, ed. F. Pfeiffer. Bd. I. S. 295.

[4] Geyler von Keyferfzberg, *Poftill.* teyl II. S. III. Pred. über das Euangelium an der Efchermitwoch.

[5] Derselbe, *Der hafz im pfeffer, die zehēt eygēfchafft des haefzlins.*

[6] H. Leyser, *Deutfche Predigten des XIII. und XIV. Jahrhundertes.* S. 40.

[7] Geyler von Keyferfzberg, *Poftill.* teyl III. S. LXXXI. Pred. Am Fünfftzehenden fonnentag noch Trinitatis. — [8] Ebendas.

[9] Geyler von Keyferfperg, *Der hafz im pfeffer, die dreyzehēd eygēfchafft des haefzlins.*

[10] Berthold, ed. F. Pfeiffer. Bd. I. S. 121. Geyler von Keyferfzberg, *Poftill.* teyl II. S. LXXVIII. Pred. Am Sonnentag Oculi.

[11] Derselbe, *Der hafz im pfeffer, die neünd eygefchaft des haefzlins.*

[12] Derselbe, *Poftill.* teyl I. S. X. Pred. An dem heyligen wynachttag.

[13] Ebendas. teyl. III. S. LXXXVIII. Pred. Am Sibentzehenden fonnentag noch Trinitatis.

[14] Joannis Taulery *Predig An V. fontag nach der dry künig achtet.* S. XIX.

[15] Geyler von Keyferfzberg, *Poftill.* teyl II. S. IIII. Pred. über das Euangelium an der Effchermitwoch. — [16] Ebendas. teyl II. S. CV. Pred. Am Zynftag noch Judica. teyl III. S. LXIIII. Pred. Am Neünden fonnentag noch Trinitatis.

[17] Geyler von Keyferfperg, *Der hafz im pfeffer, die dreyzehēd eygēfchafft des haefzlins.* — [18] Ebendas., *die zehēt eygēfchafft des haefzlins.*

Aber nicht nur für die Behaglichkeit, sondern auch für den Schmuck des Hauses pflegte man Sorge zu tragen. Wie schon die alten Deutschen die Wände mit einer Art von Malerei und .farbigen Zeichnung verzierten[1], so war das gleiche auch noch im Mittelalter Gebrauch. Berthold deutet dies an, wenn er auf die Schrecken des Fegefeuers mit den Worten hinweist: „Unser fiur daz ist gegen dem vegefiure als dâ ein fiur an einer want gemâlet stêt."[2] Ebenso sagt Tauler, indem er den Luxus seiner Zeitgenossen hervorhebt: „Und bawen groffe heüfer, und malē die mit affenheit (Thorheit), und daryn ziehen fy wunder und irer finnen luft."[3] Aufserdem, dafs man die Wände bemalte, liebte man auch, Papierbilder an dieselben oder an die Thüren zu kleben. Von einem solchen Papierbilde ist bei Geiler die Rede: „Kanstu weder schreiben noch lesen, so nim ein gemolten brief für dich, doran Maria die muter gots und Elisabeth gemolt seind. Du kaufest einen umb ein pfenning."[4] Wie schon aus dieser Stelle erhellt, war der Gegenstand der Malerei meist der biblischen oder Kirchengeschichte entnommen. Namentlich die Heiligen wurden gern, und zwar ein jeder mit einem charakteristischen Kennzeichen abgebildet: so der heilige Michael mit einer Wage in der Hand, St. Jakob mit den „muschelen", „sanct Johans under dem krütz", Johannes der Täufer „mit eim kemeltier (Kamel) kleid und mit eim lemblin."[5] Derartige Darstellungen waren so häufig, dafs sie als Belehrungsmittel für die gelten konnten, welche nicht zu lesen verstanden. Schon in Wackernagels altdeutschen Predigten heifst es einmal: Die Schrift, welche den mit dem Lesen Unbekannten gegeben ist, „daz ist die gemelze (Gemälde) —, daz man da malet von den heiligen"[6], und Geiler wiederholt: „Wer aber nitt lesen kan, derfelb — gang doraffter (da nach) umb, unnd fehe, wo es an den wenden gemolet ift. wann (denn) die gemaeld, die felben feind dein buecher, die du lefen unnd verfton kanft."[7]

---

[1] Quaedam loca diligentius inlinunt terra, ita pura ac splendente, ut picturam ac lineamenta colorum imitetur, Tacitus, de Germ. cap. XVI.

[2] Berthold, ed. F. Pfeiffer. Bd. II. 'S. 11, vgl. Bd. I. S. 127 u. F. Pfeiffer, Deutsche Mystiker des 14. Jahrhunderts. Bd. I. S. 16.

[3] Joannis Taulery Predig Uff unfers herren fronlichnamstag. S. LXIX.

[4] II. Rinn a. a. O. S. 13. — [5] Ebendas. — [6] Ebendas.— [7] Geyler von Keyferfzberg, Poftill. teyl III. S. XXX. Pred. An dem heyligen Pfingftag.

Ein Zeichen ganz besonderen Glanzes aber war es, wenn man
die Wände mit „rückelachen"[1], d. i. Teppichen zwischen dem Rücken
und der Wand bekleidete. Es scheint, sie wurden an Speeren be-
festigt und mit diesen ringsherum im Zimmer aufgestellt.[2] Von
solchen Teppichen heifst es in einer Predigt bei Leyser: „Die
ummehenge (Umhänge) ziren daz huos"[3] (Haus), und kurz vorher
lesen wir bei dem nämlichen Autor, dafs, wenn ein König erschiene,
„ein igelich (jeglicher) menfche — bedeckete daz ertriche (Erdreich)
mit rofen und mit bluomen duorch den guoten ruoch (Geruch). er
behinge die wende mit ruckelachen."[4]

Weist schon dies auf einen gewissen Luxus in den Wohnungen
hin, so scheinen sich namentlich die „bürge"[5] (Burgen) der Ritter
dadurch ausgezeichnet zu haben. Bei dem Bau derselben mufsten
arme Leute Hand- und Spanndienste leisten, so dafs Berthold
erklärt: „Alsô sint ouch (auch) zweier hande (Arten) ûzsetzikeit an
den hiusern, an der gewaltesaere (Gewalthaber) hiusern, ûf den
bürgen: — Diu êrste ist, daz sie arme liute twingent (zwingen), die
müezent steine füeren, die holz, die ir êhalten (Dienstboten) dar
lîhen, die selbe dâ würkent mit ir eigener zerunge, und muoz allez
daz dâ heime lân (lassen) stân (stehen), des im not waere."[6] Ja,
diese Bedrückung mufs sehr häufig gewesen sein, da derselbe Autor
mehr als einmal darauf zurückkommt. „Ir herren", so sagt er in
einer anderen Predigt, „daz gêt iuch (euch) aber an, ir ritter, daz
ir als (so) gerne hiuser bûwet (baut) mit armer liute schaden. Der
muoz iu (euch) eine woche helfen, der einen tac, ie dar nâch und
iuch (euch) guot dunket; der mit sîme (seinem) vihe und mit im
selben, unde der mit sîme knehte (Knechte), und erwürget etewenne

---

[1] F. J. Mone, *Anzeiger f. Kunde der teutschen Vorzeit*, VII, 590.

[2] Vgl. Wolfr. v. Eschenbach, *Parzival* in Wolframs Werken, ed. K.
Lachmann. 60, 7: „Die wende gar behangen mit spern al umbevangen" (um-
fangen).

[3] H. Leyser, *Deutsche Predigten des XIV. Jahrhundertes.* S. 41.

[4] Ebendas. S. 40.

[5] Berthold, ed. F. Pfeiffer. Bd. II. S. 4. Bd. I. S. 215. H. Leyser,
Deutsche Predigten des XIV. Jahrhundertes. S. 82.

[6] Berthold, ed. F. Pfeiffer. Bd. II. S. 120.

(bisweilen) sin vihe an iuwern (euren) hiusern, daz der acker allez daz jâr deste (desto) wirser (übler) wirt gebûwen"[1] (gebaut).

Gewöhnlich waren die Burgen auf hohen Bergen gelegen, und es führten zwei Wege, ein Fufsweg und ein Fahrweg, zu denselben hinauf. Berthold bemerkt hierüber: „Jr seht wol daz, ûf die grôzen bürge (Burgen) ûf den hôhen bergen dâ gênt (gehen) ûf eteliche ouch (auch) zwêne (zwei) wege ûf: der (derer) gât (geht) einer für sich die rihte (Richte) und ist aber etewâ smal und enge. Sô ist der ander breit und wît (weit) und gêt aber verre (fern) hin umb (um) an dem berge und er get doch hinz (bis) ûf die burc: der heizet der wagenwec, wan (denn) in gênt (gehen) die wegene (Wagen). — Und swer (wer) den pfat wil gân (gehen), der ist vil sneller ûf die burc danne (als) der den wagenwec gêt. Er ist aber herter ze gân, wan (denn) dâ ist der berc hôher. Sô ist der wagenwec gemechlicher und aber lancsam."[2]

„Strenge buorge"[3] hatten ein „burgetor"[4], das ein „torwarte oder portenaere"[5] (Pförtner) bewachte, und, waren dieselben mit verschiedenen Thürmen, Mauern und Gräben versehen, so redete man von einem Kastell. „Jz (es) wizzet wol mine herren", so heifst es in einer Predigt bei Wackernagel, „da man ain chaftel erziugen (schaffen) fol. da muret man umbe (um) ain uil uefte mure. unt tribet da innerhalbe uf ainen uil ueften tuorn (Thurm). die mure befetzet man mit den wahtaeren (Wächtern). den tuorn behaehet (behängt) man mit den fchilten. unt mit gefchuotze. unt mit ander flaht (Schlacht) gewaefen (Waffen). unt daz diu mure unt der tuorn defte baz (mehr) bewart fi. fo grebet man darumbe (darum) einen uil tiefen graben".[6] Ähnlich äufsert sich Geiler in seiner Postille: „Das caftell hatt ein mur mit einem hohen thurn. Weñ (denn) nüt anders ift ein caftell, weder (als) ein mur mit eim (einem) thurn. oder ein thurn der umbgeben ift mit einer muren."[7]

[1] Berthold, ed. F. Pfeiffer. Bd. I. S. 122. — [2] Ebendas. Bd. II. S. 154—155.
[3] II. Leyser, Deutsche Predigten des XIV. Jahrhundertes. S. 68.
[4] W. Wackernagel, Altdeutsche Predigten und Gebete. S. 26.
[5] Iwein v. Hartmann v. Aue, ed. Benecke u. Lachmann. 227. 240.
[6] W. Wackernagel, Altdeutsche Predigten und Gebete. S. 41.
[7] Geyler von Keyferfzberg, Poftill. teyl IV. S. XVII. Pred. An unfer lieben Frawen Himelfart tag.

Unten im Thurm befand sich das Gefängnis, in das man die
Gefangenen „warf und in stöcke legen hiez."[1] Es scheint, als ob
man ziemlich schnell solche Freiheits- oder ähnliche Strafen ver-
hängte, denn Geiler beklagt sich: „So bald einer eim (einem) rars
(Rats) herren, eim Ammeifter[2], drytzehener (Mitglied des Kollegiums
von dreizehn), oder fünfftzehener (Mitglied des Kollegiums von fünf-
zehn) übel redt, ftracks würfft man jn in ein turn, un (und) fellet das
urteil wider jn, das mä (man) jn under die fchindbruckö (Schind-
brücke) fol werffen, er muoffz waffer trincken. Und befchicht (ge-
schieht) jm gnod (Gnade), fo verbütet mä jm das läd"[3] (Land).
Zugleich gibt derselbe Prediger den Unterschied zwischen den deut-
schen und lombardischen Gefängnissen an. „Es woren nitt gefencknifz",
so sagt er von den Gefangenhäusern zur Zeit Johannis des Täufers,
„als wir in tütfchö läden gefencknifz haben, do man einö in ein
tuorn würfft, un darnach niemäs zuo jm kümen mag, funder worent
(waren) vergetterte kercker, das man eins mocht dodurch fehen, un
mit jm reden, un zuo un von gon weñ man wolt. Als noch hüt
bytag man folliche kercker hatt in Lombardy, und man ouch des
mols (damals) zuo Rom gehebt hett, do dañ vil heiliger marterer
gefangen gelegen feind, die gemartert feind wordö."[4]

Wurden die Häuser von den Bürgern und die Burgen von den
Rittern bewohnt, so pflegten die Könige in einer „phalinze"[5] (Palast)
zu residieren. Namentlich letztere mögen so „luftige wonügen"[6]
gewesen sein, dafs Tauler davon sagt: „So vil und fo mancherley
ift des wunders — an gezimmer uñ gebeüwe, und vil mancherley,
d' man den zweiteil (die Hälfte) nit bedoerfft."[7] Solch „ein fchloffz"[8],

---

[1] Berthold, ed. F. Pfeiffer. Bd. II. S. 91. — [2] Die höchste Würde in
Strafsburg; vgl. Fritfche Closeners *Strassburgische Chronik*, ed. Strobel,
in d. *Bibliothek des liter. Vereins in Stuttgart*. 1843. Bd. I. S. 101: „Si (sc. die
Strafsburger) sazten ouch IIII meister nach der alten gewonheit, und einen
ammanmeister, der ein houbet (Haupt) solte sin der antwerke."

[3] Geyler von Keyferfzberg, *Poftill*. teyl II. S. XV. Pred. Am
Sonnentag noch Innocauit.

[4] Ebendas. teyl I. S. IIII—V. Pred. Am dritten Sonnentag des Aduents.

[5] W. Wackernagel, *Altdeutsche Predigten und Gebete*. S. 6.

[6] Joannis Taulery *Predig Uff eins heiligen Marters tag*. S. CCXXVI.

[7] Derselbe, *Predig Am XX. Sontag nach Trinitatis*. S. CXXIIII.

[8] Berthold, ed. F. Pfeiffer. Bd. II. S. 4.

das auch caftrum genannt ward — „nam improprie, heiffet caftrū,
ein fchloffz" [1] — war nämlich nicht nur mit zahlreichen Waffen ge-
fchmückt, fondern es waren auch grofse Wafferbaffins und Spring-
brunnen darin angebracht. Lefen wir doch bei Geiler: „Defzgleichen
machen fie fchier ein halb Zeughaufz daraufz (sc. aus den „Luft-
haewfern"), haben hin unnd wider an den Wenden viel langer Spiefz,
Hacken, Buechfen und fchwerter hangen, alles allein zum bracht
(Pracht) unnd hoffart. Darnach haben fie auch eygen Badtftuben,
Weyher, See, Fifchtroeg unnd fpringendt Brunnen in der Kuchen
(Küche) oder im Saal, unnd in fumma was fie nur erdencken
moegen, fo zu wolluft dienet, das bringen fie ohn alles dauren (Be-
dauern) zu wegen, unnd hencken alles darann fo jhn (ihnen) jmmer
mueglich ift." [2] Während aber der Palast die Winterwohnung der
Könige war, bezogen dieselben im Sommer gern leichte Zelte oder
Pavillons auf dem Lande. Von Bedeutung hierfür ist folgende Stelle
aus einer Predigt bei Leyfer: „Die kuonige haben den fitten daz
fi gerne gen uoz irm (ihrem) palafe und fint in den paluonen (pa-
pilio, Pavillon). als daz graz fchone ift und di bluomen und aller
hande cruot und wuorze (Wurzeln) richhende (riechend) fin in dem
velde und in dem walde." [3]

Bildeten Häuser, Burgen und Paläste die Wohnung der Laien,
so gab es für die Mönche und Nonnen „klôster" [4], wie denn
Berthold „frouwen clôster und mannes clôster" [5] erwähnt. Sie
waren „in einem iflichen (jeglichen) bistuome, in ieglicher gegende" [6]
zu finden und so reichlich dotiert, dafs Geiler ermahnt, über den
Mönchen die Armen nicht zu vergessen: „Nitt heiffz ich dich das
ftoffen (stopfen) in uns pfaffen uñ münch, od' kloefter, od' kirchē
buwen (bauen), uñ die armē menfchē lon (lassen) verderbē, die do
feind lebēdige ftein, die man uffbuwē (aufbauen) folt, als uns gott
gebottē hat." [7] Gewöhnlich befand sich bei dem Kloster ein „klôster-

---

[1] Geyler von Keyferfzberg, *Poftill.* teyl III. S. XXXXIIII. Pred. An
dem Anderen fonnentag noch Trinitatis. — [2] Derselbe, *Welt Spiegel, oder Narren
Schiff* S. 53. — [3] H. Leyser, *Deutsche Predigten des XIV. Jahrhundertes.* S. 36.
[4] Berthold, ed. F. Pfeiffer. Bd. II. S. 239. — [5] Derselbe, ed. Kling.
S. 229. — [6] Derselbe, ed. F. Pfeiffer. Bd. II. S. 239.
[7] Geyler von Keyferfzberg, *Poftill.* teyl II. S. IIII. Pred. über das
Euangelium an der Effchermitwoch.

hof"[1], um den ein „krûzeganc"[2] (Kreuzgang) herumlief, und im
Inneren waren "zellen"[3] für die Bewohner eingerichtet. In diesen
Zellen stellten die Nonnen soviel Hausrat auf, dafs Geiler ver-
langt: „Sie follē haben ein gemeyn (gemeinsam) gewandkamer, nit
dz ein yegliche ir zel (Zelle) vol hufzrats hab uñ dariñ fitz als ein
lufz im grind."[4] Ähnlich wie 'die Zellen der Mönche waren auch
die Hütten, in denen die Einsiedler ihr Leben verbrachten, ein-
gerichtet. So erzählt Hermann von Fritslar von St. Antonius,
der nach St. Paulus der erste Einsiedler war: „Dô machte her (er)
ein hûsichîn (Häuschen) verre (fern) von den lûten (Leuten), und
grup ein grap in sîner zellen, alse (als) der klûsenêr (Klausner) ge-
wonheit ist, daz si gedenken sullen alle tage daz si sterben sullen."[5]

Von allen diesen Wohnungen wird nun in hygienischer Beziehung
gefordert, dafs sie in ihren sämtlichen Teilen gut und gehörig gebaut
seien. „Ein guot hufz", sagt Geiler, „dz do ein guot hufz heiffzet,
do fol nitt allein die ftub guot fein, funder ouch der off (Ofen), die
fenfter, und dz tach, der keyller (Keller), uñ das pfülmēt (Fun-
dament) und alles das zuo einem gnoten hufz gehoert. Denn weñ
ein hufz guot ift, uñ aber ein boefen keyller od' offen hatt, fo fpricht
man. Es wer ein guot hufz, wenn der keyller und der off guot wer.
Zuom aller mynften (mindesten) ift genuog zuo eim boefen hufz, dz
nümen (nur) ein ftuck boefz fey."[6] Weiterhin soll Reinlichkeit in
demselben herrschen. Deshalb sind „winkel und vinstere löcher"[7]
zu tadeln, und es soll nicht erst bei festlichen Gelegenheiten ge-
schehen, was eine Predigt bei Leyser angibt: „Queme (käme) ein
kuonik (König) oder ein ander grozer herre zu uns —. ein igelich
(jeglicher) menfche machete fin huos (Haus) fchone (schön) und reine
und ftrieche abe daz fpynebeth (Spinnewebe) und daz hor (Schmutz)

[1] *Marienlegenden.* Stuttgart 1846. 17, 1.
[2] F. Pfeiffer, *Deutsche Mystiker des 14. Jahrhunderts.* Bd. I. S. 239
[3] Ebendas. Bd. I. S. 100.
[4] Geyler von Keyferfperg, *Der hafz im pfeffer, die neünd eygēfchaft des haefzlins.*
[5] F. Pfeiffer, *Deutsche Mystiker des 14. Jahrhunderts.* Bd. I. S. 60.
[6] Geyler von Keyferfzberg, *Poftill.* teyl II. S. XI. Pred. Am Freytag vor Innocauit.
[7] Berthold, ed. F. Pfeiffer. Bd. II. S. 77.

von der thale (Diele). area. caf (Kaff, Getreidehülse). und fteyne
und ftoub (Staub) daz tete er hin"[1] (weg). Sehr ausführlich aber
äufsert sich über die Hygiene der Wohnung Gottschalk Hollen,
einer der Hauptvertreter des rationalistischen Nützlichkeitsprinzipes
unter den Homileten des 15. Jahrhunderts. In einem seiner Sermones
super epistolas dominicas sagt er: Ein Haus baut man zu ver-
schiedenen Zwecken, um sich gegen die Witterung zu schützen und
um Leben und Gesundheit zu erhalten. Damit dieser Zweck erreicht
werde, hat man aber mancherlei zu beobachten. So mufs man sein
Haus nicht in Thälern, sondern der besseren Luft wegen auf frei
gelegenen Höhen erbauen, und ebenso darf reines Trinkwasser in
der Nähe desselben nicht fehlen. Thüren und Fenster sollen nach
Norden gerichtet sein, weil der Nordwind gesunder als der feuchte
Südwind ist. Gemüse- und Obstgärten um das Haus sind empfehlens-
wert, weil sich damit nicht nur Gelegenheit zu Spaziergängen bietet,
sondern durch ihren Anblick auch die Seele erheitert wird. Endlich
mufs man auch auf die Nachbarschaft achten und um des Geräusches
willen nicht an die öffentliche Strafse oder neben eine Mühle oder
Schmiede bauen. Andrerseits ist man aber auch dem Nachbarn
gewisse Rücksichten schuldig; denn viele sündigen, indem sie den-
selben den Platz wegnehmen und ihnen das Licht und die Luft
verbauen.[2]

---

[1] H. Leyser, *Deutsche Predigten des XIV. Jahrhundertes.* S. 40.
[2] R. Cruel a. a. O. S. 507.

III. Kapitel.

Die Prostitution und Unsittlichkeit.

Bei unseren bisherigen Erörterungen haben wir bereits mehrfach
gezeigt, wie sehr unsere Prediger den Luxus, sei es im Essen und
Trinken, sei es in der Kleidung, verwerfen. Ein wichtiger Grund
hierfür ist ihnen unter anderem auch die Erfahrung, dafs jede Art
der Üppigkeit einen starken Anlafs zur Sinnlichkeit gibt und so
leicht sexuelle Excesse herbeiführt. In der That liefs die Sittlich-
keit des nicht selten üppigen Mittelalters denn auch recht viel zu
wünschen übrig, wie dies sofort erhellen wird, wenn wir zunächst
auf das Prostitutionswesen näher eingehen. Demselben dienten
besondere „huorenn hüfer"[1], auch „offene hiuser"[2], „frawen hüfer"[3]
oder „offne frawëhüfer"[4] genannt. Es scheint, als ob sie meist
in der Nähe des Stadtgrabens lagen, da Berthold die Prostituierten
als die „boesen hiute ûf dem graben"[5] oder „die boesen hiute, die

---

[1] Geyler von Keyferfzberg, *Poftill.* teyl I. S. XXIIII. Pred. Am
11. Sönentag noch dem Achten der drey künig tag. Derselbe, *Der hafz im pfeffer,*
die neünd eygēfchaft des haefzlins.

[2] Berthold, ed. F. Pfeiffer. Bd. I. S. 327. Bd. II. S. 190.

[3] Geyler von Keyferfzberg, *Poftill.* teyl III. S. XXXXVII. Pred.
An dem Anderen fonnentag noch Trinitatis. Ebendas. teyl IV. S. XXII. Pred.
An des heyligen apoftel fanct Mattheus tag.

[4] Derselbe, *Der hafz im pfeffer, die dreyzehēd eygēfchafft des haefzlins.*

[5] Berthold, ed. F. Pfeiffer. Bd. II. S. 110.

ûf dem graben gênt"[1] (gehen), bezeichnet. Doch gab es sicher auch anderswo „Huren winckel"[2] und „plactze do man fpyl macht von huorenwerck."[3] Auf die verschiedenste Weise suchten „die gemeynê dirnê"[4] hierhin die Männer zu locken, wie wir denn von einer solchen, Namens Maria, lesen: „Die felbe was ockert (eben) ein gemeine wip allen den die ir bofheit mit ir wolden triben. und die iz (es) ungerne taten die notiegete fie dar zu."[5] Dies Nötigen geschah, indem sich die Mädchen nicht nur auf das schönste schminkten[6] und mit Bändern behingen[7], sondern auch sonst in einer Weise putzten, dafs sie den vornehmen Frauen nicht im geringsten nach- standen. Interessant ist in dieser Beziehung eine Äufserung des Grafen Eberhard von Württemberg, welche Geiler mitteilt: „Zwuefchen edlen wybren und huoren, do ift kein underfcheid d' kleyder halb, hort ich eineftvon groff Eberhartê von Wuertemberg. Entweders unfzer frawê (fprach er) habend es gelert von den huoren, od' aber die huorê habê es gelert vö unfzeren frawê. deñ fye gond (gehen) gleich."[8] Aber auch sonst gab es Anziehendes in den öffentlichen Häusern genug, denn es wurde dort geschmaust und gespielt, gesprungen und getanzt. Geiler bezeichnet ein Frauen- haus als ein solches, „do man leckery iñ tribt unnd fpilt"[9], und ein andermal sagt er, indem er das Verhalten des Volkes bei den Kirchweihen tadelt: „Sollich plitzenn (blitzen, sich schnell bewegen), gumpen (tanzen) unnd füllenn gehoert in die huorenn hüfer."[10]

Unter diesen Umständen ist es begreiflich, dafs gar viele „den huoren noch lieffen"[11] und „Huren winckel fuchten"[12] und dafs

---

[1] Berthold, ed. F. Pfeiffer. Bd. I. S. 207, S. 231 u. S. 415.

[2] Johan Geyler, *Welt Spiegel, oder Narren Schiff*. S. 44.

[3] Derselbe, *Poftill*. teyl I. S. XXII. Pred. Am erften Sonnentag noch dem Achten der heiligen dry künig tag.

[4] Ebendas. teyl IV. S. XXII. Pred. An des heyligen apoftel fanct Mattheus tag.

[5] H. Leyser, *Deutsche Predigten des XIV. Jahrhundertes*. S. 102.

[6] Berthold, ed. F. Pfeiffer. Bd. I. S. 207. — [7] Derselbe. Bd. I. S. 415.

[8] Geyler von Keyferfzberg, *Poftill*. teyl IV. S. XXII. Pred. An des heyligen apoftel fanct Mattheus tag.

[9] Ebendas. teyl II. S. LXXX. Pred. Am Montag noch Letare.

[10] Ebendas. teyl I. S. XXIIII. Pred. Am 11. Sonnentag noch dem Achten der drey künig tag. — [11] Ebendas. teyl III. S. LXVIII. Pred. Am Neünden fonnen- tag noch Trinitatis. — [12] Derselbe, *Welt Spiegel, oder Narren Schiff*. S. 44.

Berthold von den puellis publicis sagen konnte: „Ir tiuvele, daz sint ouch eine iuwer (eurer) diener, die liebesten eine, die ir habt, wan (denn) sie gebent iu (euch) etelîches tages fünf sêle oder zehen oder zweinzic.“[1] Ja, er redet von solchen, die „in einem offenen hûse sitzent, dâ hundert zuo in (ihnen) gênt“[2] (gehen), oder „die dem tiuvel alle tage manic tûsent sêle antwurtent (über- antworten), ie diu (jede) sêle umb einen helbelinc (halber Pfennig) oder einen pfenninc.“[3] Zu denjenigen, welche die Bordelle auf- suchten, gehörten sogar nicht selten die Priester und Mönche. Wenigstens bestimmte die Stadt Nördlingen im Jahre 1472, dafs die Geistlichen jene Häuser bei Tage betreten und nur nicht die Nacht in denselben zubringen durften.[4] Eine besondere Versuchung, in die Bordelle zu gehen, mochte auch in dem geringen Lohne liegen, den die öffentlichen Dirnen für ihr Gewerbe empfingen. Als ein derartiger Lohn wurde schon erst „ein helbelinc oder ein pfenninc“ angeführt. Berthold erwähnt die gleiche Summe noch oft[5], oder er klagt, dafs die Prostituierten „ie die (jede) sêle ze hallern (Heller) gebent.“[6]

Es bedarf wohl kaum der Erwähnung, dafs unsere Prediger, wie auch späterhin Luther[7], diese Verbreitung und öffentliche Duldung der Unzucht mit allen Kräften bekämpfen. Die feilen Dirnen werden als „buebiñen“[8] von ihnen gebrandmarkt. „Vî, unflât!“[9], so rufen sie über dieselben aus, oder sie erinnern sie an das Schriftwort: „Maledictus qui accipit munera ut percuciat animam innocentum —. ‚Verfluochet sîn die pfenninge darumbe nement, daz sie einem andern menschen sîn sêle ermordent‘.“[10] Sie charakterisieren sie ferner als „jegerinne des leidigen tiuvels“[11], als „des tiuvels vorboten und

---

[1] Berthold, ed. F. Pfeiffer. Bd. II. S. 148—149.
[2] Derselbe. Bd. I. S. 327. — [3] Derselbe. Bd. I. S. 207.
[4] Hüllmann, *Städtewesen des Mittelalters.* Bd. IV. S. 262.
[5] Berthold, ed. F. Pfeiffer. Bd. I. S. 207. Bd. II. S. 219.
[6] Derselbe. Bd. II. S. 110.
[7] Luther zog schon 1520 in seinem *Sermon von guten Werken* und in seiner *Schrift an den christlichen Adel deutscher Nation* gegen die Prostitution zu Felde.
[8] Geyler von Keyferfperg, *Der hafz im pfeffer, die dreyzehēd eygē- fchafft des haefzlins.* — [9] Berthold, ed. F. Pfeiffer. Bd. II. S. 219. —
[10] Ebendas. — [11] Ebendas. Bd. I. S. 207. Bd. II. S. 110.

des tiuvels korder" [1] (Lockspeise) und nennen sie „diu gemeinen fröuwelin, sie heizent aber niht fröuwelin, wan (denn) sie habent frouwennamen verlorn und wir heizen sie die boesen hiute ûf dem graben, wan sie nement ouch gote eteliches tages vil sêle und gebent sie dem tiuvele, daz ir niemer mêr rât wirt." [2] Berthold macht namentlich noch darauf aufmerksam, dafs sie auch ihren eigenen Leib durch ihr Gewerbe zu Grunde richten. „Wê dînem libe unde dîner sêle!" [3], so hält er ihnen vor, und um ihres wüsten Treibens willen meint er von ihnen: „Nû seht ir wol, daz sie niemer guoten tac gelebent, als billich ist." [4] So sind sie denn nach fünf oder zehn Jahren kaum noch einem Menschen ähnlich: „Daz tribent sie fünf oder zehen jâr, und alle die wîle und (die ganze Zeit, dafs) sie einem menschen gelich ist." [5]

Auch von der Prostitution abgesehen, war der aufsereheliche Verkehr der beiden Geschlechter sehr häufig. Berthold bezeichnet denselben als „unê (Konkubinat), dâ ein lediger man ein ledigez wîp hât" [6], oder er sagt davon: „Ez heizet daz unkiusche, daz die nescher unde die nescherin naschent von einem ze dem andern, als daz vihe" [7], wie dies oft bei Ledigen der Fall sei. War doch die angeborene, von allen Zeugen gerühmte Keuschheit der alten Germanen [8] längst verloren gegangen und an deren Stelle eine weit verbreitete sittliche Laxheit getreten. Berthold weifs nicht oft genug zu klagen, in wie grofse Kreise die Unzucht eingedrungen sei. „Diu ander sünde ist eht (eben) unkiusche", äufsert er. „Dâ mit vert vil nâhe (beinahe) alliu diu werlt (Welt) zuo der hellen" [9]

---

[1] Berthold, ed. F. Pfeiffer. Bd. II. S. 110. — [2] Ebendas. Bd. II. S. 148. — [3] Ebendas. Bd. I. S. 207. — [4] Ebendas. Bd. I. S. 231. — [5] Ebendas. Bd. II. S. 149. — [6] Ebendas. Bd. II. S. 69. — [7] Ebendas. Bd. I. S. 106.

[8] Qui diutiſſime impuberes permanserunt, maximam inter suos ferunt laudem: hoc ali staturam, ali hoc vires nervosque confirmari putant. Intra annum vero vicesimum feminae notitiam habuisse, in turpissimis habent rebus, Caesar, de bell. gall. lib. VI. cap. 21. Quamquam severa illic matrimonia: nec ullam morum partem magis laudaveris, Tacitus, de Germ. cap. XVIII. Nemo enim illic vitia ridet: nec, conrumpere et conrumpi, saeculum vocatur, Ibid. cap. XIX. Sera juvenum Venus; eoque inexhausta pubertas, nec virgines festinantur; eadem juventa, similis proceritas. pares validaeque miscentur, ac robora parentum liberi referunt, Ibid. cap. XX.

[9] Berthold, ed. F. Pfeiffer. Bd. I. S. 82.

(Hölle); „wan (denn) der (derer) ist sô vil die mit der unê eht
umbegênt (umgehen) unde dem fleische sînen willen lânt!“[1] (lassen)
„und ist halt als (so) gewonlich diu selbe sünde und als gemeine
worden, daz ir (ihrer) nû nieman ahtet (achtet) und niht danne ein
gespötte ist.“[2] „Der selben untugende ist alse (so) vil worden“,
wiederholt er, „daz man drûffe niht ahten (achten) wil unde daz
der (derer) gar lützel (wenig) ist, die sich ir (ihrer) schamen wellent“[3]
(wollen), oder er erklärt, „daz man lützel (nicht) iendert (irgend)
dehein (ein) hûs vindet, daz vor den selben sünden gar reine sî.“[4]

Wie leicht begreiflich, waren es vor allem die jungen Leute,
welche sich der Unzucht ergaben. Berthold bemerkt hierüber:
„Unde dâ von habent die tiuvel den jungen liuten den stric geleit
(gelegt) der unkiusche, wan (denn) in (ihnen) verlocket daz herze
dar nâch und in stêt der muot nâch deheiner (keiner) sünde sô
sêre sô (als) nâch der unkiusche“[5], ja, er redet die Jugend an:
„Nû seht, ir jungen liute, dâ ist kein sünde iuwer (euer) natûre sô
gelîch. — Seht alsô sît (seid) ir, jungen liute, heizer natûre, als
ouch (auch) diu selbe sünde.“[6] Sehr anschaulich schildert Geiler,
wie viel Mühe es die jungen Männer sich kosten lassen, um zu ihrem
Ziele zu gelangen: „Den will der unkuſch fleiſchlich luſt überkumen,
er muoſz umblouffen uñ groſz arbeit dorum haben, ee es jm würt.
Er muoſz dē meytlin (Mägdlein) zuom dickren (öfteren) mol mit der
luten (Laute) hoffyeren im winter ſo es ſchnyhet uñ vaſt (sehr) kalt
iſt jn moecht frieren das er zankleppert, uñ gerotet jm ebē als ſchier
nit als es jm gerottet, würt jm ettweñ (bisweilen) kum zuoſehen.
Ich will geſchwigen des unglicks dz ſye haben umb das hertz,
küſſent dē ring zuonacht an d' thuorē, uñ ſchloffent nüt, uñ moegen
nüt eſſen.“[7] Hören wir hier von einem solchen, der einem Mädchen
nachstellt, so ist an einer anderen Stelle von jungen Gesellen die
Rede, welche „gedencken, wie ſye die und die fraw überkemen“[8]

---

[1] Berthold, ed. F. Pfeiffer. Bd. I. S. 469. — [2] Ebendas. Bd. I. S. 82.
— [3] Ebendas. Bd. I. S. 105. — [4] Ebendas. Bd. I. S. 469. — [5] Ebendas. Bd. I.
S. 480. — [6] Ebendas. Bd. II. S. 139.

[7] Geyler von Keyſerſzberg, *Poſtill.* teyl III. S. LXV. Pred. An dem
Neünden ſonnentag noch Trinitatis. — [8] Ebendas. teyl III. S. LXVII. Pred. An
dem Neünden ſonnentag noch Trinitatis.

und, sobald sie dieselbe gewonnen haben, enttäuscht von ihr sind:
„Ihr sehen wol, menger (mancher) waenet, er wer selig, moecht jn
nūmen (nur) die fraw werdē. Er schetzt es grofz, wann sye ist jn
nit gegenwürtig. Dorumb so loufft er ir noch und hatt vil unglücks
umb das hertz, ee er sye überkumpt. Und wen er ir ein halb jor
ettwenn (bisweilen) nochgelouffen ist, und hat den ring an der
thueren zuo nacht kusset, uñ hatt ir hoffiert mit der luten (Laute),
und das noch grosser arbeit angst und not, jn hinden noch (hinter-
her) schon gelingt, das sye jm würt, so spricht er. Ist es nit me
(mehr) dañ (als) das? Also ist es nitt halber also vil, als es was,
ee er sye überkam."[1]

Von den jungen Männern, „die einer megede (Jungfrau) ir
magettuom (Jungfernschaft) dâ nement"[2], werden vor allem die
Knechte genannt. Berthold sagt von der „mortlichen (mörderischen)
axt" der Unkeuschheit: „Dâ wirt gar vil — knehte und junger
liute mit ermordet in den êwigen tôt."[3] Nicht besser als um die
Knechte war es auch um die jungen, oft nur halb erwachsenen Söhne
des Hauses bestellt. „Wan (denn) daz aller êrste ûz der schaln
(Schale) sliufet (schlüpft), daz bewillet sich (zeigt sich willig) nû mit
der selben sünde: — die knehte unde die süne — sint alles nescher."[4]
Insbesondere ermahnt Berthold die Mütter, ihre Töchter vor den
jungen Studenten zu hüten: „Wan diu schüelerlîn wartent vil eben
wanne ir ûz gêt, daz sie iuwer (euer) kint verrâten."[5] Überhaupt
scheint es wenig Männer gegeben zu haben, die noch unbefleckt in
die Ehe eintraten: „Wan ez verdienet maniger in der jugende mit
sînem genesche und sô er zuo der ê (Ehe) kumt, daz in sîn hûs-
frouwe niemer alse wertlichen (achtungswert) gehandelt hât, als er
gerne sache; wan sie kom im reineclîchen zuo, sô hât er sich dicke
(oft) verunreinet, sô hie, sô dâ, und waenet daz er gote und sîner
reinen hûsfrouwen als (so) genaeme sî als er sîn niht tuot."[6] Ja,

[1] Geyler von Keyserfzberg, *Postill.* teyl III. S. XXVI. Pred. An dem
heyligen Pfingstag.
[2] Berthold, ed F Pfeiffer. Bd. I. S. 205.
[3] Ebendas. Bd. II. S. 69. — [4] Ebendas. Bd. I. S. 82.
[5] Ebendas. Bd. I. S. 470.
[6] Ebendas. Bd. II. S. 141.

Berthold ist der Ansicht: „Die jungen liute die hebent alle mit der unê (Konkubinat) an zuo dem êrsten. Und der (derer) ist vil und vil, wunder und wunder, ir tiuvele, die alle zem êrsten in iuwern (euren) dienest vallent mit der selben sünde und iemer mêr (immerfort) dar innen blîbent."[1] Vielfach wurde auch noch kurz vor der Verheiratung der eheliche Verkehr anticipiert, wovon Geiler sagt: „So man will ein Ee machen, fo beruofft man die guotten fründ haerzuo, und die nochburen. und der pfaff im dorff muofz auch dobey fein. — Aber vor der kirchen würt erft beftaetiget die Ee, durch das jnfegnē des priefters. Und aber ee die Ee gemacht würt, fo ligent fye ettweñ (bisweilen) zuofamen, das ift vor nnd ee fye zuo kirchen mit einander gangen feind. Unnd das folt nitt fein. wenn (denn) do haer kumpt, das es fo felten wolgerotet."[2] Zum Teil lag die Ursache hiervon darin, dafs es früher der kirchlichen Einsegnung nicht bedurfte, damit eine Ehe gültig sei, sondern dafs bestimmte symbolische Handlungen dazu genügten.[3]

Aber auch „ein alter stecke (Stecken), ein alter schedel" wurde oft genug noch „mit unkiusche gevâhen"[4] (gefangen). Berthold sagt von der letzteren: „Nû seht, welch ein schelklich (bösartig) strik unde schedelich er iu (euch) jungen liuten ist! wan (denn) er ist sunderlîche der jungen liute. Ist nû iendert dekein (irgend ein) alter schedel, der sich in den selben strik beftrûchet (verstrauchelt) hât mit altmüeden beinen, der ist sô gar der tiuvel gespöte und wirt sô gar ze laster unde ze schanden, nû des êrsten an der sêle und an dem jungesten suontage (Sühnetag) an lîbe und an sêle."[5] Ebenso warnt Geiler die Eltern um ihrer Töchter willen noch mehr, als vor den jungen Knechten vor den alten Reitern und Schälken: „Und wenn üwere (eure) knecht mit uch (euch) an die predigen (Predigt) gond (gehen), fo ftellent fye vor üwer (euer)

---

[1] Berthold, ed. F. Pfeiffer. Bd. II. S. 151.

[2] Geyler von Keyferfzberg, Poftill. tcyl III. S. XCVI. Pred. Am Zwentzigften fonnentag noch Trinitatis.

[3] W. Wackernagel, Kleinere Schriften. Bd. I. S. 32—33.

[4] Berthold, ed. F. Pfeiffer. Bd. I. S. 416.

[5] Ebendas. Bd. I. S. 413.

angeficht, das fye nit moegent von uch (euch) wychen, und geftattent
jnen nit, das fye widerumb heym gond. denn fye gond leckeryen
(Unfittlichkeiten) noch, und gefchenden uch üwere toechter wie iung
fye feind, die wil (während) ir predigen hoeren. Befunder (besonders)
thuond das ettwenn (bisweilen) die alten rüter un fchelck, die XL jor
alt feind. wann fye feind frevel (frech) und onfchamhafftig, und dovon
ift den felben alten fchelcken minder zuo getruwen (trauen), dann
(als) einem iungen der do XVI oder XVIII jor alt ift. Solliche
buoben folt man fchwemmen. Seyen (seid) gewarnet. ich kan uch
nit me fagen, dañ ich red ufz keim (keinem) bocks horn.“ [1] Der-
selbe Geiler gibt auch an, wie eine ehrbare Frau sich verhalten
soll, wenn ein älterer Mann ihr unsittliche Anträge macht: „Redt
ein witziger man mit einer frawē umb dz kappē gelt (Mantelgeld),
fie fpricht ftracks zuo im (ift fie achter from) Alter narr lafz mich
darvon.“ [2] Insbesondere wird über die Unkeuschheit der Witwer
Klage geführt, „die dâ naschent sam (wie) daz vihe, sô sin gemechede
(Ehegemahl) stirbet. — Wan (denn) ez erbitet (wartet) etelicher
(mancher) kûme hinz (bis) ir drizigester (dreifsigster Tag nach dem
Tode) vergêt oder vil lîhte (vielleicht) ir sibender: sô gêt er ie sâ
einer zuo der andern.“ [3]

Schon oft aufgefallen ist die Unbefangenheit und Schonungs-
losigkeit, mit der die Prediger die sittlichen Mängel des eigenen
Standes darlegen. Tauler bemerkt, dafs die Klausner und Kloster-
leute ihre Gedanken so oft in der Welt umherschweifen lassen und
auf diese Weise sich leicht einem unmoralischen Wandel ergeben:
„Aber wie wol dz etlich mēfchē ingefchloffen feind in klaufen uñ
in kloeftern, fo ift doch ir hertz und ir gemuet fo weit ufzgefpreit
(zerstreut), und umbfchweiffend in die welt, und in die manigfelti-
keyt zergengklicher fachē, und herwiderüb findt mā etlich die an
eym (einem) offen iarmarckt geend (da doch allerhand kauffmāfchafft
uñ vil manigfeltigkeit ift) uñ dannocht ir hertz uñ fynn fo gar in-

---

[1] Geyler von Keyferfzberg, Poftill. teyl III. S. XXXI. Pred. An
dem heyligen Pfingftag.
[2] Derselbe, Von den fyben fchwertern, das fybent fchwert.
[3] Berthold, ed. F. Pfeiffer. Bd. II. S. 188.

gefchloffen uñ verhuet feind, dz nit ein kleins ding von allem
difem gewerb fy ires inwēdigē frydes entfetzet, noch jn (ihnen)
etwas fchaden mag, unnd dife heyffent vil billicher kloefterleüt, der
(deren) hertz uñ muot alfo gar in got vereiniget ift, dañ (als) ihene,
die mit iren fynnē uñ gedanchē fo gar zerftroeüwet feind, das fy nit
ein ave maria lang ir hertz bey einand' behabē moegē, wie wol fy
die kloftermurē umfchlieffent."[1] Die Folge dieses Wohlgefallens an
weltlichen Dingen ist, was Geiler hervorhebt, dafs eine jede Ehr-
barkeit bei den Mönchen verloren gegangen sei: Klosterleute „und
Münch, das feind eerliche nämen. Man kan fye nit eerlicher nennē.
— Nonnus heiffzt ein Münch. Aber yetzendan feind es fchandtliche
nammen, als wir meynen. Von keiner erberkeit wiffen wir mee
(mehr). dozuo ift es kumen."[2] Inwiefern aber die Ehrbarkeit in
den Mönchskreisen aufgehört habe, darüber spricht derselbe Prediger
sich mit dem gröfsten Freimute aus: „Die mañ cloefter, die ir offen
heiffē, es feīd nit cloefter, es feīd huorhüfer."[3]

Nicht besser als um die Mönche war es um die Priester in
sittlicher Beziehung bestellt. Schon Pseudo-Albertus, ein Prediger
des vierzehnten Jahrhunderts, klagt über das überhandnehmende
moralische Verderben des Klerus.[4] Ebenso sagt Geiler von dem
Schwerte der Unkeuschheit: „Es fchlecht (schlägt) — priefter, geift-
lich perfonē, uñ underthon, fchont nyemäts."[5] So verbreitet war
diese Sünde unter dem geistlichen Stande, dafs er über die Pfarrer
urteilt: „Wer kein metz hatt, der ift yetzt from gehaltē, er fey ioch
wie geytig (habgierig) er woell."[6] Ja, nach ihm ist der moralische
Zustand der Pfaffen oft schlimmer als derjenige ihrer Gemeinde-
glieder: „Gemeynlich feind fye groeffer buobē weder (als) ire
underthon in beyden ftaetē (Ständen). Was der gemeyn man ftrycht,
das huffent fye. Hat der gemeyn man ein huor, fo hatt ein folicher

---

[1] Joannis Taulery, *Predig Uff die kirchwyhe*. S. CCXL.
[2] Geyler von Keyferfzberg, *Poftill*. teyl IV. S. XXL. Pred. An des
heyligen apoftel fanct Mattheus tag. — [3] Derselbe, *Die Emeis*. S. XV.
[4] R. Cruel a. a. O. S. 435.
[5] Geyler vö Keyferfperg, *Von den fyben fchwertern, das fybent fchwert*.
[6] Derselbe, *Poftill*. teyl IV. S. XXIIII. Pred. An des heyligen apoftel fanct
Mattheus tag.

wol drey oder fyer."[1] Demselben Gedanken begegnen wir auch bei
Tauler mit etwas anderen Worten: „Du folt des ficher fein dz fy
dafz nit hilfft noch behuet dz fy priefter find, wañ die priefterfchafft
macht fy nit beffer noch heiliger (ach nein) —. Aber dein leben
mag wol beffer fein dann ir leben."[2] Dabei war es besonders be-
dauerlich, dafs, während der Laie um feiner Unfittlichkeit willen
vom Abendmahl ausgeschlossen ward, dem Priefter das gleiche Ver-
halten völlig ungestraft hinging: „Ein leyg, der got (geht) numen
(nur) ein mol im jor zuo dem facrament, und das verbütet man
jm, umb der metzen willen. und fein oberer, der priefter, hatt alle
tag meffz, god alle tag (alfo zuoreden) zuom facrament, unnd hatt
nit allein eine, funder zwo oder drey metzen, uñ do wider redt
nyeman, weder bischoff noch bader (Pater), noch feine amptleüt."[3]
Geiler gibt auch den Grund an, warum die Amtleute zu der Un-
keuschheit des Geistlichen schweigen: „Worumb? Dorumb. Der richter
hett villichter felbs ein metz zuo hufz fitzen, die er zücht. Der pro-
curator hatt auch eine. Und der Fifcal auch eine, uñ der büttel, der
den armen anzücht (beschuldigt), auch eine, und feind all buoben,
und wellend (wollen) einen kleinen buoben ftroffen."[4] Überhaupt
waren die bischöflichen Hofhaltungen ganz besonders ein Sitz aus-
schweifenden Lebens, und die gelehrten Baccalaureen, wie die
Bischöfe selbst, gingen hier mit verwerflichem Beispiel voran. „Man
fchickt uns" Geistlichen, so äufsert wiederum Geiler, „den wein
in den keller, und dz korn in denn kaften —, Darüb das wir unfers
dinges foellen warten, gottes dienft volbringen uñ was uns zuoftott
(zusteht) nit gibt mã es uns, das wir drey oder fier huoren an dem
barren haben zezichen, als da thuon die ftoltzen Baccalarien an den
bifchoffs hoeffen, uñ feind die bifchoff mit dem felben volek umb-
hengt, als ein Jacobs bruoder mit muofchlen, das fol nüt."[5]

In der Regel lebten die Priester mit ihren Zuhälterinnen

---

[1] Geyler von Keyferfzberg, *Poftill.* teyl II. S. XXXVI. Pred. Am
Zynftag noch Reminifcere.

[2] Joannis Taulery *Predig Uff unfers herren fronleichnamstag.* S. CCIII.

[3] Geyler von Keyferfzberg, *Poftill.* teyl III. S. LIII. Pred. An dem
Fyerdten fonnentag noch Trinitatis. — [4] Ebendas.

[5] Geiler vö Keiferfperg, *Die Emeis.* S. IX.

geradezu in wilder Ehe und zeugten Kinder mit ihnen. Der um
1245 verstorbene Cäsarius von Heisterbach bezeugt dies, wenn
er von einem Mönche erzählt, dafs er sein Kloster verliefs, ein
Pfarramt antrat und eine Konkubine ins Haus nahm, „wie es bei
vielen Sitte ist."[1] Ein andermal redet er von „den Konkubinen
der Priester, wie sie leider heut zu Tage viele ohne Scheu bei sich
halten."[2] Bezeichnend ist auch, was er über die Gewohnheit der
ehrbaren Frauen in einem gewissen Kirchspiel mitteilt. Sobald der
Pfarrer desselben sonntags die Kanzel bestieg, nötigten sie, um ihn
zu beschämen, seine Konkubine mit erheuchelter Ehrfurcht, vor
ihnen zu stehen, damit er sie sehe.[3] Nicht weniger offen spricht
Berthold von den Pfäffinnen oder Weibern der Pfaffen und von
den Kindern, welche die letzteren von diesen besitzen. Als er ein-
mal predigt, dafs die Beichtväter verschwiegen sein sollen, läfst er
einen Hörer einwerfen: „Bruoder Berhtolt, ich hân (habe) gehört,
daz etelîche pfaffen die bîhte (Beichte) sagen ir (ihren) wîben"[4]
(Weibern). Er setzt aber gleich hinzu: „Des geloube ich niht" und
urteilt über einen solchen, der es dennoch thäte: „man solte in
vermûren, daz er niemer mensche noch tageslieht (Tageslicht) ge-
saehe."[5] In einer anderen Predigt verbietet er: Du sollst nicht
zur Ehe nehmen deines Paten Kind, der dich aus der Taufe ge-
hoben hat, es sei Laie oder Priester, woran er in dramatischer
Weise folgenden Dialog anknüpft: „Bruoder Berhtolt, nû fürhte ich
mir." Jâ wes fürhtest dû nû? „Dâ hân (habe) ich des pfaffen kint,
der mîn pfarrer dâ ist." Hât er dich eht (eben) niht getoufet noch
erhaben (gehoben) ûz dem toufe? „Nein er! wan (denn) er was
dannoch niendert (damals noch nicht) ûf der pfarre." Sô gesegen
dir sie got! dînes pfarrers kint maht (magst) dû wol nemen, ez sî
sîn sun (Sohn) oder sîn tohter."[6] Hierher gehören auch die Anklagen,
welche in polemischen Auslassungen von Ordensleuten besonders
gegen die Dorfpfarrer erhoben werden, dafs sie in wilder Ehe lebten
und nur für ihre Konkubinen und Kinder sorgten.[7] Ein nicht weiter

[1] R. Cruel a. a. O. S. 269. — [2] Ebendas. — [3] Ebendas. S. 270.
[4] Berthold, ed. F. Pfeiffer. Bd. I. S. 351. — [5] Ebendas.
[6] Ebendas. Bd. I. S. 313—314.
[7] R. Cruel a. a. O. S. 645.

bekannter Landpriester der Diöcese Meifsen verteidigt sich und seine
Genossen freilich gegen diesen Vorwurf, indem er in seiner *Epistola
de miseria curatorum* vom Jahre 1439 schreibt: „Dies und alle an-
deren üblen Folgen hat der Pfarrer der willkürlichen Aufhebung
der Priesterehe zu verdanken, und doch gestatten die Bischöfe aller-
wärts das Konkubinat gegen eine bestimmte Abgabe und sanktionieren
es gleichsam, indem sie diese Steuer auch von denen erheben, welche
ihre eigne Schwester oder Mutter zur Haushälterin haben."[1] Scheute
sich ausnahmsweise ein Priester, eine Konkubine in seiner Pfarre zu
haben, so mietete er sie wohl bei anderen Leuten ein. Daher ver-
sichert Berthold einem Hauseigentümer: „Ist dîn hûs mit rehte
(Recht) gewunnen, dennoch mac dîn hûs ûzsetzic (aussätzig) sîn, daz
ist aber aller meiste armer liute hiuser, die wizzentlich unrehtez
volc hânt (haben) in ir (ihren) hiusern, als die einem pfaffen sîn
wîp behaltent durch ein wênic nutzes."[2]

　　Trotzdem die Priester meistens im Konkubinat lebten, suchten
sie dennoch hier und da junge Frauen zu verführen. Geiler deutet
dies an, wenn er von den Beichtvätern, den Leutpriestern und
Pfarrern sagt: „Es feind etwan die iungen frawe die alte mañ höd,
zuo denē gond (gehen) die felbē vaetter gern heim in die heüfer,
fagē uñ ratē inē, uñ fchreybē in (ihnen) ein buechlin."[3] Ähnliches
thaten auch wohl die höheren Geistlichen, und so konnte es vor-
kommen, dafs „ein oberer ein eebrecher ftrofft, unnd er felbs ein
eebrecher ift."[4] Sogar von Kohabitation mit geweihten Nonnen und
von Blutschande ist bei Priestern einmal die Rede. In einer Predigt
bei Wackernagel heifst es hierüber: „Alfo ift es ouch umb den
priefter. Swie (wie) blind fwie hofroht (bucklicht). und fwie krumb

---

[1] R. Cruel a. a. O. S. 646. Auch bei den lutherischen Geistlichen kehren
bei den ersten kursächsischen Kirchenvisitationen im Jahre 1528 immer und
immer die bekannten Köchinnen wieder; vgl. Burkhardt, *Geschichte der säch-
sischen Kirchen- und Schulvisitationen.* Leipzig 1879.
[2] Berthold, ed. F. Pfeiffer. Bd. II. S. 120.
[3] Geyler von Keyferfperg, *Der hafz im pfeffer, die zwoelft eygefchaft
des haefzlins.*
[4] Derselbe, *Poftill.* teyl III. S. LII. Pred. Am Fyerdten fonnentag noch
Trinitatis.

(verkehrt) er ſi an ſinem leben mit den ſünden. ſo iſt doch ſin ampt
ſchoen. und luter (lauter). und raine. — Und daz wiſſe ain ieglich
mentſch. daz ain prieſter bi ainer gewihten nunnen waer gelegen.
oder bi ſiner ſweſter, oder bi ſiner muoter. der mentſch ſol den
prieſter nit bitten ze ſingenn. Singt aber der prieſter des tages
meſſe. So ſolt du daz geloben (glauben) daz er riuw habe. und ſolt
ſin meſſe als (so) gern hoeren. als ob ſant peter da ſungi.“[1] Unter
diesen Umständen ist es begreiflich, daſs eine Leyserſche Predigt
die Geistlichen nicht Hirten, sondern Wölfe der Christenheit nennt:.
„Die vuorſten (Fürsten). pebiſte. cardinale. biſcholue. apte. probiſte
erzprſtere. pherrere. und aller hande prelaten. geiſtlich und werlt-
lich. di die criſtenheit ſolden bewarn und hirten ſoldin ſin ober die
ſchaf unſers herrin iheſu criſti. die ſin wolue.“[2] Dementsprechend
redet auch Berthold davon, „swie (wie) vil prieſter ze helle (Hölle)
sî —. Man vindet ouch bischove dâ und ebbete und prôbeste, die
vindet man alle ze helle“[3], wogegen Geiler hervorhebt, daſs es
doch auch noch rühmliche Ausnahmen unter den Geistlichen gebe:
„Darumb, daz éin pfaff unrecht thut, darumb seind si nit alle schelk.
Noch seind sie es nicht allesamen, darumb so lug, was du urteilest,
man findet noch vil frummer obern.“[4] Die groſse Masse freilich
hält auch er für sittlich verkommen, indem er zugleich angibt, wer
die Schuld an diesem traurigen Zustande trage. Es sind die Laien,
insbesondere die adligen Kirchenpatrone, welche keine besseren
Pfarrer haben wollen: „Weñ eſel, ſtalbuoben, kutzenſtricher (die den
Huren nachstreichen), unerber leüt, lecker (sittenlose Menschen) unnd
buben, ſollich leycht volck dinget man yetz, uñ findent gar bald ein
(einen) conductor der ſye dingt. denen frogt man noch. Aber die
erbern dingt man nit. weñ (denn) nieman frogt võ d' leer, deñ allein,
iſt er ein guot geſel, uñ ein guotter boſſz (Bube)? Do werdēt deñ
Byſchoeff uſz, uñ Cardinel, uñ werdent jnen dorzuo die aller feiſſeſten

---

[1] W. Wackernagel, *Altdeutsche Predigten und Gebete*. S. 80—81; vgl.
Berthold, ed. F. Pfeiffer. Bd. I. S. 531.

[2] H. Leyser, *Deutsche Predigten des XIV. Jahrhundertes*. S. 109.

[3] Berthold, ed. F. Pfeiffer. Bd. II. S. 41—42.

[4] Geiler bei H. Rinn a. a. O. S. 11.

pfruonde. Den die pfruondē habe zuoverlyhē als die edlē, die felbē ſtellēt yetz noch follichē leychtē leütē. Ey ſprechent fye, er kan wol predigē, uñ die ſacramentē darreichē, was darff es wytters? So doch ein follicher bafz (recht wohl) kan im brett (Schachbrett) ſpylē, uñ den habich bereittē, uñ birffzē uñ beitzē. Difze pfaffen dingt mā. Alſo gots yetz in d' welt. Mā darff aber dē pfaffē die ſchuld nitt geben. dann ir leigen wellen (wollt) follich pfaffen haben."[1] Was insbesondere den Pabst, die Kardinäle und Bischöfe anlangt, so werden ihre Stellen durch nichts anderes als durch Kauf und Be-stechung gewonnen: „Do iſt kein vernunfft nitt, weder in dem Bobſt, noch in den Cardinaelen, noch in den Bifchoeffen. Wie kumpt es ſprichſt du? Es kumpt alſo, und iſt dovon. Wenn (denn) das Bobſt-tumb ʿunnd Bifchtumb, uñ die pfruenden, und der plunder, dz würt yetzendan (jetzt) ufzgeteilt durch Simon, das iſt durch Simony. Dann Petrus iſt fifchen gangen. Nit teilet maus ufz noch wyfzheit, dz man frog, ob ein obrer gelert oder ungelert ſey, fruͤ oder un-fruͤ, oder ob er wyfz ſey. Nein überal nit, nit ein tropffen. Sunder allein noch Simony. Wann (denn) denen, die die ſelben beſtechen, denen werdent die pfruondē, die werdenn dem volck fürgeſetzet. und alſo dem noch macht man yetzendan Baebſt, Cardinael, und Bifchoeff."[2]

Aufser der Unſittlichkeit, wie ſie ſich in dem aufserehelichen Verkehr der beiden Geschlechter kund gab, ist noch von einer be-sonderen Art von Unkeuschheit bei den Männern die Rede. Geiler gedenkt derselben mit den Worten: „Die dritt Schell iſt, ein luſt haben auff bloſſe haut fzugreiffen, nemlich den Weibern oder Jung-frawē an die Brueſtle zugreiffen. Dann es ſein etliche darauff gantz geneigt, das ſie meinē, ſie koennen mit keiner redē, ſie mueſſen jr an die Brueſtle greiffen, dafz iſt dann ein groſſe geilheit."[3] Berthold aber spielt auf die Betastung der weiblichen Genitalien an, indem er unter den verschiedenen Gelüsten des Fleisches anführt: „Daz vierde daz schentlich küssen. Daz fünfte diu schentlich begrīfunge

[1] Geyler von Keyferfzberg, *Poſtill.* teyl I. S. XXX—XXXI. Pred. Am Sönentag Septuagefima.

[2] Ebendas. teyl III. S. LII. Pred. Am Fyerdten ſonnentag noch Trinitatis.

[3] Johan Geyler, *Welt Spiegel, oder Narren Schiff.* S. 186.

der lider" [1] (Glieder). Über die Männer, die sich auf diese Weise
verfehlen, urteilt er entrüstet: „Und eteliche tuont sô getâniu dinc,
daz sie niemer dehein (irgend ein) reinez dinc solten an grîfen,
weder wîn noch brôt noch becher noch schüzzeln nôch den galgen:
sie waeren des halt niht wert, daz sie den narten (Trog) solten au
grîfen, dar ûz diu swîn ezzent, noch deheine krêatiure, die diu
werlt (Welt) ie gewan." [2] Auch die Onanie überhaupt, wie die gegen-
seitige Onanie im besonderen wird bei Geiler erwähnt: „Die ander
Schell ilt, ein Wollult fuchen inn dem greiffen feiner oder eines
andern heimliche glieder —. So einer nothhalben fich oder ein
andern in folchen gliedern angreifft, ilt es kein fuendt, fo man aber
folches Wollults halben thut, ilt es ein grofle fuendt." [3] Noch be-
stimmter spricht sich derselbe Prediger an einer anderen Stelle
hierüber aus, wo er einem jungen Manne empfiehlt, nicht morgens
nach dem Erwachen noch lange im Bette zu verweilen, „wañ fo er
bleybt ligen, uñ dē teufel gerat den bratē hin uñ her wendē, be-
gebē fich zuom dickern (öftern) mal fchwaerer fünden, die da alfo
gehandelt werdē, on mañ od' frawē bey inē felbs, weder (als) fo fie
die mit den wercken funlt volbraechtē." [4] An dem gleichen Orte
wird nicht nur auf die Onanie, sondern auch auf die Päderastie
und Sodomiterei, welche letztere mit dem Scheiterhaufen bestraft
ward, hingewiesen. Über die mancherlei Weisen, der Lüste zu
pflegen, erfahren wir hier: „es fey mit eygen freündt fchenden, —
es fey mit der ungenanten unkeüfcheit, darumb man die leüt ver-
breñt, oder fich fchamlich fchantlich felbs anrueren, die gemecht im
oder andern, dz da nützer gefchwigē ilt dañ (als) geredt, woelche
unkeüfchheit d' teüfel felbs haffet, uñ darab fpeüwet (speiet) und
fpricht, pfey pfey." [5] Die „ungenannte Unkeuschheit" der Sodomiterei
findet als besonders verabscheuungswürdig auch bei Berthold Er-
wähnung: „Maledictus qui dormit cum omni iumento. — Pfi, fchant-
flecke, bistû iendert (irgendwo) hie, vil wunderlichen balde in starke

---

[1] Berthold, ed. F. Pfeiffer. Bd. II. S. 140.
[2] Ebendas. Bd. I. S. 207.
[3] Johan Geyler, *Welt Spiegel, oder Narren Schiff.* S. 185.
[4] Derselbe, *Von den fyben fchwertern, das fybent fchwert.* — [5] Ebendas.

buoze oder an den grunt der helle, wan (denn) diu helle ist mit
dir geschendet. Vî, verfluochter man, der mit der selben sünde
umbe gât, — verfluochter kneht —: die sint alle verfluochet, sie
sîn geléret oder ungeléret, arm oder rîch, die sint verfluochet vor
dem der sîn muoter hât. Wan diu selbe unkiusche ist noch groezer,
danne (als) der sîn muoter hât. „Bruoder Berhtolt, wir enwizzen
(wissen nicht) waz dû meinest." Sich, daz ist mir daz aller liebeste.
Nû seht in iuwer herze, ob ir ie kein dinc getaetet an der heime-
liche, des ir iuch hie noch dort vor schanden getorstent (getraut zu)
bihten (beichten): ein schalkhaft herze verstêt mich wol." [1]

Nicht weniger als die Männer waren auch die Frauen der Un-
zucht ergeben. Ein Teil derselben liefs sich durch „zuotrîberinnen" [2]
(Zutreiberin) oder „trüllerinnen" [3] (Kupplerin) für die Männer ge-
winnen. Es ist besonders Bertholt, der diese „trüllerinnen" immer
wieder erwähnt. Er nennt sie „des tiuvels jagehunt (Jagdhund)
und des tiuvels wahtelbein" [4] (Lockpfeife) und sagt von ihnen: „Die
andern jeger, die ouch (auch) under den frouwen sint, die verjagent
ouch dem almehtigen gote manige sêle, daz ir (ihrer) niemer rât
wirt. Daz sint die trüllerinne unde die trîberinne (Treiberin), die
manige reine sêle verjagent ûz (aus) der hulde unsers herren; wan
(denn) die behielten sich iemer wol unde reine âne (ohne) die selben
trîben. Daz der tiuvel inner zehen jâren niemer mac zuo bringen
(zu stande bringen), daz füeget sie inner vier wochen etewenne
(bisweilen) oder etewenne in zwein oder ê (eher). Jr bürger, ir
soltet sie ûz der stat slahen (schlagen), wan ir habet êrbaere hûs-
frouwen. Unde tuot ir des niht, sô müget ir wol leidigen schric
(Schreck) dâ von geleben" [5] (erleben). Ähnlich äufsert er sich in
einer anderen Predigt, wo er den Frauen vorhält: „Als ir frouwen,
ir habent (habt) einerleie râtgeben, die heizent trüllerin: die ver-
râtent iu (euch) sêle und êre: wan daz der tiuvel in vier jâren oder
in sehs (sechs) jâren niht geschaffen mac noch gerâten (raten), daz
râtent si in vier wochen oder lîhte (leicht) ê; und man solte die

---

[1] Berthold, ed. F. Pfeiffer. Bd. II. S. 218—219. — [2] Ebendas. Bd. I.
S. 25. — [3] Ebendas. Bd. I. S. 67. — [4] Ebendas. Bd. II. S. 219. — [5] Ebendas.
Bd. I. S. 208.

selben râtgeben mit hunden ûz der stat hetzen."[1] Mit etwas ver-
änderter Wendung hören wir wieder von solchen berichten, die den
Teufeln unter den Frauen besonders wert sind: „Daz sint die niht
genüeget an ir selbe genesche (ihrem eigenen Gelüste), sie wellent
(wollen) dannoch umbe gân (umgehen) mit fremeden genesche. Pfi,
ir tiuvele, die sint iu gar liep als die trüllerinne, des tiuvels jage-
hunde die dem tiuvele mêr sêlen antwurtent (überantworten), dan
(als) ir eines sêle, wan sie verrâtent dem sîn tohter, dem sîn swester,
dem sîn nifteln (Nichte), dem sîn hûsfrouwen, dem sîn dierne. Vî,
Jûdasen swester, verrâterin an maniger sêle, sich (sieh), dîn marter
wirt groezer dâ ze helle danne (als) der (derjenigen, welche) die
sünde tuont"[2] (thun). Auch über den Lohn, der den Kupplerinnen
zu teil ward, erhalten wir bei Berthold Auskunft, wenn er von
ihnen sagt: „Wan sie wellent (wollen) niht würken (arbeiten) noch
anderz schaffen wan (als) verrâten und warsagen und zoubern und
liegen und triegen. — „Waz welt ir mir geben: ich lêre iuch daz
iu der man holt wirt." Sô sprichet sie zuo dem man: „Welt ir
mir zwêne (zwei) schuohe koufen? Ich gewinne iu die oder die."
Man gît (gibt) ir zwêne schuohe."[3] „Sie kâmen den almehtigen got
sô wolveil an niht die sêle, die dû im alsô verkoufest umbe zwêne
schuohe oder lîhte etewenne (bisweilen) kûme umbe zwêne pfenninge
oder gar umbe sus"[4] (umsonst). Besonders waren es die Witwen,
die gerne Kuppelei trieben, wie gleichfalls Berthold berichtet:
„Die dritten witewen den (denen) wirt der lôn weder oben ûf dem
himele noch hie niden noch der êliute (Eheleute) lôn noch dehein
(irgend ein) lôn, danne (als) an dem grunde der hellen bî Judas.
Daz sint die trüllerinne unde die antragerinne, der nieman mêr ze
keiner bôsheit geruochet (Neigung hat). — Jr bürger und ir edeln
liute, ir sult in (ihnen) iuwer (euer) hûs verbieten und ouch die stat
und ouch daz lant sol man in verbieten."[5]

Bei vielen Frauen und Mädchen bedurfte es freilich der Kupple-
rinnen gar nicht, da wir von ihnen hören: „Aber die mann doerffen
nit me (mehr) werben umb die frawen. Die iungen meytlin (Mädchen)

[1] Berthold, ed. F. Pfeiffer. Bd. I. S. 6. — [2] Ebendas. Bd. II. S. 189. —
[3] Ebendas. — [4] Ebendas. Bd. I. S. 336. — [5] Ebendas. Bd. I. S. 335.

luogen yetz felber wo, und wie fye die man verderben, und ift ein
arm ellend ding worden."[1] Namentlich suchten sie die Mönche und
Pfaffen in ihre Netze zu ziehen, so sehr auch gerade diese Sünde
mit hohen Kirchenstrafen bedroht war. Beteuert doch Berthold:
„Ir frouwen, die bî gewîhten priestern ligent, daz ist ouch der
wirsten (schlimmsten) mortexte einiu, die der morder (sc. der Teufel)
iendert (irgend) hât."[2] „Dâ hüete sich alliu diu werlt (Welt) vor.
Ez si ein man, der orden in einem klôster habe, unde lît (liegt) ein
frouwe bî dem unkiuscheklîche, diu ist sâ (sogleich) zehant (auf der
Stelle) in dem hoehsten banne, den got in himel und ûf erden hât,
ob sie halt nieman niemer ze banne getuot. — Ir sult sie fliehen
unde schiuhen (scheuen) als liep iu (euch) himelrîche ist. Swer
(wer irgend) sie hûset oder hovet oder schirmet, der wirt in der
selben schulde begriffen."[3] Trotzdem aber wird von den jungen
Mädchen berichtet: „Die iungen toechteren, uñ die iungen meytlin
gedencken, wie fye ettwann münch, unnd pfaffen haerumb bringen"[4],
und den Frauen macht Geiler zum bitteren Vorwurf: „Das man
aber inn den kloefterenn zuo erften meffen (Kirchweih), oder funft
zuo anderen zeitten follich buobenteding uffrichtet, unnd das die
frowen in die kloefter gond (gehen), unnd mitt den münchen uff
unnd ab hupffent, und in die zellenn und winckel doraffter (danach)
fchlieffent (schlüpfen), das ift einn offentlicher mifzbruch, unnd fol
nitt geftattet werden. denn kein frow fol in kein münch klofter nit
gon. es ift luter buobenteding. Menge fromme frow got in ein
klofter, und aber got ein huor wider herufz. Doran feind fchuldig
ir mann, die do eweren (euren) wyberen follichs geftatten."[5]
     Aber auch auf andere als Mönche und Priester pflegten es die
Mädchen abzusehen. Daher legten sie sich gerne in das Fenster,

---

[1] Geyler von Keyferfzberg, *Poftill.* teyl III. S. LXVII. Pred. An dem
Neünden fonnentag noch Trinitatis.
[2] Berthold, ed. F. Pfeiffer. Bd. II. S. 69; vgl. Bd. II. S. 109 u. S. 256.
[3] Ebendas. Bd. I. S. 130.
[4] Geyler von Keyferfzberg, *Poftill.* teyl III. S. LXVII. Pred. An dem
Neünden fonnentag noch Trinitatis.
[5] Ebendas. teyl I. S. XXIIII. Pred. Am II. Sönentag noch dem Achten der
drey künig tag.

um von den jungen Männern gesehen zu werden[1], oder man „uant (fand) ſi" aus dem gleichen Grunde „an der gazzen unt an der ſtrazze ſpilent"[2], oder sie putzten sich mit Schminke und Kränzen, damit man säbe, daſs sie feil wären und sich den Männern ergäben: „Die andern meide vî!", sagt Berthold hiervon, „die sint dem tiuvele gar und gar vil lieber danne (als) die êrsten. Daz sint alle die ir magetuom (Jungfernschaft) veile tragent ze unê und ze unstaete (Unstätigkeit) und sich an pflanzent (schmücken) sô mit varwen, sô (wie) mit schappeln (Kopfputz von Blumen) gên (zum) tanzen, daz man sehe daz sie veile sî, als der ein ros (Roſs) verkoufen welle, der stôzet (steckt) im ein zil (Augenziel, Zeichen) ûf, ein loup (Laub) oder etewaz und stricket (bindet) im den zagel (Schwanz) ûf: sô sihet man daz ez veile ist."[3] Von solchen Mädchen, auch wenn sie nicht zu Falle kommen, heiſst es dann weiter: „Die alsô ir magetuom veile tragent ân (ohne) ê (Ehe) darumbe daz vil manne umbe sie werben, swie (wiewohl) sie ein maget sî an dem fleische, wirt sie alsô funden, ir wirt niht der meide (Mädchen) lôn noch der witewen lôn noch der êliute (Eheleute) lôn. Ir wirt der lôn daz ir sêle niemer mêre rât wirt, bezzert sie ez gote niht anders, wan (denn) buoze (Buſse) ist ze allen zîten ûz genomen."[4] Für gewöhnlich aber wurden „gar vil diernen" so durch Unkeuschheit „ermordet in den êwigen tôt."[5] Denn wir erfahren von gar manchen, „die den magettuom verliesent (verlieren) — âne (ohne) ê[6] (Ehe), und Berthold geht noch weiter, wenn er versichert: „Die dierne — unde die töhter sint alles — nescherin"[7] (Anhängerin fleischlicher Gelüste). Nicht selten werden auch die Witwen um ihres unsittlichen Verhaltens willen getadelt. Denn obgleich Berthold dieselben mehr als einmal erinnert: „Ju (euch) witewen hât der almehtige got ouch geboten daz ir kiusche sît. Swie (obgleich) ir den magettuom verlorn habet zer ê oder zer unê, sô müget ir

---

[1] Geyler von Keyſerſzberg, Poſtill. teyl III. S. LXI. Pred. An dem Achtenden ſonnentag noch Trinitatis.

[2] W. Wackernagel, Altdeutsche Predigten und Gebete. S. 42.

[3] Berthold, ed. F. Pfeiffer. Bd. II. S. 187—188.

[4] Ebendas. Bd. II. S. 188. — [5] Ebendas. Bd. II. S. 69.

[6] Ebendas. Bd. II. S. 100. — [7] Ebendas. Bd. I. S. 82.

daz himelriche wol gewinnen mit der kiusche (Keuschheit), daz ir
iemer mére kiusche blibet mit dem leben der kiuschekeit"[1], so
wurde doch von vielen dies Gebot nicht beachtet. „Daz sint die
witewen, die dâ naschent sam (wie) daz vihe, sô sîn gemechede
(Ehegemahl) stirbet."[2] Von diesen sagt Berthold, indem er sie
mit den Witwen vergleicht, welche die Zeit statt mit Arbeiten mit
Schwatzen verbringen: „Ez sî frouwe oder man die alsô lebent mit
ir (ihrem) witewentuome, die sint dem tiuvele michel (viel) lieber
dan (als) aber die êrsten."[3]

Noch öfter als die Witwen werden die Nonnen als solche ge-
genannt, welche sich einer Übertretung des Keuschheitsgebotes
schuldig machen. Allerdings war es eine schwere Sünde, „geift-
liche perfonen zuo fchweche"[4] oder „bî geistlichen liuten ze ligen,
die gote gemehelt (vermählt) sind."[5] Es wird auch ausdrücklich
erklärt: „In dem hôhen banne vervarnt — alle di bî nunnen ligent,
die orden habent in kloestern, die sint alle in dem hôhen banne
und alle die sie beschirment, die kument (kommen) alle in den
vierden frithof."[6] Ja, zu besonderer Einschärfung heifst es noch
einmal: „Die bî nunnen ligent, die orden habent in klôstern. Die
sint ze hant (auf der Stelle) in dem hôhen banne, daz niemer kein
hoeher ban werden mac."[7] Nichtsdestoweniger aber fanden die
Nonnen oft genug Gelegenheit zu verbotenem Umgang, eine Gelegen-
heit, die sie nur zu gerne ergriffen. War es doch schon ein Zeichen
ihres unkeuschen Sinnes, was Geiler über die von ihnen beliebten
Jesusknaben berichtet: „Kein moler kan kein Jesus knabē yetzt
molen, on ein zeferlin (kleines männliches Glied). Es muofz ein
zeferlin habē (alfo fprechē unfzer begynē[8] (Laienschwestern) uñ

---

[1] Berthold, ed. F. Pfeiffer. Bd. I. S. 476.
[2] Ebendas. Bd. II. S. 188. — [3] Ebendas.
[4] Geyler vö Keyferfperg, *Von den fyben fchwertern, das fybent fchwert.*
[5] Berthold, ed. F. Pfeiffer. Bd. II. S. 141.
[6] Ebendas. Bd. II. S. 35; vgl. Bd. I. S. 130 u. S. 206.
[7] Ebendas. Bd. II. S. 69; vgl. Bd. I. S. 531.
[8] Die Vereine der Beghinen verdankten ihre Entstehung dem ausgezeichneten
Volksprediger Lambert le Beghe zu Lüttich im 12. Jahrhundert; die Schwester-
schaften vermehrten sich aufserordentlich im 13. Jahrhundert, als viele von der
Kirche wie vom Kloster sich unbefriedigt fühlten oder wegen Armut die Ein-
kleidung nicht erlangten.

nonnen). Uñ weñ man ein Jefus knabë in die nonnenkloefter gibt, hat es kein zeferlin, fo fol es nüt."[1] Von den unreinen Gedanken aber war nur noch ein Schritt zu unreinen Werken, und so hören wir denn, Nonna heifse eine Nonne auf deutsch, dieser ehrliche Name sei indessen zu einem unehrenhaften geworden.[2] Denn was oben über die Mannesklöster gesagt ward, wird auch von den Nonnenklöstern versichert: „Die frauwencloefter, die nit reformiertt feind, — es feid nit cloefter, es feid huorhüfer."[3] Namentlich über die armen Edelfräulein, die sich in ein Kloster begeben hatten, berichtet Geiler unwillig: „Menger (mancher) armer edelman, d' do hat dry od' vier toechter, Ey fprich er, ich hab yegkliche nit fo rylich (reichlich) mit eeftür (Aussteuer) in die ee zuoverforgen, als fich wol zimpt meinem gefchlecht. Sol ich fye denn einem hantwercksgefellen gebë, fo ift es meinen gefchlecht ein grofz fchand. uñ alfo wilt du fie dañ geiftlich machë, uñ ftoffeft fye in die kloefter hyn uñ haer umb end (und) umb. do werdent fye deñ zuo huoren, uñ machent kind', das felb ift deñ deinë gefchlecht kein fchand."[4]

Unter den erwähnten Verhältnissen trat natürlich sowohl bei weltlichen als bei geistlichen Frauen leicht Gravidität ein, und dieser suchte man öfter auf künstlichem Wege ein Ende zu machen. Namentlich bei Berthold ist von Fruchtabtreiben die Rede, das, wie es scheint, ziemlich häufig ausgeführt wurde. Anleitung dazu pflegten die Kupplerinnen zu geben, da von einer solchen gesagt wird: „Sô lêret sie die kint verliesen"[5] (verderben). Auf ihren Rat nahmen schwangere Mädchen einen nicht näher bezeichneten Trank ein, so dafs als besonders grofse Sünderinnen angeführt werden, „die kint verliesent, die ir kint verderbent in ir (ihren) liben (Leibern) oder sust ein tranc trinkent, daz sie niemer kint tragende werdent und wellent (wollen) ir gelust hân (haben) mit mannen und

---

[1] Geyler von Keyferfzberg, *Poftill.* teyl IV. S. XXII. Pred. An des heyligen apoftel fanct Mattheus tag.

[2] Ebendas. teyl IV. S. XXI. Pred. An des heyligen apoftel fanct Mattheus tag.

[3] Geiler võ Keiferfperg, *Die Emeis.* S. XV.

[4] Derselbe, *Poftill.* teyl III. S. LXIIII. Pred. Am Neünden fonnentag noch Trinitatis.

[5] Berthold, ed. F. Pfeiffer. Bd. II. S. 189.

der arbeit niht haben mit den kinden — an wie maniger sêle bistû
schuldic, owê, wie dich dîn herre (sc. der Teufel) kroenet am grunde
der helle.“ [1] Statt innerlicher wurden auch wohl äufserliche Mittel,
um den Abortus herbeizuführen, gebraucht: „Daz râtet allez der
tiuvel, ê (ehe) daz kint lebendic wirt. Sô ez danne lebende wirt,
sô kêret er dannoch allen sinen fliz (Fleifs) dar an, und schündet
(treibt an) und raet, wie diu muoter daz kint verderben müge in
ir (ihrem) lîbe, dankes oder undankes. Er raetet ir eht (eben), daz
sie tanze oder daz sie ringe oder hüpfe und ungewar (unvorsichtig)
trete oder valle, oder daz sie sich harte über ein kisten neige. —
Ir frouwen, schônet ouch iuwer selbe gar flizicliche vor springen
und vor schimpfe (Spiel) und vor tanzen. Daz ist iu halt ze andern
ziten guot.“ [2] Wurde trotz dieser Mafsregeln das Kind bis zur
Reife getragen, so scheuten einzelne sich nicht, ihre Hand an das
Neugeborene zu legen und so eine Todsünde auf sich zu laden.
Denn die „mörderin, die ir eigeniu kint mordent“, werden zu denen
gezählt, welche durch Fasten, durch Wachen und Kasteien nie genug
büfsen können. [3] Selbst die böseste Natter, die giftigste Spinne und
die unreinste Wölfin sind bessere Mütter als diese. „Mörderin dîns
eigen kindes“, so fragt Berthold, „wie stêt ez umbe dîne buoze?
Pfi! aspis, aller natern boeste unde wirste (schlimmste), diu tuot ditz
niht daz dû tuost. Under ahtleie (achterlei) spinnen diu grüene
spinne, aller spinnen wirste, diu mordet ir kint niht als dû. Pfi
dich, daz ie dehein (irgend ein) touf (Taufe) ûf dich kam! Wiltû der
sünden unflât trîben unde der arbeit niht lîden mit den kinden? —
Nû gêt ein rehter (rechter) wolf, der von unreinekeit stinket, der gêt
in den tôt durch sines kindes willen! unde daz ein getoufter mensche
ein mörderin wirt irs eigen kindes, daz wizze, daz dir nôt ist der
gnâden unsers herren an der buoze“ [4] (Bufse).

Aber auch sonst wollten manche Frauen wohl die Wollust ge-
niefsen, aber sich mit Kindern nicht abmühen. Daher redet Bert-
hold von solchen, die „sich lâzent (lassen) betasten mit der hende“,
wobei er drohend hinzufügt: „Owê, daz ic dehein touf ûf dich kam,

---

[1] Berthold, ed. F. Pfeiffer. Bd. II. S. 109. — [2] Ebendas. Bd. II.
S. 56—57. — [3] Ebendas. Bd. I. S. 67. — [4] Ebendas. Bd. I. S. 71.

dû schantflecke aller dirre (dieser) werlte, wâ (wo) dû dâ sitzest
vor mînen ougen!"[1] Geiler aber bemerkt, als er „die ander Schell
der boefen Weiber" befpricht: „Darnach fein etliche alfo auff Geil-
heit geneigt, das fie jhre begirden mit wunderbarlichen inftrumenten
erfuellen, oder fich den unvernuenfftigen Thieren underlegen, damit
fie allein nur jhr unkeufchheit unnd unerfettigkeit volftrecken."[2]
Von diesen Frauen meint er: „Ein Weib wenn fie die fcham von
jhr leget, unnd den fchemel under den Banck ftoffet, fo ift es fchon
umb fie gefchehen, unnd ift kein Ehrbarkeit mehr inn jhr."[3]
Berthold aber ruft über die, welche so in unnatürlicher Weise
ihren Geschlechtstrieb befriedigen, aus: „Vî, verfluochte frouwe, —
verfluochte dierne"[4], und zugleich äufsert er über die Sünde, welche
dieselben begehen: „Diu — ist sô unreine, daz ich dâ von niht
reden tar (wage). Ich hân dâ von niht ze reden, wan sie ist noch
griulîcher verfluochet danne (als) die andern alle samt."[5] Alle, die
sich so weit vergäfsen, beteuert er, würden ihrer Strafe nicht ent-
gehen, möchten sie auch mit noch so unschuldiger Miene während
der Predigt vor ihm sitzen: „Und sitzent eteliche dâ vor mir, sam
(als ob) sie niht wazzer trüeben kunnen und waz sie an der heime-
liche tuont daz weiz nieman baz (besser), danne (als) sie und ir
herre der tiuvel, wan (denn) dir ist dâ nieman mêr sô nâhen"[6] (nahe).

Wie aber „di juncvrowen meitlîche, di witewen witewelîche",
so sollten „di êlîchen êliche kûscheit"[7] (Keuschheit) bewahren.
Trotzdem kam Unkeuschheit auch im Ehestande vor, den übrigens
Geiler „einen herteren ftat (Stand) dā cartheüfer ordē"[8] nennt,
indem er gesteht: „So ich ein erwelē folt und' den zweyen, wölt
ich ee (eher) ein Cartheüfer werden, weder (als) ein eeman."[9]
Über die Unsittlichkeit Verheirateter berichtet derselbe: „Aber
was wuoftes der unkeüfcheit anhanget, davon ift beffer hübfcher
und züchtiger gefchwigen deñ geredt. Nitt allein bey deñ, die

[1] Berthold, ed. F. Pfeiffer. Bd. I. S. 205.
[2] Johan Geyler, *Welt Spiegel, oder Narren Schiff*. S. 235. — [3] Ebendas
[4] Berthold, ed. F. Pfeiffer. Bd. II. S. 219.
[5] Ebendas. Bd. II. S. 218. — [6] Ebendas.
[7] F. Pfeiffer, *Deutsche Mystiker des 14. Jahrhunderts*. Bd. I. S. 117.
[8] Geyler vö Keyferfperg, *Von den fyben fchwertern, das fybent fchwert*.
[9] Ebendas.

dem felben lafter allenthalben nach lauffen, wie die unvernünfftigen
fchwein, mer ouch begibtt fich defz gleichen vil in eelichem ftat." [1]
Schon das galt als Unrecht, nahe Verwandte zu heiraten. In Bezug
hierauf wurden vier Sippen unterschieden, von denen die erste die
Geschwister, die zweite die Geschwisterkinder, die dritte deren
Kinder und die vierte die Enkel von Geschwisterkindern umfafste.
Innerhalb dieser Sippen durfte nicht geehelicht werden, wie denn
Berthold erklärt: „Der êrste mensche, den dir got verboten hât
zer ê (Ehe) —, daz ist fleischlîchiu sippe. Der an der vierden
sippe ist dîn mâc (Verwandter), oder naeher. Ist er dir beidenthalp
an der vierden sippe, sô soltû in mîden (meiden): wan (denn) dû
maht (kannst) ze rehte (zu Recht) keine ê mit im gehaben. — Ist
ez aber einhalp ze der vierden sippe und anderhalp ze der fünften,
sô sol man sie niht scheiden." [2]   Aufserdem durfte man auch die-
jenigen nicht heiraten, die mit irgend einem Gliede der ersten bis
vierten Sippe vermählt gewesen waren. Denn „der ander mensche,
den dû zer ê mîden solt", so fährt Berthold fort, „der heizet ge-
swaegerlîche sippe. Daz ist der mensche, der dînen mâc (Ver-
wandter) oder dîne maeginne (Verwandte) hât gehabet zer ê oder
zer unê, der dîn fleischlîchiu sippe was als (so) nâhen, daz dû in
selbe mîden solt." [3] Da die Patenschaft als geistliches Sippeteil
galt, geistliche Verwandtschaft aber für ebenso nahe als leiblîche
angesehen wurde, so war es auch nicht gestattet, ein Patenkind
oder einen von dessen verwitweten Eltern zur Ehe zu nehmen.
Daher sagt Berthold: „Der dritte mensche, den dû zer ê niht
haben solt, daz ist dîn geistlich sippeteil (Verwandtschaft). Daz eine
ist: dû solt mîden zer ê den menschen, den dû ûzer (aus) touf
(Taufe) erhaben (gehoben) hâst. Der ander: des kint dû erhaben
hâst. Den dû erhaben hâst daz ist dîn tote (Taufpate); des kint
dû erhaben hâst der ist dîn gevater: die soltû bêde (beide) mîden." [4]
Trotz dieser kirchlichen Verbote aber war das Sippebrechen eine
ziemlich gewöhnliche Erscheinung: „Sie hât sô gar obernhant

[1] Geiler vo Keyfzerlperg, Der feelen Paradifz, cap. VI. Von warer
keüfcheit. S. XXXVIII.
[2] Berthold, ed. F. Pfeiffer. Bd. I. S. 311—312.
[3] Ebendas. Bd. I. S. 312. — [4] Ebendas. Bd. I. S. 313.

(überhand) genomen diu selbe sünde", versichert Berthold, „daz
sippebrechen unde gevaterschaft all ein ist. „Jâ" sprichet er, „ez
ist ein wazzersippe" (Verwandtschaft durch das Taufwasser), unde
trîbet sîn gespötte. Daz ist allez von der gewonheit." [1]

Im übrigen aber wird ausdrücklich versichert: „Ein fraw
nemmen, und zuo der ee griffen, ist nit unrecht. wan (denn) es ist
der siben sacrament eins." [2] Hat doch bereits Jesus die Hochzeit
zu Kana besucht, um dadurch zu zeigen, „das Eelicher stat ein
eerlicher stat ist, unnd dozuo das man durch eelichen stat mag
kummen in ewige saeligkeit." [3] Ebensowenig ist die Kohabitation
Verehelichter als Sünde anzusehen. Berthold äufsert hierüber:
„Ez ist ein schemelichez dinc, dâ frouwen unde man ir geslehte
mite môrent, daz einveltige liute ofte dar umbe angest habent, daz
sie eine houbetsünde getuon" [4], er fügt aber gleich hinzu: „Ist eht
(nur) daz sie ez ze rehte tuon, als ez got geboten hât und als in
dem paradise gesetzet wart, sô ist ez niht sünde." [5] In Überein-
stimmung damit steht, was er an einer anderen Stelle sagt: „Swer
(wer immer) dâ sprichet, ez müge dehein (kein) êman bî sîner hûs-
frouwen geligen (liegen) âne (ohne) houbetsünde, der ist reht ein
arger ketzer." [6] Den Verehelichten hat vielmehr Gott Abstinenz
nicht geboten. [7] Denn „daz andern liuten sô sünde ist daz ez tôt-
sünde heizet, daz ist disen liuten keiner slahte (keinerlei) sünde." [8]
„Dâ tuont dise liute in der heiligen ê drîzic jâr, vierzic jâr, fünfzic
jâr, sehzic, alse lange sô sie lebent, rehte daz selbe daz ouch dû
tuost, unde die gevarn (fahren) niemer zer helle drumbe, sie enirre
(beirre) danne ander sünde" [9], so hält Berthold einem unkeuschen
Ledigen vor. Ja, der eheliche Umgang ist nicht nur ein erlaubtes,
sondern sogar ein verdienstliches Werk. „Ich bekeon wol", so sagt

---

[1] Berthold, ed. F. Pfeiffer. Bd. I. S. 82.
[2] Geyler von Keyserszberg, Postill. teyl III. S. XXXXVI. Pred. An
dem Anderen sonnentag noch Trinitatis.
[3] Ebendas. teyl I. S. XXIIII. Pred. Am II. Sönentag noch dem Achten der
drey künig tag.
[4] Berthold, ed. F. Pfeiffer. Bd. I. S. 306. — [5] Ebendas.
[6] Ebendas. Bd. I. S. 406. — [7] Ebendas. Bd. I. S. 476.
[8] Ebendas. Bd. I. S. 305. — [9] Ebendas. Bd. I. S. 307.

Geiler, „weñ folliche eeliche werck gefchehen, als fye gefchehē follend,
uñ in rechter meynũg, fo feind es verdienftliche werck. Sprichft du.
Was meynung fol ich doriñ haben? Ein kurtze antwurt. Das fol dein
meynung fein, dz du welleft kindlin dovō haben.“ [1] Die Kinder-
erzeugung wird auch sonst als Zweck der Ehe angegeben. Schon
Berthold legt den Verheirateten die Mahnung ans Herz: „Zuo
dem andern mâle daz ir iuch niemer zesamen legent wan durch
kinde willen.“ [2] Ähnlich spricht auch Eckhart sich aus: „Nû
merkent unde sehent mit vlîze: daz nû der mensche iemer mê (fort)
juncvrowe wêre, sô enkême (käme nicht) niemer enkeine fruht von
m e.“ [3] Er bemerkt freilich zugleich: „Êliche liute die bringent des
jâres lützel (nicht) mê denne éine fruht [4], allein damit ist das Ge-
bot der Schrift: „Seid fruchtbar und mehret euch“ [5] reichlich erfüllt.
Zielt aber die Ehe vor allem auf Geschlechtsvermehrung ab, so sind
auch die Eheleute verbunden, einer dem andern die eheliche Pflicht
zu erfüllen. Deshalb erklärt Geiler: „Die ander meynung, die du
doriñ habē folt, ift, dz du luogen (sehen) folt das du gehorfam
feyeft deinem gemahel, du fraw deinem mañ, uñ haerwiderumb du
man deiner hufzfrawen, ye eins dem andren. denn weñ ich hye von
eim (einem) rede, fo meyn ich das ander auch. es gilt glich do. —
Dein gemahel wil das vō dir gehebt haben, dorumb fo luog umnd
bifz (sei) jm gehorfam, befunder fo du gefchickt bift.“ [6] Gleich
darauf aber äufsert er ganz ähnlich noch einmal: „Uñ wie ich hye
fag von den frawē dz der leichnam (Leib) der frawē feye des mañs,
alfo haerwiderūb ift auch d' leichnā des mañs d' frawē. Dorūb
fo bift du deiner frawē eben als (so) wol verbundē uñ fchuldig ge-
horfam zuofein, fo fye echter dz vō dir begert, als fye dir verbūdē
uñ pflichtig ift gehorfam zuofein fo du das von ir begereft, weder
minder noch me. es gilt do gleich.“ [7]

[1] Geyler von Keyferfzberg, Poftill. teyl III. S. XXXXVII. Pred. An
dem Anderen fonnentag noch Trinitatis.

[2] Berthold, ed. F. Pfeiffer. Bd. II. S. 191.

[3] F. Pfeiffer, Deutsche Mystiker des 14. Jahrhunderts. Bd. II. S. 43.

[4] Ebendas.

[5] 1. Mos. 2, 28.

[6] Geyler von Keyferfzberg, Poftill. teyl III. S. XXXXVII. Pred. An
dem Anderen fonnentag noch Trinitatis. — [7] Ebendas.

Wenn nun aber auch Verheiratete sich einander nicht entziehen sollen, so dürfen sie doch auch nicht wie diejenigen handeln, welche in der Ehe „zuom dickrē (öfteren) mol leckerifcher (lüsterner), buebifcher und huerifcher lebē, weder (als) man fpulget (pflegt) zuo thuon im frawen hufz."[1] Ein derartiges Leben verurteilt Geiler mit den Worten: „Aber der mifzhandel der do gefchicht in der ee, den lüften und glüften genuog wellen fein, unnd dem noch gon wie dich die fynnlicheit tribt und bewegt, das ift unrecht."[2] Vielmehr sollen auch die Verheirateten Zucht und Mafs in der Ehe halten.[3] Denn „die dan (alsdann) ir liep (Liebe) lânt (lassen) erwilden (verwildern) und enwizzen (nicht wissen) wie sie vor liebe sullen gebâren (sich gebaren): alsô liep (lieb) sint die an einander, daz sie weder zuht noch mâze kunnen (kennen), schône (schön), herre, schône, wan (denn) swer (wer immer) der liebe alsô nâch volgen wil als der einem rosse den zoum (Zaum) ûf laet (los läfst): ez tregt in etewenne (bisweilen) dâ er lîp und sêle verliuset"[4] (verliert). Berthold weist namentlich noch die Ansicht derjenigen zurück, die da glauben, mit ihrer Frau in dieser Beziehung nach Belieben schalten zu können: „Bruoder Berhtolt, nû sprichest dû, diu frouwe sülle dem man undertaenic sîn: sol ich danne niht tuon mit mîner hûsfrouwen daz mich guot dünket und als ich wil?" Niht, niht! als (so) liep dir himelrîche sî. Dîn mezzer ist ouch dîn eigen mezzer: dâ mite soltû doch ir die kelen niht abe snîden; wan (denn) sô haetest dû lîp unde sêle verlorn, swie (wie) gar (gänzlich) joch (auch) daz mezzer dîn eigen sî. Dû solt ouch den bachen (Schinken) an dem karfrîtage niht snîden (schneiden) und ezzen, und swie joch der bache dîn eigen sî und ob er dir halt vor dem munde laege. Swie (obgleich) dîn hûsfrouwe dîn eigen ist unde dû ir eigen, sô sult ir doch niht soliche unzuht mit einander haben, dar umbe ir verdampt werdet von dem himelrîche. Ob ir halt als liep einander sît, daz ir einander gezzen möhtet vor liebe, schôn (schön), herre,

---

[1] Geyler von Keyferfzberg, *Poftill.* teyl III. S. XXXXVII. Pred. An dem Anderen fonnentag noch Trinitatis.
[2] Ebendas. teyl III. S. XXXXVI. Pred. An dem Anderen fonnentag noch Trinitatis. — [3] Berthold, ed. F. Pfeiffer. Bd. I. S. 476.
[4] Ebendas. Bd. II. S. 190.

schön! jâ (fürwahr) sol iu (euch) got und iuwer sêle hundertstunt (hundertmal) lieber sin."[1]

Was nun das „an dem bette zuht unde mâze haben"[2] im einzelnen betrifft, so sagt Berthold davon: „Dû solt din gemechede (Gemahl) miden ze fünf zîten in dem jâre mit unkiuschen dingen; wan (denn) ir habet dannoch zîte rehte genuoc: ein langez jâr habet ir manige zît iuwer (euer) geslehte ze mêren, daz ir kinde gar genuoc gewinnet."[3] Er weist zugleich darauf hin, wie bevorzugt der Mensch in dieser Beziehung gewissen Tieren gegenüber sei, welche an eine bestimmte Brunstzeit gebunden sind: „Ir seht daz wol, daz keiner krêatûre got sô vil zît gelâzen hât ze sô getânen dingen. Ez ist halt vil krêatûre, diu niwan (nur) éin zît in dem jâre hât; sô hât iu got gar vil zît gelân (gelassen) in dem langen jâre, unde dâ von ist daz gar mügelich, daz ir die fünf zît mâze haltet unde maezichlichen sît mit einander an dem bette. Diu êrste zît ist, wenne man gemeinlichen vastet, in der goltvasten[4] unde die vierzic tage vor ôstern. Diu ander zît ist, als man gemeinlichen diu kriuze treit (trägt) an sant Markes tage, unde die drîe tage vor pfingesten."[5] Aufser diesen geweihten Zeiten führt er noch die heilige Christnacht und die heilige Karfreitagsnacht als solche an, in denen die Eheleute Enthaltsamkeit üben sollen. Er setzt freilich gleich hinzu, dafs, wenn die Ehemänner auf ihrem Willen bestehen und, falls derselbe nicht erfüllt wird, damit drohen, zu anderen zu gehen, die Frauen dieselben, wenn auch traurigen Herzens, gewähren lassen mögen: „Ir frouwen, ich weiz wol, daz ir mir vil mêre volget danne (als die man. Wir vinden ofte, daz die frouwen kiuscher sint dann die man, wan (denn) die wellent (wollen) eht (nur) frî (frei) sîn mit allen dingen unde wellent ir willen hân mit ezzen unde mit trinken unde koment dâ mit in die frîheit, daz sie keiner zît wellent schônen. Frouwe, sô soltû inz benemen mit guoter rede, sô dû aller beste kanst oder maht (magst). Wirt aber er sô gar tiuvelheftic, daz er sprichet übel unde von dir wil hin zuo einer andern unde im daz gar ernst werde unde dû ez im niht erwern mügest,

[1] Berthold, ed. F. Pfeiffer. Bd. I. S. 326. — [2] Ebendas. Bd. I. S. 322.
[3] Ebendas. — [4] S. oben S. 54—55. — [5] Berthold, ed. F. Pfeiffer. Bd. I. S. 322.

ê (ehe) danne daz dû in zuo einer andern lâzest, sich, frouwe, sî
ez danne an der heiligen kristnaht oder an der heiligen karfritages-
naht, sô tuo ez mit trûrigem herzen; wan sô bist dû unschuldic,
ist eht (nur) dîn wille dâ bî niht."[1] Endlich wird in einer Predigt,
welche Birlinger in seiner Alemannia mitteilt, auch die Zeit vor
Weihnachten als eine solche bezeichnet, in der kirchlich gesinnte
Eheleute keinen Umgang pflegen: „Und sullent (sollt) üch (euch)
dise heilige zit, do wir inne sint (sc. des Advents) von dem schlafe
wecken und sullent zuo mettin (Frühmesse) und zuo messen gerne
gon und sullent dise heilige zit küscheklicher leben, denne ander
zit, dar umb daz üch Got behuot vor dem ewigen ungemach und
üch bringe zu den ewigen froüden."[2]

Wurden die angeführten Zeiten aus kirchlichen Gründen durch
Enthaltsamkeit respektiert, so fordert Berthold dies in anderen
Fällen um physischer Ursachen willen. Hierher gehört die Zeit, die
er als dritte bezeichnet, und von welcher er sagt: „Unde diu dritte
ist, sô die frouwen in kindelbette ligent. Die sehs wochen solt dû
sie vermiden rehte gar: mit flîze sullet ir iuch die selben zit
hüeten, ir man, vor den frouwen, reht als (so) liep iu (euch) sî
alliu iuwer saelikeit lîbes unde sêlen. Ir sult zuo in (ihnen) eht
(eben) niht gên unde sult sie eht âne (ohne) nôt lâzen, wan (denn)
sie habent sus (sonst) nôt genuoc. Ir frouwen, ir sult sie von iu
(euch) trîben; lât (lafst) sie niht ze lange für iuch sitzen, noch sô
er eine sîte (auf der einen Seite) bî iu (euch) stêt, sô sult ir iuch
niht vereinen und sult ez alsô füegen, daz ie (jederzeit) eteswer
(irgend wer) bî iu (euch) sî, frouwen oder diern."[3] Diese Bestim-
mungen waren aus dem mosaischen Gesetze herübergenommen, da
auch hier die Frau, die entbunden war, vierzig Tage hindurch als
unrein galt und daher vom ehelichen Verkehr ausgeschlossen war.[4]
Den Männern, die an dieses Verbot sich nicht kehren, gibt Bert-
hold zu bedenken, dafs sie keine Freude an so erzeugten Kindern

---

[1] Berthold, ed. F. Pfeiffer. Bd. I. S. 324.

[2] A. Birlinger, *Alemannia*. Bd. I. S. 64.

[3] Berthold, ed. F. Pfeiffer. Bd. I. S. 322.

[4] 3. Mos. 12, 2—7; vgl. L. Kotelmann, *Die Geburtshülfe bei den alten
Hebräern*. Marburg 1876. S. 39 ff.

erleben werden: „Alliu diu kint, diu in den ziten werdent enpfangen, dâ gesihst (siehst) dû selten iemer (jemals) lieben blic an; wan (denn) ez wirt entweder beheftet mit dem tiuvel (besessen) oder ez wirt ûzsetzic oder ez gewinnet die vallende suht (Fallsucht) oder ez wirt bogereht (bucklicht) oder blint oder krump oder ein stumme oder ein tôre (Idiot) oder ez gewinnet einen kopf als ein slegel"[1] (Schlägel, d. i. Wasserkopf).

Auch die Zeit, in der die Frauen hochschwanger waren, sollten die Männer sich in der Regel von denselben fern halten. Ermahnt doch Berthold die letzteren: „Unde sô die frouwen naehic (dem Ende nahe) sint mit der kinttrahte (Schwangerschaft) und als (so) grôz (dick) sint, sô sult ir ir (ihrer) gar mit flîze hüeten (Acht haben). Ich spriche niht, daz dirre (diese) zît ieglichiu ein tôt-sünde si: dû maht (magst) aber die zît gesehen, dû naemest ez für hundert marke, daz dû ez vermiten haetest;"[2] mit der letzteren Bemerkung spielt Berthold darauf an, dafs die Mutter in diesem Falle leicht Schaden nehme. Ähnliche Anschauungen vertritt auch Geiler über diesen Punkt. Auch er will die Kohabitation mit Schwangeren nur unter der Bedingung gestattet wissen, dafs weder sie, noch ihre Kinder Nachteil davon haben. Daher ermahnt er die Frau: Du sollst dem Manne nur alsdann gehorchen, „fo du wiffent-lichen weiffeft, das es weder dir, noch dem kind das du treyft (trägst), fchaden bringet. wenn (denn) ufferthalb des zuofatzes, fo bift du nit fchuldig jm gehorfam zuo fein."[3] Wolle derselbe in diesem Falle eine andere aufsuchen, so möge er immerhin damit eine Schuld auf sich laden, da Mutter und Kind um seinetwillen nicht leiden dürften: „Nuon fpricheft du, weñ ich jm das abfchlage, fo godt (geht) er an galgē anderfchwo hyn. was feyft (sagst) du do zuo? Ich antwurt und fag das dozuo. Loffz jn an das rad gon. denn es ift waeger (besser) er gang an den galgen, weder (als) das er dich und das kindlin das du treyft (trägst) verderbe."[4] In

---

[1] Berthold, ed. F. Pfeiffer. Bd. I. S. 323.

[2] Ebendas. Bd. I. S. 322.

[3] Geyler von Keyferfzberg, Poftill. teyl III. S. XXXXVII. Pred. An dem Anderen fonnentag noch Trinitatis.

[4] Ebendas.

letzterer Beziehung ist unser Prediger der Ansicht, dass die vielen todtgeborenen Kinder nur von dem Verkehr der Männer mit schwangeren Frauen herrühren: „Wie vil meynſt du, das kindlin verderbt werden alſo muotwilligklich, die ʼnit lebendig an die welt kuᵐen? Das kumpt allein do haer, das die ſelben ſchaelck beywonung haben mit iren wybren ſo ſye mitt kinden gond. Nitt ſehen ſye an die geſchicklicheit, oder ungeſchicklicheit irer wyber. wenn do iſt kein ſchonen nit, nuᵐen (nur) allein das ſye irem muotwillen genuog ſeyen, gott geb es gerot wol, oder übel."[1]

Wie Gravidität, so sollte auch Krankheit der Frauen einen Grund abgeben, daſs die Ehemänner denselben nicht nahten. Darüber sagt Berthold: „Diu vierde zît ist ein zît, dâ der almehtige got gar griulîchen von redet. Daz ist, sô die frouwen kranc sint; sô sult ir des gar wol gehüeten, daz ir die mâze iht (nicht) mit in (ihnen) brechet alle die selben zît, unde waere halt, daz ir vier wochen ûz waeret gewesen. Ich spriche mêr: waeret ir halt zwei jâr von in (ihnen) gewesen, ir soltet ez wol gehüeten, daz ir sin (dazu) in dér zît iemer keinen muot gewünnet."[2] Entsprechend wird denn auch den Frauen eingeschärft: „Und ir frouwen sult ez den mannen sagen, daz sie ir saelde (Heil) und ir sêle iht (nicht) verwirken an in (euch). Zehant (auf der Stelle) als ir kranc sît, sult ir sin (es) kunt tuon."[3] Ebenso sollen auch die Männer die Frauen unter diesen Umständen nicht zu überreden versuchen: „Ir man, ir sult ouch (auch) nihtes niht mêre dar nâch frâgen noch gereden. Wan (denn) sô iuwer hûsfrouwen gesprechent: „leget iuch hin dan baz (mehr von hinnen), mir tuot daz houbet (Kopf) wê", sô lât (laſst) sie âne (ohne) nôt, unde seht, daz ir sie iendert (durchaus nicht) rüeret."[4] Um seinen Zweck desto sicherer zu erreichen, weist Berthold auf die verachteten Juden hin, die in diesem Punkte als Vorbild dienen können. Denn sobald die Jüdin einen Knoten in ein Linnen einschlägt und dieses an ihrem Bette befestigt, weiſs der Mann, daſs sie krank ist und hält sich von

---

[1] Geyler von Keyſerſzberg, Poſtill. teyl III. S. XXXXVII. Pred. An dem Anderen ſonnentag noch Trinitatis.
[2] Berthold, ed. F. Pfeiffer. Bd. I. S. 322. — [3] Ebendas.
[4] Ebendas. Bd. I. S. 323.

ihr zurück: „Nû sit ir doch schoene liute und erbaere liute
unde seht wol, daz ein stinkender jüde, der uns an böcket (stinkt
wie ein Bock), der schônet der selben zit gar wol unde halt mit
gar grôzem flize. Wan (denn) als (so oft als) diu jüdinne einen
knopf gestricket an ein linlachen (Leinenlaken) unde henket daz an ir
bette: alle die wile unde (so lange als) der jüde den knopf dâ siht
hangen, alle die wile sô fliuhet der jüde daz bette als den tiuvel.
Unde dâ von sult ir der selben zit gar wol schônen unde hüeten."[1]

Trotz aller dieser Ermahnungen aber fand geschlechtlicher Ver-
kehr von Ehemännern mit ihren Frauen auch zu verbotenen Zeiten
statt. Insbesondere waren es die Landleute und überhaupt die Un-
gebildeten, die nach dieser Richtung hin fehlten. Inwiefern dies
leicht geschehe, giebt Berthold an. Der erste Grund ist, daſs
die Genannten selten die Predigt besuchen und daher nicht wissen,
wie sie sich zu verhalten haben: „Unde geschiht aller meiste geu-
liuten (Landleuten) unde unverstendigen liuten. Edeln liuten unde
bürgern in steten geschiht ez niht: wan (denn) daz sint gewizzende
liute unde hoerent ofte messe unde predige unde wizzent wol, welher
zit sie schônen suln. Sô hoerent die geuliute selten predige."[2]
Der zweite Grund aber liegt darin, daſs die Landleute die ganze
Woche hindurch bis in die Nacht hinein Arbeit haben und daher
an Umgang mit ihren Frauen nicht denken können. Kommt nun
ein Feiertag, so eilen sie alsbald zu denselben, ohne dabei auf die
Zeit weiter Rücksicht zu nehmen: „Sie würkent (arbeiten) alle tage
unze (bis) naht unde trîbent daz alle die wochen. Und als (so oft als)
er ie des nahtes heim kunt, sô slaefet er als ein stein, daz er
nihtes war nimet. Und als danne ein vîgertac (Feiertag) kunt und
er geruowet (geruht), sô hât lîhte (vielleicht) sîn hûsfrouwe ein
hemedelîn (Hemdchen) an geleit (gelegt), sô erbîtet (wartet) er kûme
(kaum), unz (bis) er enbîzet (etwas genieſst), und loufet er hin als
ein hane (Hahn) und enhât (hat nicht) deheine (irgend eine) ahte
(Acht) ûf die zît noch ûf die stunde. Unde dâ von sehent sie selten
lieben blic an den kinden, die in dén zîten enpfangen werdent."[3]

---

[1] Berthold, ed. F. Pfeiffer. Bd. I. S. 323. — [2] Ebendas.
[3] Ebendas. Bd. I. S. 324.

Auf gleicher Stufe mit der Kohabitation zu unerlaubten Zeiten steht nach unseren Predigern der coitus a posteriori bestiarum modo. Berthold deutet auf denselben hin, indem er den heiligen Augustin anführt: „Ez sprichet aber der guote sant Augustinus: „dû maht (magst) mit dînem êwirte (Eheherrn) tuon, daz dir bezzer waere daz dû in einem offenen hûse saezest, dâ hundert zuo dir giengen." [1] Auch in Geilers Narrenschiff findet diese Art des Umganges Erwähnung. Während aber Augustin dabei die Frauen ins Auge fafst, ist bei Geiler von Ehemännern die Rede: „Die fechft Schell, fchandtliche begirden und wolluft mit feinem Weib begehn. Dann es fein etliche, die gehen mit jhren Weibern umb, gleich wie die unvernünfftige Thier mit einander umbgehn. Nemlich wenn fie etwann mit jren Weibern zu fchaffen haben, laffen fie jnen fein gleich als wenn fie mit einer andern jhren muthwillen unnd wolluft volbrechten. Welches dann fchier mehr ift, weder (als) ein Ehebruch." [2] Bestimmter noch spricht er in seiner Postille sich aus: „Bift du ein eeman, und haft ein hufzfraw? Jo. Ey dorumb ift dir nit geftattet das du mit ir celiche werck folt handlen, anders weder (als) menfchlich art erfordret. Sye ift kein hündin nit. So bift du kein hundt nit. Worum folt uch (euch) deñ geftattet fein, dz ir hind' (hinter) einäder ligen als ein rüd (Hund) hind' einer wulpin (Wölfin), uñ als du ein buob bift, uñ fye ein nerrin fein?" [3] Zugleich fordert er die Ehefrau auf, den Mann mit solchem Ansinnen von sich zu weisen: „Dañ will er ein hundt fein, fo gang er ein breckin (Hündin) an, weyfz jn zuom hencker." [4] Dem Manne aber hält er vor: „Sye ift nit dorumb dein fraw, das du ein fuw (Sau) folt fein, und das ir miteinander follend (sollt) leben als aeber (Eber) und moren (Säue), pforen (Stiere) und kueg (Kühe), füwefch (säuisch) und vyhifch." [5]

Unkeusche Männer, die auf diese Weise abgewiesen waren, wandten sich zur Befriedigung ihrer Lüfte leicht anderswohin. Freilich erinnert Berthold die Eheleute ausdrücklich: „Got hat iu

---

[1] Berthold, ed. F. Pfeiffer. Bd. I. S. 327.
[2] Johan Geyler, *Welt Spiegel, oder Narren Schiff.* S. 124—125.
[3] Derselbe, *Poftill.* teyl III. S. XXXXVII. Pred. An dem Anderen fonuentag noch Trinitatis.
[4] Ebendas. — [5] Ebendas.

(euch) — geboten — daz dû dinen lip (Leib) nieman geben solt
danne dinem gemechede (Gemahl), daz hât got geboten iu liuten
mit der ê" [1] (Ehe), und auf die Frage: „Wie, bruoder Berhtolt, unde
sol daz als (so) grôziu sünde sin, der sine ê brichet?" [2] erteilt er
die Antwort: „Jâ, der groesten sünde einiu, die diu werlt (Welt)
ie gewan, wan (denn) dir der almehtige got ein gemechede hât ver-
lihen, mit dem dû lip unde sêle behalten (bewahren) solt unde daz
dir als (so) hôhe (hoch) bevolhen ist, daz dû dinen lip nieman geben
solt danne (als) dinem gemechede die wîle daz ez lebet, unde daz
dû danne hin gêst unde legest dich zuo einer andern." [3] Wer also
ehebrecherisch handele, der wälze sich in einer Pfütze, wie das
Rind und das Pferd: „Dû êbrecher —, dû hâst dich gar ze tief in
die sünde geneiget, als die sich dâ leiten (legten) in daz wazzer
sam (wie) daz rint unde daz pfert." [4] Es gelte auch öfter von ihm:
„Dû tuost — sünde unde schande in einem stalle, daz dû âne
(ohne) sünde und âne schande wol möhtest tuon mit êren an einem
schoenen bette." [5] Ja, der Ehebruch sei schlimmer, als wenn zwei
Unverheiratete das Keuschheitsgebot mit einander übertreten: „Lît
(liegt) ein lediger man bî einem ledigen wîbe, daz ist ein houbetsünde,
dar umbe sie iemer müezent brinnen (brennen). Lît aber ein man
bî einem andern wîbe, sô ist diu sünde groezer unde diu martel." [6]

Trotz allem dem aber wurde die Ehe sehr häufig gebrochen [7]
und namentlich in den höheren Ständen die Heiligkeit derselben
wenig geachtet. Auch blieb der Ehebruch meistenteils unbestraft,
weil diejenigen, die das Strafamt zu üben hatten, sich selbst von
Schuld nicht freisprechen konnten. „Es ift auch kein ftraff mer,"
klagt Geiler, „die übel werdē nit geftrafft, die da ftraffen foellen
feind felb wurmeffig (wurmstichig), die rats herren hond (haben)
eygen metzē in den heüfzlin dar affter (hinten) in den winckeln
fitzē, die fie ziehen, oder feind in anderen heüfern haufzherren, die

---

[1] Berthold, ed. F. Pfeiffer. Bd. I. S. 476, vgl. Bd. I. S. 320. Bd. II.
S. 189. — [2] Ebendas. Bd. I. S. 205. — [3] Ebendas. Bd. I. S. 205—206.
[4] Ebendas. Bd. I. S. 41. — [5] Ebendas. Bd. I. S. 206.
[6] Ebendas. Bd. I. S. 128.
[7] Geyler von Keyferfzberg, Poftill. teyl III. S. LXVIII. Pred. Am
Neünden fonnentag noch Trinitatis.

fie fpicken mit fpeck und fchmaltz, da fie ufz und yn geend (gehen),
ift lauter ertzbueberey."[1] Fast noch mehr verwildert aber waren die
Sitten der Edelleute. Geiler wirft denselben vor, dafs sie zwar
auf äufserlichen Glanz ihres Standes halten, aber Raub und Ehe-
bruch nicht für ehrlos ansehen: „Aber weñ fye roubē, od' ftelen, od'
eim bid'man fein wyb od' tochter befchiffen (betrügen), dz deñ dē
mueffig gon nochfolgt, — dz ift deñ erlich deinē gefchlecht."[2] Ja,
manche derselben hielten sich neben ihrer Frau noch besondere
„kebffzfrowen"[3] in ihrem Hause. Geiler berichtet darüber: „Die
dritte Schell ift, ein offentliche Huren oder Schottel neben der
Frawen im Haufz haben und halten. Es feindt etliche, die laffen
fich nicht daran vernuegē (genügen), das fie die trew und ehr an
jren frommen Weibern brechen, fonder halten noch ein Huren oder
zwo darbey im Haufz, betrüben alfo jr fromme Ehefrauwen offent-
lich, ftecken jr ein dorn in die augen."[4] Abgesehen davon, dafs
dies schon an sich höchst verwerflich sei, werde dadurch auch ein
schlimmes Beispiel gegeben: „Uber das gibft du deinen Nachbawren
boefe exempel, das fie auch dergleichen geren (begehren) zu thun",[5]
und so ist es denn begreiflich, dafs von solchen gesagt wird: „Fuer
war diefe werden ein boefes end nemen, unnd ob fie fchon mit
ehren ab diefer Welt kommen (das doch gar felten gefchicht) fo
wirdt fie doch Gott der Herr nach diefem leben mit dem ewigen
Hellifchen Fewr ftraffen, das haben fie gewifz zu verfehen."[6]

Nicht viel besser, als um die Ehemänner war es auch um die
Ehefrauen bestellt. Schon Berthold meint, dafs manche derselben
ihren Mann für eine Metze Hafer aufgebe: „Ich hân (halte) ez dar
für, dâ sitze etelîche (manche) vor mînen ougen, sie gaebe mir ir
man umb eine metzen habern ûf."[7] Aber nicht genug hiermit, sie
suchten auch andere Männer noch zu verführen, wobei sie eine

---

[1] Geyler vō Keyferfperg, *Von den fyben fchwertern, das fybent fchwert.*

[2] Derselbe, *Poftill.* teyl III. S. LXIIII. Pred. Am Neünden fonnentag noch Trinitatis.

[3] Ebendas. teyl I. S. IIII. Pred. Am andren Sonnentag des Advents.

[4] Johan Geyler, *Welt Spiegel, oder Narren Schiff.* S. 122—123.

[5] Ebendas. S. 123. — [6] Ebendas.

[7] Berthold, ed. F. Pfeiffer. Bd. I. S. 335.

solche Kunst entwickelten, dafs das alte Wort immer wieder be-
wahrheitet wurde: „Die frouwen habent mannes herzen aller schierste
(in aller kürzester Zeit) überkomen" [1] (überwunden). In ähnlichem
Sinne spricht auch Geiler sich aus: „Die ander Schell der boefen
Weiber ift, die unerfettigkeit der wolluft. Dann es fein etliche
dermaffen auff die Geilheit und unkeufchheit geneigt, das wenn
fie drey oder vier Maenner hett, moechten fie jr begirde unnd
unerfettigkeit nicht erfuellen." [2] Als Beispiel der Art führt er
Kleopatra an: „Aufz welcher zaal die Koenigin im Egypten, mit
namen Cleopatra ift gewefen, die begieng offentlich fchandt unnd un-
keufcheit, mit einem jedlichen Kriegsknecht, der jhr nur ein wenig
gefiel." [3] Ja, sie scheute sich nicht, ihren eigenen Sohn zum Manne
zu nehmen: „Diefe war alfo der Geilheit ergeben, das fie jhren
eigenen Sohn zum Mann name, von welchem fie auch nachmals ift
getoedt worden, da fie dann jhr unerfettigkeit erfuellet hat." [4]
Unter diesen Umständen ist auch nichts thörichter, als wenn manche
Männer ihren Frauen noch Studenten, Pfarrer und Mönche ins Haus
einladen und ihnen so Gelegenheit zum Ehebruch geben: „Die
fuenfft Schell ift, fonderliche und heimliche freude feiner Frawen
zubereiten. Dan es fein etliche die laffen jr Weiber nicht zu offent-
lichen Gaftereyen oder Daentzen gehn, fonder wann fie jhr ein
freudt woellen machen, lefen fie ein hauffen buerfchle zufammen,
von Studenten, Pfaffen und Moenchen, und fuehren fie heim zu
haufz, damit fie jhren Weibern ein muetle machen, auff das fie
nicht daheim verfchmachen." [5] Über ein derartiges Verfahren urteilt
Geiler mit Recht: „Solches ift ein Narrheit uber alle narrheit, und
ift nichts anders, dann wenn einer Floehe in Beltz fetzet, die doch
von jhnen felbs darein hupffen. Solche Narren bedencken auch nicht
das gemein fprichwort, Wilt du haben dein Haufz fauber, fo huet
dich vor Pfaffen und Dauben (Tauben). Derhalben follen folche
Narren forg haben wenn fie fromme Weiber woellen behalten, das

---

[1] Berthold, ed. F. Pfeiffer. Bd. I. S. 246.
[2] Johan Geyler, Welt Spiegel, oder Narren Schiff. S. 235.
[3] Ebendas. — [4] Ebendas.
[5] Ebendas. S. 117—118.

fie jhnen nicht urfach geben zu Hurerey."[1] Trotz dieser Warnung
aber geschah doch öfter, was gleichfalls Geiler berichtet: „Oder
die frow ift worden mitt einem kind gon, diewyl der man nitt jn-
heimifch ift gefin, und kan dem man das nitt genuog ufzrechnen,
es will ir ymermeder (immerfort) felen, unnd ift angft und not do."[2]

Besonders leicht wurden die Frauen bei Wallfahrten nach Rom,
nach St. Jakob von Kompostella oder anderen heiligen Orten zum
Ehebruche verleitet. Deshalb fordert Berthold, als er das „durch
got varn kirchverte (Kirchgang) unde ze Rôme" befpricht: „Daz
fol aber nieman tuon wan (als) die man"[3], und noch bestimmter er-
klärt er: „Ez ist deheiner (keiner) frouwen gefatzt, daz si hinz (bis)
Rôme vare oder ze fant Jacôbe oder an kein ftat, wan (als) dâ si
hinz (gegen) naht (Nacht) als (fo) ficher fî, als dâ heime in ir kamer.
Si mac anders vil (fehr) wol mêr fünden heimbringen, danne (als) sie
ûz fuor."[4] Als Beleg hierfür teilt er folgende Geschichte mit: „Wir
lefen von einer diu fuor (fuhr) ze Rôme, diu lie (liefs) dâ, daz si
dar brâhte und brâhte dannen (von dannen), daz si dar niht brâhte.
Sie lie (liefs) ir magetuom (Jungfernschaft) bî fant Pêters münfter
und wart eines kindes fwanger."[5] Von einem noch fchlimmeren
Falle aber, der eine gewisse Maria betrifft, weifs eine Leyfersche
Predigt zu berichten: „Zu einem male in exaltacione fancte crucis
inme herbefte zus heiligen cruocis meffe do vuor (fuhr) eine michele
(grofse) vart uz deme felben lande (sc. Ägypten) ir betevart (Wall-
fahrt) zu iherufalem. uf daz fie daz heilige cruce anbeten. Do fi
do fchiffeten und varn wolden. do quam fie (sc. ein wip die hiez
maria) dar zu den fchiffen und bat fie, daz fi fie mit in (ihnen)
liezen varn und daz fie daz lon an ir felben nemen. Sie gonde
(gönnte) in (ihnen) allen irs libes wol. Da warn iunger luote ge-
nuoch in dem fchiffe und bat fie. den daz wole behagete die leider
ouch bofes libes warn. die namen fie in daz fchif und begingen fo

---

[1] Johan Geyler, *Welt Spiegel, oder Narren Schiff.* S. 118.
[2] Geyler von Keyferfzberg, *Poftill.* teyl I. S. XXXIIII. Pred. Am
Sönentag Sexagefima.
[3] Berthold, ed. F. Pfeiffer. Bd. I. S. 356.
[4] Ebendas. Bd. II. S. 225, vgl. Bd. I. S. 356.
[5] Ebendas. Bd. II. S. 225.

groze bofheit mit ir. daz daz wunder was. daz fie daz mere getragen
mochte. daz der almechtige got finen flach niht ober fie alle liez
ergen. Alfo vuor fie mit der bofheit und mit der unreinicheit daz
nieman in dem fchiffe was der fich des mochte entfagen erne hette
(er hätte nicht) fine bofheit mit ir. er were alt oder iung.“ [1]

Nicht viel anders, als den Ehebruch beurteilt Berthold es,
wenn die Frauen die Rolle der Männer beim ehelichen Verkehr
übernehmen. Er setzt freilich gleich hinzu, dafs er sich hierüber
nicht näher aussprechen könne um der bösen Zungen willen, die
ihn leicht in übles Gerede bringen möchten. „Dô unser herre“, so
lauten seine Worte, „des aller êrsten die ê (Ehe) satzte in dem
paradîse mit Adâme unde mit Êven, dô satzte er, daz diu frouwe dem
manne undertaenic waere unde der man der frouwen hêrscher waere.
Nû sint die frouwen als (also) küene für (mehr als) die man worden,
sam (als ob) sie mit dem tiuvel beheftet sin, unde strîtent, als (als
ob) in (ihnen) der tiuvel daz swert gesegent habe, sô (so oft als)
sie an der heimelîche (Heimlichkeit, Beischlaf) sint, unde sitzent
danne dâ vor mir, als (als ob) sie niht ein wazzer künnen betrüeben.
Unde sô sie danne in die kamern koment, sô vehtent (fechten) sie
unde kempfent, sam (als ob) sie mit dem tiuvel beheftet sin. Pfî,
dû verschamter (schamloser) unflât gote unde der werlte (Welt)!
welich (welcher) der tiuvel heizet dich kempfen unde welich
(welcher) der tiuvel hât dir den kampfkolben (Kampfkeule) er-
loubet? Man suln strîten unde frouwen suln spinnen.“ [2] Nach
diesen Worten läfst er sich einwerfen: „Bruoder Berhtolt, ich en-
weiz niht, waz dû meinest“, fährt dann aber gleich fort: „Sich
(sieh), daz ist mir daz aller liebeste; got helfe mir, daz dû mich
niht verstêst. Aaer ein schalkhaft herze verstêt mich wol. — Nû
getar (wage) ich für baz (ferner) mê (mehr) niht sagen vor den
boesen zungen. Unde doch wil ich ez iu (euch) baz bediuten (erklären).
Ich meine, als (so oft als) frouwen mannes gewant an legent. Der dâ
verstê, der verstê. Ein man sol ein man sîn, ein frouwe sol ein
frouwe sin.“ [3]

[1] H. Leyser, Deutsche Predigten des XIV. Jahrhundertes. S. 103.
[2] Berthold, ed. F. Pfeiffer. Bd. I. S. 325. — [3] Ebendas.

Welcher Art aber auch die von Männern oder Frauen begangene
Unkeuschheit war, Berthold ermahnt dieselben immer von neuem
wieder: „Sô hüetet iuch (euch) vor disen mordern, vor unkiusche,
vor unrehter liebe des fleisches."[1] Wohl weifs er, dafs seine Predigt
bei vielen nur Verachtung erregt, denn „swaz (was immer) man in
(ihnen) gesagen mac, ich und ander prediger, daz ist niht (nichts)
danne (als) ir gespötte",[2] dennoch aber läfst er nicht ab, ëindring-
lich zu bitten: „Unde dar umbe, ir hêrschaft alle samt, durch den
almehtigen got fliehet die unkiusche, wan sie der aller schedelîchsten
sünde einiu ist, die diu werlt (Welt) ie gewan oder iemer mêr ge-
winnen mac."[3] An anderen Stellen bezeichnet er dieselbe als „tôt-
sünde"[4], als „der siben houbetsünde einiu"[5] (eine), wie auch
Hermann von Fritslar sie nennt[6], und sagt von ihr: „Und alse
(so oft als) dû man oder dû frouwe niuwen (nur) ze éinem mâle
zer unê (Konkubinat) mit einander sît, sô habet ir eine houbet-
sünde getân unde wirt iuwer (euer) beider niemer rât."[7] In einer
Leyserschen Predigt aber wird die Unsittlichkeit für ein Übel er-
klärt und in dieser Beziehung neben den Hochmut gestellt: „Der
menfche hat zvei uobel. daz eine ift des geiftes. daz ift der hoh-
mut. daz andere ift des vleifches. daz ift die unkufcheit."[8] Zugleich
hören wir von „einem unkuofcheren und einem ungetruowen man.
der aller der fuonde nie keine vormiden wolde da in fin gemuote
zu getruog. fwie (wie) unreine fi warin", dafs er „ein fuondich man
in der werlde (Welt). ein offen fuondere"[9] gewesen sei. In ähn-
licher Weise brandmarkt auch Geiler die fleischliche Lust als „ein
lafter"[10], als eine „katlach (Kotlache) — in ir zuo fudelē"[11], und so

---

[1] Berthold, ed. F. Pfeiffer. Bd. II. S. 69. — [2] Ebendas. Bd. I. S. 83
[3] Ebendas. Bd. I. S. 178, vgl. Bd. I. S. 82 u. S. 435.
[4] Ebendas. Bd. II. S. 263.
[5] Ebendas. Bd. I. S. 434, vgl. Bd. I. S. 526.
[6] F. Pfeiffer, Deutsche Mystiker des 14. Jahrhunderts. Bd. I. S. 117.
[7] Berthold, ed. F. Pfeiffer. Bd. I. S. 307.
[8] H. Leyser, Deutfche Predigten des XIV. Jahrhundertes. S. 46—47.
[9] Ebendas. S. 72.
[10] Geyler von Keyferfzberg, Poftill. teyl II. S. LI. Pred. Am Sambftag
noch Reminifcere. Derselbe, Von den fyben fcheiden, das fybēt uñ letft lafter.
[11] Derselbe, Von den fyben fcheiden, das fybēt uñ letft lafter.

sehr er auch sonst davor warnt, über andere zu richten, so meint
er doch: „So du fychft (siehst) — zwey beyeinander am bett ligen
das du die felben urteileft als fünder, das verbüttet dir der herr
hye nit."[1] Ja, Tauler verdammt aufser der leiblichen auch die
geiftige Unkeuschheit, die an unreinen Dingen Gefallen findet und
noch schädlicher, als die erstere ist: „Zuo gleicher weifz als die
ufzwendig unkeüfcheit hinweg traget die reinigkeit des leybs, alfo
traget die inwëdige unkeüfcheit hyn weg die edlē lautrē reinigkeit
des geifts, un̄ als (so) vil der geift edler ift dan̄ (als) dz fleisch,
alfo vyl ift auch dyfe fünde fchedlicher dā (als) die andern fünd."[2]

Derselbe Tauler erklärt auch, dafs es der Teufel ist, der den
Menschen zur Unkeuschheit treibt. „Er hat fein funderlich hund
darzuo", so sagt er von Gott, „das ift der boefz geift, der iaget
den menfchen mit manicherhand unreinen anfechtungen. Er fchleicht
an allen endē zuo, un̄d iagt den menfchen mit feiner bekerūg, nun
mit hoffart, nun mit geitigkeit (Habgier), nun mit unkeüfcheit,
yetzundt funft (so), yetzundt fo."[3] Überhaupt gehören die Un-
züchtigen, wie sie die Teufel „hôhe (hoch) kroenen"[4] (verherr-
lichen), auch den Teufeln an: „Die ahten (achten) daz sint alle die
mit unkiusche umbegēnt (umgehen) zer unē (Konkubinat). Ir die
tiuvel die nemet ouch (auch) ze iu (euch), wan (denn) der wil got
über ein niht in sîn rîche. Wê, ir tiuvele, dâ wirt iu (euch) gar
ein michel (grofses) her"[5] (Heer). Noch lieber aber sind dem Satan
diejenigen, welche sich des Ehebruchs schuldig machen: „Ez sî man
oder frouwe, daz sînen lîp (Leib) einem andern gît (giebt), die sint
dem tiuvele lieber danne (als) die êrsten."[6] Selbst im Tode suchen
die bösen Geister die Seele eines folchen an sich zu ziehen, so
sehr auch die Engel sich bemühen, ihnen dieselbe zu entreifsen.[7]
In der That gelingt den ersteren ihr Vorhaben auch, so dafs

---

[1] Geyler von Keyferfzberg, *Poftill.* teyl III. S. LIII. Pred. An dem
Fyerdten fonnentag noch Trinitatis.

[2] Joannis Taulery *Predig An der heilgen dry künig abent.* S. VI.

[3] Derselbe, *Predig Uff unfers herren fronlichnamstag* S. LXIIII.

[4] Berthold, ed. F. Pfeiffer. Bd. I. S. 206.

[5] Ebendas. Bd. I. S. 469, vgl. Bd. II. S. 151. — [6] Ebendas. Bd. II. S. 189.

[7] H. Leyser, *Deutsche Predigten des XIV. Jahrhundertes.* S. 65.

Berthold versichert, die Unzüchtigen fielen von den Wegen zum Himmel in die Hölle hinab: „Als dise nescher (der der Sinnlichkeit fröhnt) unde nescherinne, ez sî man oder frouwe, junc oder alt: alle die mit der unê umbe gênt und alsô naschent von einem zem andern als ein vihe, die gênt unde vallent von den wegen allen drin (sc. die ûz der heiligen kristenheit zem himelrîche gênt) hin abe in die helle, dâ ir (ihrer) niemer mêre rât wirt."[1] Dort wartet ihrer die Verdammnis am jüngsten Tage als dem Tage des Gerichtes: „Ir êbrecher und ir nescher unde nescherin, waz sprechet ir dar zuo? Ir sît an der vordersten schar, die man verdampt an dem jungesten tage an den grunt der hellen."[2] Indem Berthold daher noch einmal ermahnt, die Unkeuschheit zu fliehen, fügt er drohend hinzu: „Wellet ir des niht tuon, vil wunderlîchen balde — von der gnâde gotes in den lôn nâch den sünden zuo dem êwigen tôde, nû des êrsten an der sêle und an dem jungesten tage an lîbe und an sêle!"[3] Er gibt zugleich den Grund an, warum Gott diese Sünde vor allen anderen strafe: „Wande (denn) sie heizet aller untugende groeste unde sie hât ouch der almehtige got sît (seit) anegenge (Anfang) der werlte griulîcher gerochen danne (als) deheine (irgend eine) sünde."[4]

Indessen nicht nur im Jenseits, auch hier auf Erden finden Unkeuschheit und Ehebruch bereits ihren Lohn. Berthold erinnert in dieser Beziehung an das mancherlei Ungemach, welches Unkeusche zu erdulden haben: „Und die nescher unde nescherinne sint, die müezent manic ungemach lîden, daz dise ouch niht enlident, die kiusche unde staete (beständig) sint."[5] Wird doch der Ehebrecher von dem Manne der Frau, mit welcher er Ehebruch treibt, nicht selten erstochen; denn Berthold redet von Fällen, „dâ einer gerne sünde tæcte mit eins andern mannes êwibe unde laet (läfst) ez durch got niht noch durch anders niemanne, wan (aufser) daz er fürhtet, werde ez ir wirt (Ehemann) innen daz er in ze tôde erstaeche."[6] Was hier befürchtet wird, mufs aber auch

[1] Berthold, ed. F. Pfeiffer. Bd. I. S. 309. — [2] Ebendas. Bd. I. S. 192.
[3] Ebendas. Bd. I. S. 435. — [4] Ebendas. Bd. I. S. 105.
[5] Ebendas. Bd. I. S. 231. — [6] Ebendas. Bd. I. S. 557.

öfter geschehen sein, da Geiler von dem unzüchtigen Leben be-
merkt: „Ich wil gefchweygen das vil darumb erftochen werden."[1]
Büfsten so die Ehebrecher ihre Lust hier und da mit dem Tode,
so gingen auch die Ehebrecherinnen nicht straflos aus. Zunächst be-
fanden sie sich schon in steter Angst und Besorgnis, entdeckt zu
werden: „Unde die ébrecherinne die müezent manigen schrecken
nemen unde iezuo (jetzt) hin rücken unde danne her wider tücken
(ducken) unde hin gücken unde her gücken unde her wider gücken,
unde müezent danne sorgen umbe lip (Leib) und umbe sêle."[2]
Kam nämlich ihre Untreue ans Licht, so stand ihnen „der besem
unde diu schaere"[3] bevor, denn in diesem Falle wurden sie „durch
villen (stäupen) unde durch schern"[4] gestraft. Selbst die unschuldigen
Bastarde hatten unter dem Unrecht ihrer Eltern zu leiden, wie denn
Berthold erklärt: „Ez ist der groesten schaden einer, daz alliu diu
kint diu von der sünde werden geborn von der unkiusche, diu
müezent schaden haben, dâ vil unsaelden (Unheil) von kümt: êlôs
(aufserhalb des Gesetzes stehend) und erbelôs (ohne Recht des Ver-
erbens) und rehtelôs (rechtlos) müezent sie sîn maniger hôhen êren,
beide geistlicher unde werltlîcher êren. Er mac ze werltlîchen êren
niemer als (so) vollekomen sîn als ob er ein êkint (eheliches Kind)
waere. Sô mac er an geistlichen ôren niemer kein pfarrer werden
ze rehte noch prêlâte. Und als (so) manic schade lit (liegt) an der
sünde "[5] In ganz demselben Sinne äufsert er in einer anderen
Predigt: „Als (so) unreine ist diu unkiusche und als (so) vînt (feind)
ist ir der almehtige got, daz er halt diu kint diu von der unêlîchen
unkiusche koment niemer an die êre ze rehte laet (läfst) komen,
dâ die êlîchen an sint. Sie sülnt (sollen) ze rehte niemer prêlaten
werden in deheinen (irgend einem) konvente noch werltliche rihter
(Richter) noch geistliche rihter noch pfarrer. Von des bâbstes wegen
unde von sînem gewalte hân (habe) ich niht ze reden. Dû muost
ein basthart sîn êlôs und erbelôs. Daz hât dîn vater unde dîn
muoter geschaft, dô sie in den strik des tiuvels gerieten."[6]

---

[1] Geiler vo Kâyferfpeig, *Von den fybon fcheiden, das fybēt uñ letft lafter.*
[2] Berthold, ed. F. Pfeiffer. Bd. I. S. 231.
[3] Ebendas. Bd. I. S. 557. — [4] Ebendas.
[5] Ebendas. Bd. I. S. 178. — [6] Ebendas. Bd. I. S. 413.

Aber auch sonst führt die Unkeuschheit grofsen Nachteil mit sich, insofern sie der Gesundheit schadet und die Lebensdauer verkürzt. Daher sagt Berthold: „Ir jungen liute, ir müget sie gerne fliehen, wan (denn) sie nimt iu (euch) der liebesten dinge zwei diu ir iendert (irgend) an iuwerm (eurem) lîbe habet: daz ist gesuntheit unde lancleben."[1] Geschlechtliche Ausschreitungen stehen aus diesem Grunde mit Unmäfsigkeit im Essen und Trinken auf einer Stufe: „Nû seht, ob ir iht (irgend etwas) bezzers unde liebers an iuwerm lîbe habt danne (als) gesuntheit unde lancleben? Ist ieman (jemand) hie der gerne alle zît gesunt sî unde lange lebe, der hüete sich vor disen zwein sünden. Der (derer) heizet einiu unmâze an ezzen und an trinken; diu ander unmâze des fleisches mit unkiuschen dingen. Dâ nimt man sô maniger hande (mancherlei) schaden von der ungesuntheit des lîbes, daz ez nieman (niemand) vollesagen kann."[2] Was die Schädigung der Gesundheit im einzelnen anlangt, so wird, wie „des sünders sele", so auch sein leibliches Auge „blint von der unküfche"[3], und aufserdem können Lähmung und Aussatz als Folgen derselben eintreten: „Sô wirt der blint, sô wirt der lam; dû maht (magst) halt ûzsetzic werden von unmâze der stinkenden sünde, diu toetelt (wie ein Toter riecht). Selbe taete, selbe habe (du thatest es selbst, nun habe es selbst). Daz dû dir selber gebriuwen (gebraut) habest, daz trink ouch selber."[4] In Einklang hiermit steht, was Geiler von dem unkeuschen Leben versichert: „Es bringt ſchadē (ſprich ich) dē leyb, uñ ſchwecht in, wañ (denn) wie truckenheit (Trunkenheit) einē menſchē gantz entaederet (von Kraft bringt), dz er onmechtig ſchwach würt, alſo machet diſz laſter einē menſchē mit ein and' gantz ſchwach und verderbt in das ein ellend ding uſz im würt, die augen trieffen im, wirt blind ee zeyt, iſt gātz ſchwach ziehent die lendē hernaher wie ein wolff uñ iſt ein ellend geſtalt umb ſie. — Aber ein menſch der keüſchlich und reinigklich lebt, der iſt allweg keck, friſch,

---

[1] Berthold, ed. F. Pfeiffer. Bd. I. S. 483, vgl. Bd. I. S. 178.
[2] Ebendas. Bd. I. S. 430.
[3] F. K. Grieshaber a. a. O. Abt. 2. S. 64.
[4] Berthold, ed. F. Pfeiffer. Bd. I. S. 435.

mufter (munter?) und wacker, und getrungen wie ein hüpfch rofz." [1]
Dafs die Syphilis bei unseren Predigern noch nicht erwähnt wird,
erklärt sich daraus, dafs dieselbe vereinzelt zwar schon im vier-
zehnten[2], dagegen epidemisch erst zu Ende des fünfzehnten Jahr-
hunderts in Europa auftrat.[3] Schädigen aber Excesse in Venere die
Gesundheit, so verkürzen sie damit auch das Leben und setzen
demselben bisweilen selbst ein baldiges Ziel. Wir lesen deshalb
bei Berthold noch einmal: „Unde die sich aber dran (sc. an der
unkiusche) flizent (befleifsigen) an die übermâze, die gâhent (eilen)
von der gesuntheit des lîbes unde von ir lanclebenne, alse (wie)
sie sich versûmet (vergangen) habent an dem tôde des lîbes unde
der sêle."[4] Freilich äufsert ein Hörer infolge dieser Bemerkung:
„Wie, bruoder Berhtolt! nû hât sîn der gar vil getân unde lebet
noch?" Bertholds Antwort aber lautet: „Jâ er haete sus (sonst)
aber vil langer gelebet unde waere vil gesunder gewesen. Jâ (fürwahr)
wurden etelîche gar alt. Ez wart Adam drîzic jâr alt unde niun
hundert jâr alt; her Nôê (Noah) wart zwei unde fünfzic jâr alt unde
niun hundert jâr alt; her Matusalan (Methusalah) niun unde sehzic
jâr alt unde niun hundert jâr alt. Vor der sintfluot wart nie kein
mensche geborn, daz under niun hundert jâren tôt gelaege wan
(ausgenommen) driu (drei) unde lesen des niht, sît (seit) diu sünde
sô gemeine wart diu unkiusche, daz sît (seitdem) ie dehein (irgend
ein) mensche waere, daz drithalp hundert jâr alt wurde wan (aus-
genommen) driuzehen menschen. Diu selbe sünde ie seltener getân
ie bezzer an lîbe und an sêle."[5] Oft vernichtet diese Sünde geradezu
das Leben, wofür Berthold sich auf den weisen Salomon beruft:
„Propter speciem mulieris multi perierunt, sprichet Salomôn: von
unkiusche mit wîben (Weibern) ververt (stirbt) ir gar vil."[6]

---

[1] Geiler võ Keyferfperg, Von den fyben fcheiden, das fybet uñ letft lafter.

[2] A. Corradi, Nuovi documenti per la storia delle malattie veneree in
Italia dalla fine del quattrocento alla metà del cinquecento. Annal. univ. di med.
e chir. Milano 1884. Vol. 269. pag. 289—386.

[3] H. Haeser, Geschichte der epidemischen Krankheiten. Jena 1865
S. 223. § 52.

[4] Berthold, ed. F. Pfeiffer. Bd. I. S. 434.

[5] Ebendas. Bd. I. S. 434—435. — [6] Ebendas. Bd. I. S. 434.

Unter so bewandten Umständen unterlassen unsere Prediger
nicht guten Rat zu erteilen, wie man sich „die geiſtliche gewere
(Waffe) — der küſcheit"[1] erhalten soll, die, einmal verloren, nicht
wiederkehre. „Wan (denn) hât man alle tugende verlorn, die mac man
wider erkrigen; wer aber den magetum (Jungfrauschaft) ʼverlûset
(verliert), den mag man numêre (nimmer) wider irkrigen."[2] Sie er-
mahnen in dieser Beziehung auf Jesum zu sehen und seinem makel-
losen Vorbilde zu folgen: „wir ſuln haben — die kuofcheit die unſ
iheſus XPS gewiſet hat der den kuoſchen und den reinen licham (Leib)
umphinc (empfing) in deme lichame der ewigen magt ſente Marien.
ſiner muoter."[3] Die hier erwähnte Mutter Maria wird gleichfalls
als ein Muster der Keuschheit hingestellt, denn „unſer vrowe (Frau)
ſente marie — behielt irn reinen magetum"[4], so heiſst es in einer
Leyserschen Predigt von ihr. Deshalb konnte auch nur ein so
keuscher Mann, wie der Evangelist St. Lukas, ihr Hüter sein:
„Dirre (dieser) heilige was ein cappelân unser vrowen (Frau) und
ſchreip (schrieb) ſin êwangelium ûz unser vrowen munde; und wêre
her (er) nicht ein alſo kuiſche mensche gewest, di aposteln enheten
(hätten nicht) in nie dar zu gesatzt, daz her ein huter wêre gewest
unser vrowen."[5] Auch sonst wird die Keuschheit des heiligen Lukas
gerühmt. „Sanctus Jeronimus ſchrîbit von ime", so berichtet Her-
mann von Fritslar, „daz her (er) ein reine jungvrowe was und
lebite in dirre (dieser) zît vir und achzic jâr und starp heilicliche
und vur zu gote."[6] Nicht minder als Lukas ist der heilige Johannes
im stande die Gläubigen zur Nachfolge in der Keuschheit zu reizen.
Erfahren wir doch von ihm: „Diz ist der junger den Jêsus lip hate.
Man vreget (fragt): war umme hete he in leber dan (als) einen
anderen? Di êrsten sprechen: umme sine jungfrowelichen reinekeit,
wan (denn) he ein juncvrowe was; wan der maitum (Jungfrauschaft)
treit (trägt) di krône uber alle tugende."[7] Ähnliches, wie über

---

[1] H. Leyser, *Deutsche Predigten des XIV. Jahrhundertes.* S. 62.
[2] F. Pfeiffer, *Deutsche Mystiker des 14. Jahrhunderts.* Bd. I. S. 37.
[3] H. Leyser, *Deutsche Predigten des XIV. Jahrhundertes.* S. 30.
[4] Ebendas. S. 112.
[5] F. Pfeiffer, *Deutsche Mystiker des 14. Jahrhunderts.* Bd. I. S. 219.
[6] Ebendas. Bd. I. S. 221. — [7] Ebendas. Bd. I. S. 37.

St. Johannes, wird auch über den Apostel St. Andreas berichtet:
„Her (er) ist ouch ein behuter meitlicher (jungfräulicher) kûscheit,
wanne (denn) her selber ein reine jungvrowe was. Diz bewisete her
an eine (einem) heiligen bischove wol, der dô ein reine kûsch man
was, und hate sente Andrêas gelobet zu dinen und gekorn (erkoren)
zu eime aposteln.“ [1]   Aber auch nach den Tagen der Apostel und
Evangelisten hat es Männer gegeben, welche die drei Klostergelübde,
die Berthold einschärft, getreulich bewahrten und damit zur Nach-
eiferung ihres Verhaltens einluden.   Richtet doch dieser an die Mönche
die Aufforderung: „Daz dritte daz dû diu gesetzede (Gesetze) dines
ordens flizielichen behaltest (hältst) und aller meiste driu dinc dar ûf
allez geistlichez leben gruntvestet ist, daz ist kiusche und armuot und
gehôrsam.“ [2]   Hierher gehört der heilige Nikolaus, über den Her-
mann von Fritslar in seinem Heiligenleben bemerkt: „Zu deme
funften mâle lobet man in umme sîne magetlîche kûscheit“; [3] ebenso
der Stifter des Dominikanerordens, St. Dominikus, von dem wir
hören: „Her (er) was ouch selber ein juncvrowe“ [4] und endlich der
Provinzial dieses Ordens, Meister Eckhart, dessen Reden wiederholt
von uns angezogen sind.   Denn „meister Eckehart wart gefrâget,
waz daz groeste guot wêre, daz im got ie getân hête.   Er sprach:
der sint driu.   Daz êrste: mir sint genomen und abe gesniten fleisch-
liche begirde unde gelüste.“ [5]   Hat ein jeder dieser Männer durch
„lûtere (lautere) kuischeit“ bewiesen, „daz her (er) sî ein ûzzerwelt
jungere unses herren“ [6], so hat es andererseits auch nicht an reinen
Jungfrauen gefehlt, deren heiliger Wandel einen mächtigen Antrieb
ihnen gleich zu werden darbot.   Von diesen Jungfrauen lesen wir
in einer Predigt bei Tauler: „Darnach volget die felig fchar der
reynen keüfchen unbefleckten iunckfrowen an leib und an gemuet.
O wie ein fchoen wunniglich ding das ift, in dem leyb funden werdē
unberuert als ein engel, wem Gott der eren gan (gönnt), das er in
dem kleid gefunden wirt, das er felber und fein werde muotter fo

---

[1] F. Pfeiffer, *Deutsche Mystiker des 14. Jahrhunderts.* Bd. I. S. 9.

[2] Berthold, ed. F. Pfeiffer. Bd. II. S. 260.

[3] F. Pfeiffer, *Deutsche Mystiker des 14. Jahrhunderts.* Bd. I. S. 16.

[4] Ebendas. Bd. I. S. 173. — [5] Ebendas. Bd. II. S. 662.

[6] Ebendas. Bd. I. S. 250.

über all zierde truogen."[1] Auch in einer anderen Predigt werden
solche keuschen Jungfrauen gerühmt, die den Engeln gleich kämen
und ihnen besonders lieb wären: „wan (denn) di juncvrowen sint der
engele swester, und di engele wonen gerne bî in"[2] (ihnen); denn,
so versichert ein Prediger des dreizehnten Jahrhunderts, „er lebt
engelifhen nicht mennifhlichen der finen leip chiufhlichen behaltaet.
Diu chiufh volget got vorderlichen (vornehmlich) vor aller felicheit.
Nu fecht (seht) wie groz der chiufh reincheit ift."[3]

Raten so unsere Geistlichen sich durch das Vorbild der Heiligen
zur Keuschheit bestimmen zu lassen, so warnen sie dagegen vor
unreinen Gedanken. Als Berthold einmal die verschiedenen Arten
der Unkeuschheit, deren jede die Seele töte, mit Speeren vergleicht,
führt er als den ersten Speer die fleischliche Lust an: „Daz érste
sper bezeichent eine untugent: daz heizent boese geluste des
fleisches, sô dem menschen zem érsten wol ist in sînem gemüete
mit dem geluste der unkiusche."[4] Daher empfiehlt er der Jugend
auf ihre Frage: „Wie, bruoder Berhtolt, wie suln wir jungen liute
uns behüeten vor des tiuvels stricken, die er uns mit der unkiusche
raetet?"[5] nicht am wenigsten auch die unzüchtigen Gedanken zu
fliehen: „Dar zuo soltû (sollst du) dich selber beschirmen vor
üppigen gedenken —: sô mahtû (magst du) dîne kiusche wol be-
halten. Wilt dû aber die gedenke lâzen fliegen frîlîche (frei) hin
unde her, sô wirt dir der stric deste lîhter (leichter) an geleit"[6]
(gelegt). Auch Geiler kennt die grofse Gefahr, die in einer aus-
schweifenden Phantasie liegt, und tadelt daher den, welcher sich
derselben überläfst, mit den Worten: „Aber du thuoft eins und
fpringeft wider in die kotlachen, dz ift, du bekümmereft dein hertz
mitt unküfchen gedencken, gedenckeft an die aller fchnoedeften ort
die an der frawen feind."[7] Berthold aber erklärt, dafs unkeusche

---

[1] Joannis Taulery *Predig Uff' aller Heiligen tag.* S. CLIX.
[2] F. Pfeiffer, *Deutsche Mystiker des 14. Jahrhunderts.* Bd. I. S. 110.
[3] H. Leyser, *Deutsche Predigten des XIII. Jahrhundertes.* S. 12.
[4] Berthold, ed. F. Pfeiffer. Bd. II. S. 140.
[5] Ebendas. Bd. I. S. 481. — [6] Ebendas.
[7] Geyler von Keyferfzberg, *Poftill.* teyl III. S. LXXX. Pred. Am
Fünfftzehenden fonnentag noch Trinitatis.

Gedanken ebenso gut, wie unkeusche Werke, eine Todsünde seien:
„Alsô sint eteliche, die tuont kein unkiusche mit dem libe (Leibe),
si gedenkent aber sô gelustlichen dar nâch, wie die liute tuon, und
swenne (wenn irgend) der mensche mit geluste dâ mite umbe gêt sô
ist ez ein tôtsünde."[1] Deshalb ermahnt denn Geiler in seinem
Seelenparadiese die unreinen Gedanken wie eine giftige Schlange
zu meiden: „Darumb fol ein menfch von jugent uff zuo allen zeiten
mit grofzer behuotfamkeit fein hertz verhueten vor aller fantefy,
die jn moecht reitzen tzuo fleifchlichenn glüften, er fol die felbigen
gedenck in feinē gemuet fchnelliglichen fliehē, wie er vō uffen
pflegt zefliehen einen vergifften fchlangē."[2] Er ist in dieser Be-
ziehung mit dem Leben vertraut und gibt daher aus seiner seel-
sorgerischen Erfahrung heraus noch besonders den Rat: „Darumb
fo bald ein gedanck her falt uñ ynbrechē wil, fol ein menfch in
ftracks ufz dem hertzē fchitten naemlich am morgē fo du erwacheft
und ufzgefchlaffen haft, uñ die gedenckē d' unkeüfcheit komen und
ynbrechen, folt du nymmermer im beth bleybē ligen, befunder iunge
hitzige menfchē. Ich halt das ein menfch d' fich nit anders moecht
erwoern folcher anfechtung dañ durch ufffteen, und er dz merckt od'
warnaem, dz deñ ein folicher menfch fchuldig fey uff zuo fteen bey
einer todfünd, damit er fich erweren mag des gedancks uñ ver-
willigens."[3] Ebenso führt er den Müfsiggang als eine nicht seltene
Ursache an, der Phantasie die Zügel schiefsen zu lassen und sich
an wollüftigen Gedanken zu weiden: „Darzuo fol ein mēfch auch
nit mueffig gon, fund' fol etwas uebē dz im die fantafey verfchlecht,
dz er nitt daraffter (danach) mit den gedenckē ufzfchweift, als (so)
weyt als die ftatt ift."[4]

Interessant ist die Stellung, welche Geiler nach dieser Rich-
tung hin der bildenden Kunst gegenüber einnimmt. Er fordert die
Maler und Bildhauer auf nicht einen jeden Körperteil offen und
frei darzustellen, sondern dabei auf gute Sitte Rücksicht zu nehmen.
„Was unfchaffens (Unanftändiges) am menfchen ift", so läfst er sich

---

[1] Berthold, ed. F. Pfeiffer. Bd. II. S. 263.
[2] Geiler vō Keyfzerfperg, *Der feelen Paradifz.* cap. VI. Von warer
keüfcheit. S. XXXVII.
[3] Derselbe, *Von den fyben fchwertern, das fyben fchwert.* — [4] Ebendas.

in seiner Postille vernehmen, „das hat die natur an die ort gesetzet, das es also verborgen ist, das es an keinem andern ort moecht also verborgen sein. Sag mir eins, wo moechts die natur mer verborgen haben, dañ eben an denen orten do es verborgen ist? Nyenen (nirgends). Das ist wid' die bildschnider, und wider die moler, und das voecklin. Kein moler kan kein Jesus knabē yetzt molen, on ein zeserlin" [1] (kleines männliches Glied). Die älteren Meister, so fährt er fort, hätten eine weniger laxe Auffassung in diesem Punkte gehabt: „Das findest du nyenen (nirgends) in den alten gemaelden, das es also gemolet ist. Sunder es ist allessammen fein verborgē uñ verdeckt, also das man nüt unschaffens sicht" [2] (sieht). Wie das Jesuskind, so wurden auch die frommen Frauen in unziemlicher Weise gemalt, so dafs sie mehr öffentlichen Mädchen als keuschen Heiligen glichen: „Unnd nit allein ist es des stuckfzhalb, sunder auch in andren gemaelden von andren heyligē. Sant Katherin, sant Barbara, saut Agnes, od' sant Margred molen sye yetz nit anders wed' (als) wie die edel wyber gond, uñ die gemeynē dirnē." [3] Durch solche Bilder werde ein junger Priester in der Kirche nicht zur Andacht gestimmt, sondern nur geschlechtlich erregt: „Soll ein junger priester über altar gon uñ messz machē, glaub mir, es bringt jm wenig andacht." [4] So kommt Geiler denn zu dem Schlusse: „Es sol nüt. Man solt sollich bild erberlich molē uñ in d' gestalt, dz mā sich nit moecht dorā verhoenē (verderben), sund' andocht habē." [5] Er läfst auch den Einwurf nicht gelten, dafs die Kunst in dieser Beziehung Freiheit geniesse, sondern hat eine bestimmte Antwort hierauf: „Ey sprichst du, sol mā die kunst nit zeygē. Ich antwurt. Weñ du die küst zeygē wilt, so zeyg sye jm frawē husz. do mal solliche ding, es hoert nit hyeher." [6]

Wird von unseren Predigern schon vor unkeuschen Gedanken gewarnt, so verwerfen sie erst recht zweideutige Worte und Reden, wie sie namentlich in „boeser geselleschaft" [7] vorkommen. Daher sagt Berthold, indem er die verschiedenen Arten der Unkeuschheit

---

[1] Geyler von Keysersfzberg, *Postill.* teyl IV. S. XXII. Pred. An des heyligen apostel sanct Mattheus tag.

[2] Ebendas. — [3] Ebendas. — [4] Ebendas. — [5] Ebendas. — [6] Ebendas.

[7] Berthold, ed. F. Pfeiffer. Bd. 1. S. 481.

wieder mit Speeren vergleicht: „Zem andern mâle daz ander sper
heizet, der gerne schentliche rede dâ von rett (redet), und der ez
gerne hoeret reden."[1] In Übereinstimmung hiermit fordert Geiler:
„Als von unzüchtigen fachë, fol man züchtigklich reden. Was die
natur verborgen hat, dz fol ein menfch nit entdecken. So nun die
natur fchamhafftige ding verborgen hat, warüb wolt denn ein menfch
nit auch verborgenlich uñ mit fubtilen umbreden do von reden?"[2]
Er rühmt von diesem Standpunkte aus die hebräische Sprache,
die für unreine Dinge umschreibende Ausdrücke brauche. Als
er nämlich auf den Evangelisten Matthäus zu sprechen kommt,
bemerkt er von diesem: „Das ift der Mattheus, der do zuom aller
erften gefchriben hatt fein euangelium, von d' menfcheit Chrifti
Jefu unfers herren, in der aller hoechftë fproch, dz ift in hebreifch,
welche fproch alfo geadlet ift, das fye nüt grobs noch unfchaffens
(Unanständiges) in ir hat, dañ (als) allein das do ift mit umbreden."[3]
Trotz dieser Mahnungen aber wurden unsaubere Reden sehr häufig
im Munde geführt, und Berthold kann nicht hart genug tadeln,
dafs dies sogar schon bei jungen Kindern der Fall sei: „Unde
daz iezuo alrêrste ûzer (aus) der schaln sliufet (schlüpft), daz ist
als (so) gar vol schalkeit, unde nennent unde redent daz man unde
frouwen dâ tuont unde lachent dar zuo."[4] Über ein solches Kind
ruft er aus, indem er zugleich den Eltern bittere Vorwürfe macht:
„Pfî, dû armer loupfrosch! Einz daz kûme einen haven mac ûf
geheben, daz wil uns ouch den selben unflât mêren der unkiusche.
Sô etelîchez niwan (nur) aht jâr alt ist, sô nennet ez daz frouwen
unde man tuont vil schalklîche. Des lachent danne vater unde
muoter. Ir tuot in (ihnen) gar übele dran; wan (denn) swaz zem
êrsten in den haven kümt, dâ smacket (schmeckt) er iemer mêr
(immerfort) gerne nâch. Dar umbe soltet ir iuwer (euer) kint gar
gezîte (frühzeitig) ziehen an kiusche, mit worten unde mit werken,
an zühten (Zucht) und an siten. Pfî, dû armez würmelîn, wie ge-
zîte (frühzeitig) dû des tiuvels stric nimest an dînen hals!"[5] Aber

---

[1] Berthold, ed. F. Pfeiffer. Bd. II. S. 140.
[2] Geyler von Keyferfzberg, *Poftill.* teyl IV. S. XXII. Pred. An des
heyligen apoftel fanct Mattheus tag. — [3] Ebendas.
[4] Berthold, ed. F. Pfeiffer. Bd. I. S. 256. — [5] Ebendas. Bd. I. S. 483.

auch die Erwachsenen fanden an unkeuschen Worten nicht selten
Gefallen, denn Berthold sagt, indem er die Unreinen mit den
Tieflandsbewohnern vergleicht: „Pfi, dû rehter (rechter) niderlender,
dû bist eht (eben) unkiusche mit den worten! wan (denn) ir (ihrer)
ist gar vil, die mit den werken keine unkiusche getuon wellent
(wollen): wan sie mügent ir niht getuon. Und als (so oft als) sie
mit den werken niht unkiusche mügent (mögen) getuon, sô tuont
sie sie mit den worten."[1] Namentlich mit den Frauen scheinen
die Männer gerne unsittliche Reden geführt zu haben, so dafs
Berthold nach dem Vorgange des heiligen Franciskus empfiehlt
nur laut und kurz mit denselben zu sprechen: „Sant Francisce
lêret uns, daz wir lûte (laut) und kurzlichen reden mit den frouwen,
dâ kan nieman an vervaelen."[2] Weiblichen Personen aber rät er
vor der Thür oder am Fenster nicht unkeusche Blicke oder
schmeichlerische Reden mit den Männern zu wechseln: „Ir frouwen,
ir sült (sollt) iuwer ougen (Augen) phlegen vil flizichlichen und sult
iuwer tütteln (schmeicheln) dâ zuo der pforten und zuo den venstern
mit den mannen lâzen sîn"[3] (sein). Geiler aber warnt beide
Geschlechter noch besonders davor, obscöne Lieder zu singen, wenn
man dieselben auch nur als fröhliche hinstellen wolle: „Itē leycht-
fertige lieder. Aber man wil ein erbere fach dar ufz machen, uñ
nēnet es ein froelicheit. aber mich dückt dz hie zuo Strafzburg,
huor (Hurerei) und froelich, funt termini convertibiles, hangt als an
einander, folich gauckelweyfen uñ wuefte fchāpere (schandbare) wort,
gond on zweyfel ufz den wueften hertzen, als im ewāgelio fteet
Matthei XII. Ex abundātia cordis os loquitur. Vō überflufz des
hertzen redt der mund."[4]

Einen weiteren Anlafs zur Unsittlichkeit finden unsere Geist-
lichen in übermäfsigem Essen und Trinken. Schon Berthold sagt
hiervon: „Unde dar umbe daz sîn (sc. der unkiusche) vil geschiht,
daz ist dâ von, daz man den lîp nihtes (an nichts) wil lâzen gebresten
(Mangel) haben. Ir armen liute, ich meine iuch niht, ich meine die

[1] Berthold, ed. F. Pfeiffer. Bd. I. S. 256.
[2] Ebendas. Bd. II. S. 262. — [3] Ebendas.
[4] Geyler vō Keyferfperg, Von den fyben fchwertern, das fybent fchwert.

ze allen ziten wollust wellent haben des libes. Swes er eins begert des muoz er iemer zwei haben, — mit ezzen unde mit trinkenne."[1] Durch übertriebenen Genufs von Speise und Trank wird nämlich starke Hitze und damit sinnliche Begierde erzeugt: „Unde dû wirdest unkiusche an dem libe, swenne dû dich überizzest und übertrinkest; wan dâ wehset (wächst) von grôziu hitze unde grôziu unkiusche."[2] Auch Geiler weifs dies und beruft sich dafür auf einen Ausspruch des heiligen Hieronymus und eines Lustspieldichters: „Weñ freffen und fuffen, und die geburtglider halten fich der nachburfchafft, und feind einander nach (nahe) verwandt. als fanctus Hieronymus fpricht. un Comicus. Sine Cerere et Bacho friget Venus."[3] Er setzt aller-dings gleich hinzu, dafs nicht der Weingenufs an sich etwas Un-keusches sei, aber die Unkeuschheit sei oft eine Folge desselben: „Nitt das die unkeüfcheit wefenlich im wein fey, fund' nachfolgent, deñ welcher menfch unmeffiglichñ vil weines trincket, ift ein zeichen das er nit keüfcheit haltett."[4] Daher ermahnt denn Nikolaus von Strafsburg in einer Predigt: „Alsô sön (sollen) wir alle ur-sache fliehen, wen (wollen) wir in lûterkeit bliben, und ouch under ziten (zuweilen) starken wîn und starken pfeffer, wenn (denn) es git (gibt) mengem (manchem) menschen ursache ze vallende (fallen) der ez unordenliche nimet nâch luste; dâ kumet ouch verlâzene (aus-gelassene) gebêrde von und îteliu (eitele) wort und ein unwîse gnâdelôs herze."[5] Ebenso verlangt Geiler von dem, der durch fleischliche Lust versucht wird, „dz er — allen fleyfz ankere — mit abbruch hitziger gewürtzter fpeyfz, und ftarckë wein, und vor anderen dingen fich huette, alfo dz er fich meffiklich (mäfsig) halt in effen, in trincken, in fchlaffen, und in andern dingen als ferr (sofern) er ymer mag."[6]

Unter den „anderen Dingen", vor denen man sich gleichfalls

---

[1] Berthold, ed. F. Pfeiffer. Bd. I. S. 470.

[2] Ebendas. Bd. I. S. 191.

[3] Geyler von Keyferfzberg, *Poftill.* teyl II. S. LXXIX. Pred. Am Sonnentag noch Letare.

[4] Derselbe, *Der feelen Paradifz.* cap. VI. Von warer keüfcheit. S. XXXXI.

[5] F. Pfeiffer, *Deutsche Mystiker des 14. Jahrhunderts.* Bd. I. S. 271.

[6] Geyler vö Keyferfperg, *Von den fyben fchwertern, das fybent fchwert.*

hüten soll, will man Keuschheit bewahren, ist besonders üppige
Kleidung zu nennen. Schon das Beispiel Johannis des Täufers
weist darauf hin. Denn dieser, durch Reinheit des Herzens aus-
gezeichnet, nahm nicht nur die einfachste Nahrung zu sich, sondern
trug auch ein rauhes, aus Kamelhaaren verfertigtes Kleid: „Her
(er) hate ouch lûtere meitliche (jungfräuliche) kûscheit glîch den
engelin. Alsô sprichit daz êwangelium: „sîn rok was von kamêlis
hâre und sîn ezzen was houschreckin und walthonic." Und in sulcher
hertikeit sô wirt kuischeit behalden."[1] Andererseits gibt eine
Leysersche Predigt die Hoffart der Weiber in der Kleidung als
vornehmlichste Quelle ihrer Unkeuschheit an: „Mine lieben. Unfer
herre gefchuof elych (ehelich) gehilcich (Vermählung). erne (er nicht)
gefchuf iz (es) duorch daz niht. daz daz wip unrechter dinge phlege
mit unrechter hohvart. mit unmezlichen cleidern. und daz fi da mit
ir felbes (ihren eigenen) man icht (nicht) verleite und andere man
reize daz fi fie minnen (lieben). Da von cuomet (kommt) oberhuor
(Ehebruch) manflacht (Totschlag). — Des folden die man allis ftuorin
(steuern). leider duorch die libe die fie zun wiben und zun kinden
habint. fo volgint fi in (ihnen) irs willens und verliefen (verlieren)
daz ewige riche."[2] Übrigens sind rauhe Kleider ebensowenig, wie
wachen, fasten, sich mit warmem oder kaltem Wasser waschen, un-
fehlbare Mittel gegen die sinnliche Lust. Daher empfiehlt Geiler
in Fällen der Not noch „zuo got uff zuo fchreyen" und „die lieben
heiligen, Als fant Anthonium anzuoruoffen": „Aber das nym für
hand fo du erflameft uñ entzündt bift mit dē fchwert des teüfels
der unkeüfcheit, dz all ander ertzneyen nit helffen woellē, haerin
hembder antragen, wachen, faften, weder kalt noch warm waffer,
alles nit helffen wil."[3]

Endlich wird denjenigen, die ihrer Begierde nicht Herr werden
können, noch der Rat in die Ehe zu treten erteilt. „Wan (denn)
swaz sie dâ tuont wider dîne (sc. gotes) hulde —"; so versichert

[1] F. Pfeiffer, *Deutsche Mystiker des 14. Jahrhunderts.* Bd. I. S. 144.
[2] H. Leyser, *Deutsche Predigten des XIII. und XIV. Jahrhundertes.* S. XXX. (Einleitung.)
[3] Geyler võ Keyferfperg, *Von den fyben fchwertern, das fybent fchwert.*

Berthold, „daz möhten sie wol tuon âne (ohne) sünde mit der
heiligen ê" [1] (Ehe). Daher denn die Aufforderung, die er an einen
Unkeuschen richtet: „Unde dû nescher, balde zuo der ê, oder an
den grunt des niderlandes!" [2] (sc. der Hölle) oder, wie er ein ander-
mal sagt: „Die ir magetuom (Jungfrauschaft) niht wellent behalten
hinz (bis) an ir tôt, sô verlieset (verliert) ir doch mit der ê." [3]
Insbesondere sind es die jungen Leute, denen er als bestes Mittel
gegen Ausschweifungen zu heiraten empfiehlt: „Und darumbe, ir
jungen liute, hüetet iuch vor der selben sünde (sc. der unkiusche).
Welt ir niht kiusche sîn, sô kumt doch zuo der ê." [4] Ja er rät
ihnen diesen Bund so bald als möglich zu schliefsen: „Unde wellet
irs niht enbern, sô kêret balde zuo der ê unde lât (lafst) iuch den
tiuvel als (so) gezîte (frühzeitig) niht vâhen (fangen) in sînem stricke
der unkiusche." [5] Dieselbe Mahnung wiederholt er mit etwas anderer
Wendung: „Unde dar umbe, ir jungen liute, vil wunderlichen balde
ze der heiligen ê, die bî der werlte (Welt) blîben wellent." [6]

Wie schon in diesen Worten angedeutet liegt, sollen dagegen
geistliche Personen keine Ehe eingehen. Daher antwortet Berthold
auf die Bemerkung einer solchen „Nû, bruoder Berhtolt, nû sô lange
unde dû die heiligen ê sô vaste (stark) unde sô hôhe (hoch) lobest
über ander orden: ich bin ein geistlîcher mensche, ich wil mich
rehte (recht) ouch ze der ê gehaben" (halten): „Niht, niht! alse (so)
liep iu (euch) himelrîche sî." [7] Er erklärt im besonderen, dafs keine
Frau einen Priester oder Diakonen zum Manne nehmen dürfe: „Den
vierden menschen, den dû zer ê mîden solt unde den dir got ver-
boten hât —, daz ist der mensche, der dem almehtigen gote ver-
bunden ist. Daz sint alle die priesterlîche wîhe enpfangen hânt
(haben) unde diakene unde subdiakene: mit den (denen) mac niemer
deheine (irgend eine) frouwe dekeine (irgend eine) ê gehaben." [8]
Selbst mit denjenigen, die durch ein Verbrechen ihre priesterliche
Weihe verwirkt oder die ihr Kloster heimlich verlassen haben, ist

---

[1] Berthold, ed. F. Pfeiffer. Bd. I. S. 192.
[2] Ebendas. Bd. I. S. 256. — [3] Ebendas. Bd. II. S. 141.
[4] Ebendas. Bd. II. S. 151—152, vgl. Bd. II. S. 69.
[5] Ebendas. Bd. I. S. 412. — [6] Ebendas. Bd. I. S. 307. — [7] Ebendas.
[8] Ebendas. Bd. I. S. 315.

die Ehe verboten, da der geistliche Charakter ein unzerstörbarer
ist: „Obe er halt die wîhe verwirket mit brande oder mit roube
oder mit manslaht (Totschlag) oder wirt er aptrünnic ûzer einem
klôster, sô mac man doch keine ê mit im gehaben."[1] Ebensowenig
wie mit Geistlichen soll man mit solchen, welche einem Kloster
angehören, seien es Mönche, seien es Nonnen, in den Ehebund treten:
„Und alle die orden hânt (haben) enpfangen in kloestern, sie sîn
gewîhet oder ungewîhet, pfaffen oder leien, gelêret oder ungelêret,
frouwen oder man, meide oder witwen, und alle die orden hânt
enpfangen oder wîhe, als ich hie (hier) gesprochen hân (habe), die
sint alle sament dem almehtigen gote verbunden vesteclîche (fest),
daz eht (eben) niemer mêre dehein (irgend ein) mensche deheine
(irgend eine) ê mit im gewinnen mac."[2]
    Während aber Berthold die Ehe mit Geistlichen und Kloster-
leuten strenge untersagt, erteilt er Laien, die sich zu vermählen
gedenken, noch einen besonderen Rat, von dem er freilich gleich
bemerkt, dafs es nur ein Rat seinerseits und nicht Gottes Gebot
sei. Dieser Rat geht dahin, dafs junge Mädchen keine alten Männer
und überhaupt nur Gleichaltrige unter einander heiraten sollen:
„Doch wil ich iu (euch) einez râten; ez hât aber iu got niht geboten,
niwan (nur) daz ich ez iu râte mit guoten triuwen (Treue). Wan
wir grôzen gebresten (Mangel) dâ von haben unde sehen unde
hoeren, daz ir gar jungiu kint alten mannen gebet, dâ von râte ich
iu, daz ir ein jungez dem andern gebet, und ein altez dem andern.
Unde dar umbe, daz dir gelîch (gleich) sî an der jugent und an dem
alter, — daz nim."[3] Bei grofsem Altersunterschiede gerate nämlich
die Ehe selten wohl, da der Mann trotz aller Künste, die er an-
wende, doch ein alter Mann bleibe und die junge Frau leicht jungen
Männern vor ihrem Gemahl den Vorzug gebe: „Swenne ein alter
eine junge frouwen genimet, sô waere eht er sô gerne junc unde taete
er dem lîbe gerne wol; sô ist er doch ein alter grîsinc (Graukopf).
Sô kleidet er sich junclîche, sô ist er eht ein alter grîsinc. Sô

_____

[1] Berthold, ed. F. Pfeiffer. Bd. I. S. 315.
[2] Ebendas. Bd. I. S. 315—316. — [3] Ebendas. Bd. I. S. 320.

badet er sich, sô ist eht er ein alter grîse (Greis). Sô heizet er im den bart nâhen (dicht) ûz der hiute (Haut) schern; sô schirt man im nâhen, sô ist eht er ein alter grîsine. Unde sie gesiht vil lihte (vielleicht) etelichen, den sie gerner (lieber) siht danne (als) in. Unde dâ gar junge frouwen alte man nement, daz geraetet eht selten wol."[1]

---

[1] Berthold, ed. F. Pfeiffer. Bd. I. S. 320—321.

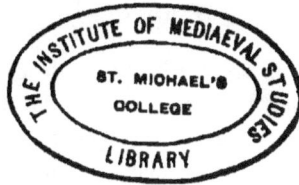

IV. Kapitel.

Die körperlichen Übungen.

Werden wir die bisher erwähnten Mittel, welche unsere Prediger gegen die Unkeuschheit empfehlen, durchaus als berechtigte anerkennen müssen, so können wir ihnen dagegen nicht beipflichten, dafs körperliche Übungen in jedem Falle die Sinnlichkeit fördern. Am ehesten dürfte dies noch bei dem Tanze zutreffen. Derselbe war altgermanische Sitte, denn als das frühste und keckste Spiel, das bei den alten Deutschen geübt ward, erscheint ein Tanz, welchen Jünglinge mit nackten Leibern zwischen nackten Schwertern und Lanzen aufführten.[1] Ist von einem derartigen Waffentanze auch im Mittelalter nicht mehr die Rede, so hören wir dagegen von Reigentänzen, zu denen sich Männer und Frauen mit einander verbanden. Wie der schon mehrfach erwähnte Augustinermönch Gottschalk Hollen berichtet, bildete man dabei einen Kreis, indem man die Arme ausstreckte und sich mit den Händen fest aneinander hielt; zugleich wurde dazu gesungen und gesprungen.[2] Geiler bezeichnet einen solchen Reigentanz, bei dem man sang, mit dem Namen „heygerleyfz"; er tadelt nämlich, dafs manche wähnen, sie könnten

---

[1] Genus spectaculorum unum atque in omni coetu idem. Nudi juvenes, quibus id ludicrum est, inter gladios se atque infestas frameas saltu jaciunt. Tacitus, de Germ. cap. XXIV.

[2] R. Cruel a. a. O. S. 625—626.

Kotelmann, Gesundheitspflege.   12

Gott und dem Reichtum zu gleicher Zeit dienen, „als do man ein
heygerleyfz macht, und koement gott ein handt byeten, unnd der
rychtuomb die ander hand, unnd alfo umbhaer dantzen." [1] Ausführ-
licher kommt er auf den Reigentanz bei der Erklärung des Gleich-
nisses vom verlorenen Sohne zu sprechen. Nachdem er hier be-
richtet hat, der Vater desselben habe ein feistes Kalb zu schlachten
befohlen, fährt er fort: „Und alfo noch dem befelh, do alle ding
zuogerichtet feind wordē, do habent fye angefangen effen und
trincken und wol zuolebē, und feind (als man fpricht) froelich gefin
und guots dings, unnd habent dornoch gedantzt. Aber fein elter
fuon was im feld duffen (draufsen) uff dem acker, do er am obent
(Abend) heym kam, uñ nydnen (unten) vor dē hufz ftuond, do hort
er feitenfpil, dozuo ein gefeng uñ ein dantz, ich kans nitt baffz
(besser) tütfchen. Ein heygerleyfz, ein fchübelecht (ringförmig)
daentzlin, das ift Corus, a corona, do man umbhaer got (geht) in rings
wifz (Weise), als die iungen knabenn und toechter fpülgent (pflegen)
zuothuon, uñ dozuo fingent. Difz tantzē was bey den alten faltatio
coevorum" [2] (= coaevorum, Gleichaltriger).

Wie sehr der Tanz bei Jungen und Alten beliebt war, läfst
sich gleichfalls aus einer Bemerkung Geilers ersehen. Als er ein-
mal das Betragen einzelner in der Kirche und während der Predigt
tadelt, erklärt er: „Darnach sind etliche, die sitzen und beratschlagen
heimlich, wo sie nachmittags wollen zu Wein gehen, an welchem
Orte man den besten Neuen oder Firnen schenke, item wo man
einen Abendtanz oder sonst einen Hahnentanz werde anrichten." [3]
So begaben sich die meisten denn auch lieber zum Tanze, als zur
Predigt oder zur Messe, wie denn Berthold Klage führt: „Dâ
soltent ir gar gerne ze predigen gân (gehen) und ze messe und dâ
man gote dienet. — Sô gât (geht) ir gerner zem tanze, — der dâ
hin, der sô hin, und gar ungerne dâ hin, dâz iu nütze und guot
waere." [4] Selbst die Mönche und Nonnen waren grofse Freunde

<hr/>

[1] Geyler von Keyferfzberg, *Poftill.* teyl III. S. LXXX. Pred. Am
Fünfftzehenden fonnentag noch Trinitatis.
[2] Ebendas. teyl II. S. L. Pred. Am Sambftag noch Reminifcere.
[3] R. Cruel a. a. O. S. 628.
[4] Berthold, ed. F. Pfeiffer. Bd. II. S. 203.

des Tanzens. Wie wir bereits oben sahen, berichtet Geiler, „das die frowen in die kloefter gond (gehen), unnd mitt den münchen uff unnd ab hupffent"[1], und von den Nonnen bemerkt er, ihren Wankelmut scheltend: „Wie unfzer begynen[2], oder geifteren (geistliche Frauen). Wenn es faftnacht ift, fo fprechend fye. wir mueffen yetzendan weltlich fein. uñ fohen (fangen) an zuoblitzen (sich schnell bewegen, springen), uñ gumpen (tanzen), hinden und vornan, wie ander leüt. Unnd wenn die Faft kumpt, fo fprechend fye, do ift die zeyt das wir geiftlich feyend. Und im Advent mueffen wir aber geiftlich fein. Dornoch fo kumpt die Wynachten, fo feind wir denn wider froelich. Es heiffet yetz guotts dings fein. unnd alfo meynent fye dennocht gar geiftlich fein. Jo fprechend fye, wie kan eins alfo ein munnaff fein, ein munck, und ein mumelthier"[3] (Murmeltier).

Über eine jede Art von Tanz brechen nun unsere Kanzelredner den Stab. Denn nicht nur, dafs Berthold „die tenzeler" den Sündern beizählt[4], auch Pseudo-Albertus rügt die Tanzsucht[5], und eine Predigt bei Leyser redet von „tanzen — und andern fuondlichen dinc."[6] Ja, ein elsässischer Prediger erklärt es für Thorheit, das Tanzen nicht als sündlich betrachten zu wollen: „Nu sint eteliche liute so tump (dumm), daz sie wenent, ob sie sich enthubent (enthoben) von irem antwerke, daz sie one sunde tanzen mügent und reigen."[7] Berthold hält namentlich noch dem Tanzenden vor, dafz er seine Seele verderbe: „Wan (denn) dû verliusest (verlierst) dîne sêle gar mit einem lîhten (leichten) dinge"[8], und an einer anderen Stelle sagt er, dafs der Tänzer sich in den Strick des Teufels begebe: „Unde wilt (dû) ouch zuo dem tanze unde zuo dem

---

[1] Geyler von Keyferfzberg, Poftill. teyl I. S. XXIIII. Pred. Am II. Sönentag noch dem Achten der drey künig tag.

[2] S. Anm. 8 auf S. 140.

[3] Geyler von Keyferfzberg, Poftill. teyl III. S. LXXX. Pred. Am Fünfftzehenden fonnentag noch Trinitatis.

[4] Berthold, ed. F. Pfeiffer. Bd. I. S. 20.

[5] R. Cruel a. a. O. S. 435.

[6] H. Leyser, Deutsche Predigten des XIII. und XIV. Jahrhundertes. S. XXXI (Einleitung).

[7] H. Rinn a. a. O. S. 19.

[8] Berthold, ed. F. Pfeiffer. Bd. I. S. 173.

12*

heimgarten (Gesellschaft) unde wilt dâ vil gerüemen (heimlich
sprechen) unde gelachen unde geweterblitzen (wetterleuchten, sprin-
gen) unde gezwieren (verstohlen blicken) mit den ougen, sô mahtû
(magst du) wol bestrûchen (straucheln) in den stric des tiuvels."[1]
Insbesondere ist es Gottschalk Hollen, der das Tanzen als die
gefährlichste Versuchung zur Sünde hinstellt. Der Reigentanz wird
von ihm ein Zirkel genannt, in dessen Mittelpunkt sich der Teufel
befinde; wer an demselben teilnehme, der sage sich damit von Gott
los und ergebe sich dem Satan. Je höher man dabei springe, um
so tiefer stürze man in die Hölle; je fester man sich an den Händen
halte, um so fester werde man vom Teufel gefafst, und dieser Teufel
heifse auf deutsch „Schickentanz".[2] Bestimmter noch wird der
Tanz als Thorheit und besonders als Hoffart bezeichnet. So lesen
wir in Grieshabers Sammlung, zu der Welt Thorheit gingen die,
welche „zu tanze" gingen und „da man singet und springet."[3]
Berthold aber ruft: „Pfî, hôhvertiger, mit dînem tanzenne! wie
tiure (teuer) dir disiu tugent (sc. der dêmüetikeit) ist!"[4], und in
einer lateinischen Predigt meint er: Damit man sich auszeichne vor
anderen und gefalle, begehe man viele Sünden; „pro hoc ancillae
et virgines chorizant."[5]   Ja viele scheuen selbst Anstrengung beim
Tanz nicht, nur um ihrer Eitelkeit willen: „Swenne dû verst (fährst)
an einen tanz alle tage als ein hirzler (Hetzer) unde swenne dû alsô
zwêne tage gehirzelst (gehetzt), unde soltest dû daz eine wochen
trîben, dû woltest ê (eher) an einem galgen hangen. — Und alsô
müget ir niemer dran geruowen (ruhen) an der sünde, diu dâ heizet
hôhvart."[6]

So ist es denn begreiflich, dafs wiederum Berthold ausruft:
„Pfî, tenzer unde tenzerinne!"[7] und dafs einer seiner Gesinnungs-
genossen sagt: „We der werlt (Welt) von den schanden die fie niht

---

[1] Berthold, ed. F. Pfeiffer. Bd. I. S. 481.
[2] R. Cruel a. a. O. S. 625 626.   [3] H. Rinn a. a. O. S. 19.
[4] Berthold, ed. F. Pfeiffer. Bd. I. S. 173.
[5] H. Leyser, *Deutsche Predigten des XIII. und XIV. Jahrhundertes.*
S. XXXI (Einleitung).
[6] Berthold, ed. F. Pfeiffer. Bd. I. S. 176.
[7] Ebendas. Bd. I. S. 223.

bewart (vor denen sie sich nicht bewahrt). Owe tenzere."[1] Nach
ihm soll man den Tanz fliehen, weil er etwas Unnützes ist: „Ez
arbeitet manic mensche, daz ez sînen lip gar sûr (sauer) an kümt,
daz ez weder ze gote noch zer werlte (Welt) nütze wirt noch weder
im noch anders ieman. Als dise — tenzer unde swelher leie arbeit
ez ist, diu unnützbaer ist, die sol man fliehen unde sol die arbeit
üeben diu nütze ist."[2] Ein jeder, der die Zeit so schlecht ge-
braucht, dafs er dieselbe vertanzt, wird bei dem Gerichte am jüngsten
Tage schlecht bestehen: „Swer sîne zît verballet (mit Ballspielen
verbringt) unde vertanzet —, der wirt jâmeric (jämmerlich) stên an
der reitunge (Rechnung); oder swie dû sie anders anleist (anlegst)
wan (als) ze rehter (rechter) nôtdurft."[3] Daher ermahnt denn auch
Geiler, vom Tanze abzustehen, indem er zugleich angibt, wie man
sich von demselben entwöhnen soll: „Nim̄ ein exempel. Dich gluft
(gelüstet) zuom tantz zuogon, und meynft, folteftu nit dorzu gon, fo
muefteft du fterben. Dein vatter unnd muotter, oder dein man der
will dich nitt mee loffen gon zuom tantz. Oder du fetzeft dir felber
für, du woelleft nitt mee zuom tantz gon. Und wenn man pfiffet,
oder tantzet, fo thuoft dir felber gewalt an und gingeft gern zuom
tantz, aber du heft tuget (Tugend) zuo ueben angefangen, und über-
windeft dich, und goft nit. Das kumpt dich fur und hert an. Unnd
alfo für und für goft du zuo keinem tantz mee. Unnd fo (je) lenger
du on (ohne) tantzen bift, fo minder dich tantzen anficht. Es got
(geht) dir an der bafen hertz (d. i. wenig ans Herz), das du nit
gon folt. Und alfo bekümmert es dich nit alfo vaft (sehr), als im
anefang. Und kumpft zuom dritten dorzuo, dz es dich nit mee be-
kümmeret, unnd würft dem tantzen fo fygent (feind), wenn man ablos
(Ablafs) gebe zuom tantzen, du kemeft nit dor an."[4]

Besonders ist der Tanz an Sonn- und Feiertagen zu meiden:
„Der ouch an dem mântage und an dem diensttage tanzet — oder
swelher leie sünde man dâ tuot, diu ist unserm herren gar herzec-

---

[1] H. Leyser, *Deutsche Predigten des XIV. Jahrhundertes.* S. 39.

[2] Berthold, ed. F. Pfeiffer. Bd. I. S. 561—562.

[3] Ebendas. Bd. I. S. 20.

[4] Geyler von Keyferfzberg, *Poftill.* teyl III. S. XCIX. Pred. Am
Einundzwentzigften fonnentag noch Trinitatis.

lichen leit. Sie ist im aber an dem suntage gar vil unde vil leider.
Kümt aber eins heiligen tac úf den suntac, sô ist ez im aber gar
vil leider, und an dem óstertage und an dem pfingesttage." [1] Der
Einwand, dafs, wenn man diesem Verbote nachkomme, man an den
Festtagen ja ohne Beschäftigung sei, hält nach Berthold nicht
Stich: „Ir sult ouch dar umbe niht tanzen an dem ruowetage (Ruhe-
tage) —, daz ir niht ze tuonne (thun) habet." [2] Freilich erwidern
ihm seine Hörer: „Bruoder Berhtolt, rede waz dú wellest! wir mügen
ungetanzet niht sîn" [3], oder sie beklagen sich: „Wie, bruoder Berhtolt,
dú wilt uns den wec gar enge machen! sullen wir nû nihtes (nichts)
niht ze amte (Beschäftigung) hân, weder niendert (nirgend) varn (fahren)
noch ander dinc tuon, weder tanzen noch spiln? sô, wie suln wir
danne tuon daz wir den tac vertrîben?" [4] Hierauf aber antwortet
er, indem er auf einen bekannten Kirchenvater sich stützt: „Dar
über sprichet sant Augustînus: ‚ez ist bezzer, daz man an dem viger-
tage (Feiertage) z' acker gê, danne man tanze.' — Swer an dem sun-
tage z' acker gêt, der tuot toetlîche sünde. Der tanzet, der tuot
daz selbe. Der ackerganc ist aber nütze: sô ist daz tanzen nieman
nütze." [5]

Nur für Hochzeiten läfst er auffallenderweise eine Ausnahme
zu: Âne (aufser) ze brûtlöuften (Hochzeiten): dâ mac man alsô
tânzen, daz ez âne (ohne) houbetsünde ist" [6]; er schwächt indessen
dieses Zugeständnis gleich wieder ab, insofern er hinzusetzt: „Dú
maht ouch alsô tanzen, daz dú toetlîche sünde tuost." [7] Aus dem
letzteren Grunde hält es der Verfasser einer Grieshaberschen
Predigt für besser, auch bei einer Vermählungsfeier nicht zu tanzen.
Denn als er die Hochzeit zu Kana, welche Jesus, seine Mutter Maria
und die Apostel besuchten, bespricht, hebt er an derselben rühmend
hervor: „Da waren niht toeber (Tobende) noch gîger (Geiger), noch
tanzer, noch finger, noch fpil lüte als nu fint ze den brûtlouften" [8]
(Hochzeiten).

[1] Berthold, ed. F. Pfeiffer. Bd. I. S. 446. — [2] Ebendas. Bd. I. S. 268.
[3] Ebendas. Bd. I. S. 269. — [4] Ebendas. Bd. I. S. 268.
[5] Ebendas. Bd. I. S. 269. — [6] Ebendas. — [7] Ebendas.
[8] F. K. Grieshaber a. a. O. Abt. 2. S. 20.

Die hier erwähnten Spielleute, welche zum Tanze geigten und
pfiffen, — sagte doch das Sprichwort: „Wer gern dantzt, dem ift
guot pfiffen"[1] — waren meistens schlimme Gesellen, so dafs auch
dies nur dazu beitrug, den Tanz in Verruf zu bringen. „Der zehende
kôr" (Chor), so urteilt Berthold über sie, „ist eht gar von uns ge-
vallen und aptrünnic worden. Daz sint die gumpelliute (Possen-
reifser), gîger (Geiger) unde tambûrer (Trommler), swie (wie immer)
die geheizen sîn, alle die guot für êre nement. — Wan (denn) allez
ir leben habent sie niwan (nur) nâch sünden unde nâch schanden
gerihtet (gerichtet) unde schament sich deheiner (keiner) sünden
noch schanden."[2] Er belegt dieselben denn auch mit teuflischen
Namen: „Dû heizest nâch den tiuveln unde bist halt nâch in (ihnen)
genennet. Dû heizest Lasterbalc (Lasterbalg): sô heizet dîn geselle
Schandolf (Schandmensch). Sô heizet der Hagedorn (Weifsdorn), sô
heizet der Hellefiwer (Höllenfeuer), sô heizet der Hagelstein (Hagel-
korn)".[3] Dem entsprechend erklärten auch der Sachsen- und Schwaben-
spiegel die Geiger und Pfeifer für ehrlos, und die Kirche hatte sie
zu wiederholten Malen mit dem Banne belegt.[4]

Besonders schlimm ist es, wenn sich Geistliche von solchen
„gumpelliuten" (Possenreifser), sei es bei Hochzeiten, sei es auf
Kirchweihen oder bei anderen Gelegenheiten, zum Tanze aufspielen
lassen, da dies auf dem Mainzer Konzil noch besonders verboten
war: „Unnd noch minder zimpt fich (sc. fuer pfaffen) zuo dantzen
uff erften meffen (Kirchweih), ift verbotten in concilio maguntino
provinciali. wenn (denn) es gefchicht nitt on fünd noch (nach) ge-
meynem louff (Lauf), als man dann yetzundan dantzt. Das umbher
gon ift nitt fünd, aber das fich funft do begibt, das ift fünd. als ich
dir dann vil do von fagen wolt."[5] Es wird daher als ein grofses

[1] Geyler von Keyferfzberg, *Poftill.* teyl II. S. XXXVI. Pred. Am
Zynftag noch Reminifcere. Vgl. ebendas. teyl II. S. XCIX. Pred. Am Sonnen-
tag Letare.
[2] Berthold, ed. F. Pfeiffer. Bd. I. S. 155.
[3] Ebendas. Bd. I. S. 155—156.
[4] H. Rinn a. a. O. S. 13. Anm. 4.
[5] Geyler von Keyferfzberg, *Poftill.* teyl I. S. XXIIII. Pred. Am
II. Sönentag noch dem Achten der drey künig tag.

Unrecht bezeichnet, dafs 1524 bei einem Feste in Heidelberg
sogar Bischöfe durch öffentliches Tanzen und Jubilieren Ärgernis er-
regten.[1]

Wie man sieht, gab der Tanz gewifs öfter zu wilder Aus-
gelassenheit und zu unzüchtigen Schaustellungen Anlafs, so dafs wir
verstehen, warum unsere Prediger denselben so entschieden ver-
werfen. Schwerer verständlich ist dagegen, weshalb sie auch alle
sonstigen körperlichen Spiele und Übungen als verderblich hinstellen.
Von denselben führt Geiler aufser dem Ringen und Springen ins-
besondere den Wettlauf, das Steinstofsen und das Stechen mit
Speeren an. Als er einmal davon redet, wie die natürlichen Güter,
die Jugend, Stärke und Schönheit, gemifsbraucht werden, sagt er:
„Do mitt rennen, ftechen, oder fteinftoffen, ringen unnd fpringen —
wir et cetera."[2] Aber auch vom „kegelriffz"[3] (Kegelschieben) oder
„keglen fpiln"[4] ist sowohl bei ihm, als auch in Mones Anzeiger
die Rede, und aufserdem nimmt er einen Vergleich vom Scheiben-
schiefsen her: „Wie die fchützen unglich feind, die vor eim (einem)
reyn (Rasenhügel hinter dem Ziel) fitzent, und zuom zyl fchieffent.
Einer fchüffzt etwen ein gätzē fchritt under das blatt (die Scheibe).
Der ander fchüffzt einer halbē ellen lang ob (über) dz blat. Der
dritt fchüffzt ein fpannē doruon. Der fyerd fchüffzt in den zweck"[5]
(Pflock in der Mitte der Schiefsscheibe). Der Natur der Sache nach
waren die Frauen in der Regel von diesen Spielen ausgeschlossen.

---

[1] Janssen, *Geschichte des deutschen Volkes seit dem Ausgange des Mittel-
alters.* Bd. II. S. 338 ff.

[2] Geyler von Keyferfzberg, *Poftill.* teyl III. S. LXVI. Pred. An dem
Neünden fonnentag noch Trinitatis.

[3] Ebendas. teyl I. S. XXII. Pred. Am erften Sonnentag noch dem Achten
der heiligen dry künig tag.

[4] Mones *Anzeiger f. Kunde der deutschen Vorzeit.* 8, 514.

[5] Geyler von Keyferfzberg, *Poftill.* teyl II. S. XXXIX. Pred. Am
Zynftag noch Reminifcere. Unter die septem probitates, welche edle Laien er-
lernen, und in denen namentlich fürstliche Kinder geübt fein mufsten, wird auch
das sagittare gerechnet, Petri *Alf. Discipl. cleric.* 44 bei W. Wackernagel,
Kleinere Schriften. Bd. I. S. 114. Ebenso reservierte sich im Jahre 1461 Peter
Kraft von Ulm, als er seinen Eltern versprach, hinfort nicht mehr zu spielen,
noch zu karten, noch ein andres Spiel zu thun, ausdrücklich die Erlaubnis, mit
der Armbrust zu schiefsen, Jäger, *Ulms Mittelalter.* S. 543 ff.

„Sye habent die ftercke nitt, das fye moegent rennen und den ftein ftoffen"[1], so heifst es in der Geilerschen Postille von ihnen. Ebenso wenig waren alte Männer zum Springen oder ähnlichen Beschäftigungen tüchtig: „Sie mügent ze dem turnei (Turnier) niht guot gesin (sein) — noch ze dem springen. Ir altez gebeine hât verspranget"[2] (ist nicht mehr elastisch). Jüngere Personen dagegen betrieben alle diese Künste sehr eifrig, wie denn beispielsweise von den Kegelbahnen gesagt wird: „An wellen (welchen) orten mā gemeynlich die knabē fpulget (pflegt) zefindē."[3] Sogar von dem Kaiser hören wir, er selle sich freuen und „der keglen spiln, als ime gesetzet ist."[4]

Trotzdem sieht Berthold in dergleichen nur ein Mittel des Teufels, die Seelen „mit hôhvart ze gevâhen"[5] (fangen), und auch Geiler meint, dafs es sich bei den körperlichen Übungen nur darum handle, zu „hoffyeren"[6] und „eer zuo erlangen."[7] Ja, er bezeichnet dieselben geradezu als einen Mifsbrauch der von Gott verliehenen Kräfte des Leibes.[8] Dieser einseitigen Auffassung steht indes die Anschauung eines etwas älteren Zeitgenossen Geilers, des Thomas Haselbach, entgegen. Auf die Frage, ob die Teilnahme an Spielen erlaubt sei, erwidert er, dafs diejenigen sündigen, welche um irgend einen Gewinn nach dem Ziele schiefsen oder werfen, wie denn jedes Spiel aus Gewinnsucht ohne Ausnahme Sünde sei.[9] Hingegen zur Erholung und körperlichen Stärkung dürfe man wohl allerlei leibliche Übungen und Kampfspiele vornehmen, mit Kugeln durch einen Ring oder nach einem Kegel werfen, wettlaufen, mit Pfeilen schiefsen, Ball spielen u. dgl.[10]

---

[1] Geyler von Keyferfzberg, *Poftill.* teyl II. S. XXXVIII. Pred. Am Mitwoch noch Reminifcere. — [2] Berthold, ed. F. Pfeiffer. Bd. I. S. 416.

[3] Geyler von Keyferfzberg, *Poftill.* teyl I. S. XXII. Pred. Am erften Sonnentag noch dem Achten der heiligen dry künig tag.

[4] Mone bei H. Rinn a. a. O. S. 20. Anm. 2.

[5] Berthold, ed. F. Pfeiffer. Bd. I. S. 416.

[6] Geyler von Keyferfzberg, *Poftill.* teyl III. S. LXVI. Pred. An dem Neünden fonnentag noch Trinitatis.

[7] Ebendas. teyl II. S. XXXVIII. Pred. Am Mitwoch noch Reminifcere.

[8] Ebendas. teyl III. S. LXVI. Pred. An dem Neünden fonnentag noch Trinitatis.

[9] Vgl. ebendas. teyl III. S. XXXIIII. Pred. An dem heyligen Pfingftag.

[10] R. Cruel a. a. O. S. 497.

Einer besonderen Erwähnung bedürfen hier noch die im Mittel-
alter so weit verbreiteten Turniere. Im allgemeinen gaben junge
Leute nicht allzuviel auf dieselben: „Sie ahtent (achten) ûf gîtekeit
(Habgier) niht, wan (denn) sie wizzent halt noch vil lützel (sehr
wenig), waz grôziu sorge ist umbe (um) guot, noch ûf wolgezzen
(gut essen) noch trinken (ez ensî danne selten), noch ûf turnei noch
ûf grôze hôhvart."[1] Ebensowenig waren ältere Personen dazu ge-
schickt.[2] Spannte doch das Turnieren so sehr alle Kräfte an, dafs
Berthold davon sagt: „Her turneiesman, swenne ir zwêne tage
geturnieret, sô liget ir den dritten tac stille: ir woltet ê (eher)
über mer varn unde niemer mêr her wider komen, ê (ehe) danne
daz irz eine wochen woltet trîben allez für sich hin nâch einander."[3]
Daher sind denn Weiberturniere auch nur ganz vereinzelt als ge-
schichtliche Wirklichkeit oder durch Gedichte bezeugt, die der
Wirklichkeit nachschafften.[4] Männer in der Kraft der Jahre da-
gegen rannten gern mit ihren Rossen gegen einander, sei es um
der Gunst der Frauen, sei es um der eigenen Ehre willen, sei es,
um Geld und Gut zu gewinnen; denn die Gefangenen mufsten am
nächsten Tage durch ein Lösegeld frei gekauft werden. Aus dem
letzteren Umstande erklärt sich, dafs Berthold die Ritter ermahnt,
der Gattin Gut nicht mit Turnieren oder sonstigem verwerflichen
Thun durchzubringen: „Dû solt ir guot niht andern wîben geben
noch verspiln noch vertrinken noch verschallen (verjubeln) mit tur-
neien, noch gumpelvolke (Possenreifser) niht geben, die dâ sint des
tiuvels blâsbelge, noch mit deheiner (irgend einer) unrehten wîse solt
dû dîner hûsfrouwen ir guot niht unnützlichen âne (ledig) werden."[5]
Wer seine Habe in dieser oder ähnlicher Weise verschwende, bringe
seiner Seele grofsen Schaden: „Waz dû vertopelst (durch Würfel-
spiel verlierst) oder ze unmuozen (Geschäftigkeit) verluoderst (mit
lockerem Leben durchbringst) oder verhôhvertest mit tornei oder
gibest andern wîben — sô wirt dîner sêle niemer rât."[6]
Aber auch im übrigen sind Turniere für das geistliche Leben

[1] Berthold, ed. F. Pfeiffer. Bd. I. S. 411.
[2] Ebendas. Bd. I. S. 416. — [3] Ebendas. Bd. I. S. 176.
[4] W. Wackernagel, *Kleinere Schriften.* Bd. I. S. 139—140.
[5] Berthold, ed. F. Pfeiffer. Bd. I. S. 319. — [6] Ebendas. Bd. I. S. 25.

von Nachteil, da sie vorzugsweise zur Befriedigung der Hoffart und Eitelkeit dienen. Daher begegnen wir in einer Leyserschen Predigt der Klage: „Owe turnierere. Owe alle ytelere (eitle Dinge Treibende). die gots gebot niht en halden"[1], und in einer lateinischen Kanzelrede wird von dem Hochmut gesagt: „Pro hoc milites torneamentis intendunt."[2] Zugleich hebt Berthold hervor, dafs das Turnieren etwas Unnützes sei, das man schon aus diesem Grunde vermeiden müsse: „Und ir torneier! alliu diu freude, die disiu werlt (Welt) ie gewan oder iemer mêr gewinnen mac, daz ist reht (recht) als ein gestüppe (etwas Unnützes) und ein üppikeit, als der wîse Salomôn dâ sprichet unde der guote sant Paulus."[3] So wird denn das Turnier, zumal wenn es an Sonn- oder Feiertagen stattfindet[4], geradezu als Sünde bezeichnet: „Der tot nimet ober hant. — turney und ander fuondliche dinc."[5] Selbst dazu zu raten ist schon ein entschiedenes Unrecht, denn es begeht eine Schuld, „swer (wer immer) die sünde raetet, ez sî diz oder daz, swelher eie (welcherlei) sünde ein mensche raetet, ob er die sünde selber tuot oder niht, unde raetet er einem menschen alsô die sünde: „wol dan — zuo dem roube oder zuo der manslaht (Blutvergiefsen) oder zuo dem turnei!"[6] Tauler meint noch, wie das nicht Schaden bringen solle, worin Gottes Ehre und Lob in keiner Weise gesucht werde: „Und huetēt üch (euch) vor — kurtzweyl werck, dariñ gottes lere unnd lob nichts fey. Anders ficher, ir veriagent und verlierent den heiligen geift mitt allen feinen gnadē. Nun fprechent ettlich. Nein herre, es fchadet nicht, ich mein es nicht in übel, noch in argem. Ich muofz mich ergetzē, und etwas kurtzweil haben. Ach lieber gott, wie mag das gefein, das dir das mittel nicht fchaden moecht, dariñ got in keinen weg gefunden wirt."[7]

---

[1] H. Leyser, *Deutsche Predigten des XIV. Jahrhundertes.* S. 39.

[2] Ebendas. S. XXXI. Anm. 43 (Einleitung).

[3] Berthold, ed. F. Pfeiffer. Bd. I. S. 224, vgl. Bd. I. S. 561—562.

[4] Ebendas. Bd. I. S. 446.

[5] H. Leyser, *Deutsche Predigten des XIII. und XIV. Jahrhundertes.* S. XXXI (Einleitung).

[6] Berthold, ed. F. Pfeiffer. Bd. I. S. 213.

[7] Joannis Taulery *Predig Uff den heiligen pfingftag.* S. LIIII.

V. Kapitel.
Die ärztliche Hilfe.

Mochte nun bei den körperlichen Übungen eine Verletzung oder sonst im Leben irgend eine Schädigung der Gesundheit vorkommen, so empfehlen unsere Prediger, ärztliche Hilfe zu suchen. Um dieselbe sachgemäfs leisten zu können, hatten die „artzate"[1] (Ärzte) gründliche Studien nötig. „Nû seht ir wol, der halt des libes arzet ist, im ist nôt grôzer wisheit"[2], sagt Berthold hiervon, und Geiler wiederholt: „Zuo eim artzet gehoertt groffe kunft un groffe trüw"[3] (Treue). Kunst und Weisheit aber erwarben die jungen Mediziner „uff den hohen fchuolē"[4] oder „Univerfiteten"[5]. Von den älteren derselben werden Paris, Orleans, Montpellier, Salerno, Padua und Bologna genannt. So bemerkt Berthold von der dreifachen himmlischen Weisheit, in der er seine Hörer unterweisen will: „Si ist iu (euch) ouch nützer danne aller der meister kunst die ze Paris sint oder ze Orlense oder ze Montpaselier oder ze Salerne oder ze Padowe oder ze Bonônie (Bologna), sie enkünnen danne die drie wisheit, die ich iuch hie lêren wil."[6] Geiler aber führt neben den

---

[1] W. Wackernagel, *Altdeutsche Predigten und Gebete.* S. 194.

[2] Berthold, ed. F. Pfeiffer. Bd. II. S. 115.

[3] Geiler vō Keiferfperg, *Die Emeis.* S. XXV.

[4] Derselbe, *Poftill.* teyl 1. S. XXX. Pred. Am Sönentag Septuagefima.

[5] Derselbe, *Welt Spiegel, oder Narren Schiff.* S. 127.

[6] Berthold, ed. F. Pfeiffer. Bd. I. S. 5.

älteren auch jüngere Universitäten an, wenn er von den Studenten
oder „Staudierknechten"[1] sagt: „Darnach fein etliche, die ftehen oder
ftudieren fo viel jar zu Bononien, Parifz, Cracaw, Wittenberg, Leyp-
fig, Heydelberg, Thuebingen, Bafel unnd anderen viel mehr Uni-
verfiteten oder hohen Schulen."[2] Unter den „doctores uff den
hohen fchuolē"[3] waren die Pariser Lehrer ganz besonders berühmt.
Daher äufsert Tauler über die geheimnisvolle Vereinigung der Seele
mit Gott: „Uñ alle kunftreich meifter zuo Parifz mit aller irer be-
hendikeit, kündē nit hierzuo kōmē, und woltē fy hie vō redē fy
müften zuomal verftummen."[4] So sehr sie aber auch in gelehrten
Büchern bewandert waren, so meint er doch, dafs diejenigen noch
höher stehen, welche das Buch der Natur zu lesen vermögen:
„Darumb lieben kinder, die meyfter von Parifz, lefen mitt fleifz die
buecher und keren die bletter umb, das ift vaft (sehr) guot, aber
dife menfchenn lefen das ware lebendig buoch dariñ es alles lebt.
Wann fy keren die hymel uñ das erdtreich umb, und lefen dariñ
die übertreflichen (vortrefflich) groffen wunder gottes."[5]

Über die Art und Weise, wie die jungen Studenten sich auf
ihr Fach vorbereiteten, sagt Hermann von Fritslar: „Zu dem
anderen mâle mac man kunste lerne von der schrift und von flizegeme
studierne."[6] Als ein Vorbild eifrigen Studierens wird der
heilige Hieronymus von ihm genannt: „Sîn leben was sô herte, daz
her (er) sô sêre studierte daz ime daz gebeine slotterte in sîner
hût. — Her schrîbit von imme selber, daz man ime sîne zene sach
durch sîne backen. Her las gar gerne di heidenischen kunste,
und dô was alle sîn vlîz zu."[7] Geiler rät, beim Lesen der Schriften,
die meist in „Lateinifcher fprach"[8] geschrieben waren, sich eine be-
stimmte Studienordnung zu machen: „Derhalben fo du wilt etwas
ftudieren und behalten, fo mache dir ein rechte ordnung, und nimb

---

[1] Johan Geyler, *Welt Spiegel, oder Narren Schiff.* S. 127. — [2] Ebendas.
[3] Derselbe, *Poftill.* teyl I. S. XXX. Pred. Am Sönentag Septuagefima.
[4] Joannis Taulery *Predig Am XX. Sontag nach Trinitatis.* S. CXXII.
[5] Derselbe, *Predig An Der kirchwyhe.* S. CXXXV.
[6] F. Pfeiffer, *Deutsche Mystiker des 14. Jahrhunderts.* Bd. I. S. 219.
[7] Ebendas. Bd. I. S. 210.
[8] Johan Geyler, *Welt Spiegel, oder Narren Schiff.* S. 202.

dir ein ding vor darüber bleib, bifz du daffelbig aufzwendig kanft,
oder fonft verfteheft, als denn magft du etwas lehrnen."[1] Wer dagegen
bald dieses, bald jenes treibe, handle thöricht und werde es zu
nichts bringen: „Solche Narren thun, wie auff ein zeit einer thet,
der was erftlich ein Student, uñ wolt in kurtzer zeit alle bücher
aufz lernen, er fieng viel an, bracht aber keins zu endt, und da jn
folches fchwer duncket, liefz er von dem ftudieren, ward ein Kauff-
herr, da er folches auch ein zeit lang triebe, liefz er wider darvon
und warde ein Bawr, und als er nicht Korn mehr het, dz er kunde
fäen, ward er ein Landsknecht: da er aber in der fchlachtordnuug
ftunde, und fahe wie es zu gieng, fchluge er den Feindt mit den
verfen, unnd wardt widerumb ein Staudierknecht, kame zu dem
Catoni, unnd als er feine fchwere queftiones nicht kundt verftehen,
namme er ein Weib, unnd da jhm folches auch nicht lang gefiel,
zoge er von jr, und kame zu dem Ptolemeo, und als er diefen auch
nicht kundt verftehen, wünfchet er das er ein Efel blieb, welches
er auch blieben ift."[2] Aber auch aus anderen Gründen hatten
manche bei ihren Studien keinen Erfolg. Geiler spielt auf Unfleifs
an, wenn er einem Studierenden zuruft: „Defzgleichen du Staudir-
knecht, was rümpft du dich viel, wie du auff fo viel hohen Schulen
feyeft geftanden, unnd aber weder tugent noch kunft heim zu haufz
bringft, fonder kompft ein gröffer Efel heim, dann da du aufz-
zogeft?"[3]

Wer dagegen feine Zeit wohl benutzt hatte, pflegte nach Ab-
lauf feiner Studien sich das Magisterium oder Doktorat zu erwerben.
Geiler findet es angemessen, dafs dies geschehe: „Ich fprich zuom
drittē, das es fich zimt dz einer beger den namen und gewalt d'
meifterfchafft, das er ein meifter fey in den fyben freyen künften,
od' ein doctor in der heyligē gefchrifft, od' ein doctor in der Artzny,
od' ein doctor in keyferlichen od' baebftlichen rechten, welhen nämen
od' gewalt einer muoffz haer erlangē vom babft."[4] Allerdings
brauche jemand, der nicht Doktor fei, deswegen nicht ungelehrter,

---

[1] Johan Geyler, *Welt Spiegel, oder Narren Schiff*. S. 126.
[2] Ebendas. S. 126—127. — [3] Ebendas. S. 127.
[4] Derselbe, *Poftill.* teyl II. S. XXXVIII. Pred. Am Mitwoch noch Reminifcere.

als ein Doktor zu sein, allein der Doktortitel verleihe mit Recht
eine gewisse Autorität, da derjenige, der ihn führe, geprüft und
bewährt gefunden worden sei: „Einer der nitt doctor ift, mag als
(also) gelert fein als einer d' doctor ift, do ift kein underfcheyd.
Aber fo man jn bewert unnd überhoert (als mä deñ fpülget (pflegt)
zuothuon uff den hohē fchuolen) fo ftempfft (stempelt) man jn nümen
(nur). Uñ deñ fo man weiffz das er ein meifter ift, oder ein doctor
ift, fo gloubt man jm noch me (mehr) deñ vor, und würt alfo fein
leer verfanglicher und krefftiger. Wenn (denn) das magifteriü und
das doctorat ift ein gezügnüffz von der fchuol, od' von der oberkeit,
das er fich der gefchrifft gebrucht hatt. Weñ einer fpricht, ich habs
von eim doctor gehoert, fo gibt er jm me glouben, deñ hett ers
gehoert von eim andren der nit doctor wer. das ift der ftampff
(Stempel) uff dem behemfch"[1] (eine Silbermünze).

So genossen denn auch die Doktoren der Medizin, wie die
Doktoren überhaupt, kein geringes Ansehen. Berthold nennt die-
selben „die hôhen meister"[2] und bezeichnet sie als solche, die nicht
entbehrt werden können: „Die sehsten liute, die den sehsten kôr
dâ erbent, die der almehtige got geordent hât in der heiligen
kristenheit, daz sint alle die mit erzenîe umbe gênt. Der (derer)
möhte man ouch deheine wîse (in keiner Weise) gerâten"[3] (ent-
raten). Zum Beweise hierfür beruft er sich auf Anselm von Canter-
bury: „Wan ez sprichet der guote sant Anselm von Kantelberc: —
„dô Adam und Êve daz obez (Obst) âzen durch des slangen rât,
dâ mite slikten (schlangen) sie alle die vergift und allez daz eiter,
daz in dem slangen was, unde von der selben vergift dô wurden
wir ze dem lîbe unde ze der sêle siech unde toetlich (sterblich);
unde werte daz an uns, unz (bis) daz sich got über uns erbarmte.
Dô erbarmte sich got über uns unde gab uns für ieglîchen siech-
tuom, der uns von dem slangen ûf erbete, eine erzenîe, die uns
des lîbes siechtuom ze gesuntheite braehte, wan er den wurzen
unde kriutern unde sâmen und edeln gesteine und worten die kraft

---

[1] Geyler von Keyferfzberg, Poftill. teyl II. S. XXXVIII—XXXIX.
Pred. Am Mitwoch noch Reminifcere.

[2] Berthold, ed. F. Pfeiffer. Bd. I. S. 153.

[3] Ebendas. Bd. I. S. 152—153.

hät gegeben, dä wir von gesunt werden sullen, der ez eht erkennet."[1] Als der erste, der mit der Wirkung der verschiedenen Heilmittel bekannt war, wird Adam angeführt: „Her Adam erkante ieglicher wurze kraft unde gesmac, und allen dingen gap er namen."[2] Der-selbe war überhaupt, bevor er durch Eva zu Fall kam, auf allen Gebieten menschlichen Wissens und Könnens bewandert: „Der erste mensche, Adâm, der hate alle kunste vor dem valle und hete alle hantwerg gekunt âne (ohne) lernen."[3] Nächst Adam werden die grofsen Ärzte des Altertums und des früheren Mittelalters rühmend erwähnt, so „meister Ypocras (Hippokrates) —, der meister was über alle meister die von erzenîe ie gelâsen, — her Galiênus unde her Constantinus unde her Avicennâ unde her Macer unde her Bartholomêus, — die wâren die aller hôhesten meister die von erzenîe ie gelâsen, unde habent alle künste erfunden und erdâht, diu von erzenîe ie wart erdâht."[4] Weniger hervorragend sind da-gegen die meisten Heilkünstler, denen wir bei Pseudo-Albertus be-gegnen, denn neben Aristoteles, Avicenna und Konstantinus werden auch ein Johannitius, Terentius, Simplicius, Philaretus, Fortunatus und Titus von ihm genannt.[5] Auch noch zu Geilers Zeiten gab es treff-liche Ärzte, so dafs sich die Familien gern eines Doktors als Ange-hörigen rühmten: „Ift nömen (nur) ein ritter, oder ein doctor in ein gefchlecht, mä fpricht, das ift unfzer docterlin, das ift unfzer ritter."[6]

Bei dieser geachteten Stellung der Ärzte wird es verständlich, warum man die Juden vom ärztlichen Stande fernzuhalten suchte. Zwar waren manche derselben hochgebildete Männer, so dafs die Kirche einfachen Leuten verbot, sich mit ihnen in einen Streit über religiöse Fragen einzulassen. „Ir wellet (wollt) allez", sagt Berthold, „mit den jüden einen kriec haben; sô sît ir ungelêret, sô sint sie wol gelêret der schrift, und er hât alle zît wol bedâht, wie er dich überrede, daz dû iemer deste mêr swacher bist. Unde von den

---

[1] Berthold, ed. F. Pfeiffer. Bd. I. S. 153.　[2] Ebendas.

[3] F. Pfeiffer, Deutsche Mystiker des 14. Jahrhunderts. Bd. I. S. 15.

[4] Berthold, ed. F. Pfeiffer. Bd. I. S. 517.

[5] R. Cruel a. a. O. S. 432.

[6] Geyler von Keyferfzberg, Poftill. teyl II. S. CV. Pred. Am Zynftag noch Judica.

selben sachen ist ez verboten von der geschrift unde von dem
bâbeste, daz dehein (kein) ungelêrt man mit den jüden reden sol,
wan (denn) die gar ûz erwelten meister, die redent mit den jüden
wol."[1] Trotzdem aber waren die Israeliten ausnahmslos der gröfsten
Verachtung preisgegeben. Berthold nennt sie „die stinkenden
jüden, die die liute an bokezen"[2] (wie ein Bock riechen), oder es
ist von „eines stinkenden jüden valschem kallen"[3] (schwatzen) bei
ihm die Rede. Eine Handschrift vom Jahre 1406 erwähnt „Juden,
Heyden und andere Unchristen oder berüchtigte Leüte"[4], und der
um 1425 lebende Dominikaner Johann Herolt aus Basel fordert
in einer Predigt sogar, dafs man mit Juden zusammen weder esse,
noch bade, ihnen keine Häuser vermiete und keine Geschenke von
ihnen annehme. Sie sollen keine öffentlichen Ämter bekleiden, einen
besonderen Anzug tragen, der sie von den Christen unterscheidet,
während der Passionszeit nicht auf die Strafse kommen und am
Charfreitage keine Thüren und Fenster offen halten. Christliche Ar-
beiter, die sich in Dienst bei ihnen begeben, sind exkommuniziert
und werden nicht auf dem Kirchhofe, sondern auf dem Schindanger
begraben."[5] Selbst die jüdischen Kinder waren ihren christlichen
Altersgenossen bereits ein Gegenstand des Spottes, denn Berthold
erwähnt den Fall, „dô man ein jüdelin toufet, daz diu kint oder
die schuoler her nement ein jüdelin und sie sprechent, sie wellent
(wollen) den juden toufen, und stôzent ez alsô in eime spotte und
anders niht in ein wazzer."[6]

So erklärte die Kirche den jüdischen Ärzten denn ausdrücklich
den Krieg. Als der bereits einmal genannte Johann Herolt in
einer Predigt die Frage erörtert, wie sich die Christen gegen die
Juden zu verhalten haben, fordert er auch, dafs dieselben bei Krank-
heiten keine Juden als Ärzte gebrauchen oder irgend welche Heil-

---

[1] Berthold, ed. F. Pfeiffer. Bd. I. S. 530.
[2] Ebendas. Bd. I. S. 270. — [3] Ebendas. Bd. I. S. 294.
[4] O. Rüdiger, *Die wiedergefundene Handschrift der Zunft der Bader in
Hamburg in den Mitteilungen des Vereins für Hamburgische Geschichte.* 1885.
S. 133.
[5] R. Cruel a. a. O. S. 484.
[6] Berthold, ed. F. Pfeiffer. Bd. II. S. 85.

mittel von ihnen annehmen.[1] Ebenso predigt Geiler einmal, dafs
der Mensch „in intellectu fine errore" sein soll und setzt erläuternd
hinzu: „Das ift, das du nit meyneft, dz — Juden zuom artzet
nemmen, das du moegeft gefunt werden, nitt fünd fey, und der-
glichen. Das feind allefammen yrrungen."[2] Zugleich straft er die-
jenigen, welche in kirchlicher Indifferenz um dies Verbot sich nicht
kümmern: „Dergleichen fein etliche, die lauffen zu den Henck-
meffigen Juden, unnd bringen jhn (ihnen) den harn, und fragen fie
umb rath. Welches doch hoch verbotten ift, das man kein Artzeney
fol von den Juden gebrauchen, es fey den fach (Ursache), das man
fonft kein Artzet mag gehaben."[3] Trotzdem waren jüdische Ärzte
nicht selten, und die Christen liefsen sich manches Mal von ihnen
behandeln. Ja, da sie öfter durch Erfahrung und Gelehrsamkeit
ausgezeichnet waren, begleiteten sie nicht nur die Kreuzfahrer auf
ihren Zügen, sondern wurden selbst von einzelnen Päpsten, wie
Leo X, Clemens VII und Paul III zu ihren Leibärzten ernannt.[4]

Ebenso bestimmt wie gegen jüdische Ärzte sprechen unsere
Prediger sich gegen eine jede Art von Kurpfuschern aus. Zunächst
tadelt Geiler schon, dafs die Priester, statt über ihren Büchern
zu sitzen, sich mit dem Kurieren von Kranken abgeben: „Es fein
darnach die Proebft, dechen (Dekane), uñ and'e die fich weltlicher
fache anneme uñ und'fton. Als der artzney."[5] Als ersten Grund,
warum dies nicht statthaft sei, führt er an, dafs die Geistlichen mit
der Medizin nicht hinreichend vertraut sind und daher die Patienten
leicht an Leben und Gesundheit schädigen: „Dú fragft, was fchadens
kumpt davon, wan ein priefter fich artzney an nymt. Ich fprich das
vil fchaden davon kumpt. — Der erft fchad ift todfchlag, das die
mefche umbracht werde, wan warüb zuo eim artzet gehoertt groffe
kunft un groffe trüw (Treue). Er muofz gelert fein und trüw. Sag

---

[1] R. Cruel a. a. O. S. 484.

[2] Geyler von Keyferfzberg, Poftill. teyl III. S. XXXIIII. Pred. An
dem heyligen Pfingftag.

[3] Derselbe, Welt Spiegel, oder Narren Schiff. S. 140.

[4] H. Häser, Lehrbuch der Geschichte der Medizin und der epidemischen
Krankheiten. Jena 1875. Bd. I. S. 837.

[5] Geiler vö Keiferfperg, Die Emeis. S. XXV.

mir eins wa hat es der priefter gelert (gelernt), kein priefter hat
kein zügnifz von keiner hohē fchuol, das er in d' kunft geftudiert
hab. wer wolt es in gelert habē."[1] Der zweite Grund ift der Ver-
ftofs gegen die Regel, die Ungehörigkeit; denn ebenso wenig wie
der Arzt ohne Dispens ein Priester sein kann, darf der Priester
ärztliche Handlungen vornehmen: „Der ander fchad der da kumpt
einē priefter der ein artzet ift, dz ift (Irregularitas) uff gefpāt fein.
— priefter, wan fie artzet feinde fo machē fie fich unteuglich uñ
ungefchickt ire empter zuoverbringen. Wan einer ein artzet ift yn
der welt und wil priefter werden, fo ift er ungefchickt unnd un-
teuglich darzuo, man muofz erft mit im (difpenfieren) wie kan er
dann artzney geben, fo er yetz priefter ift."[2] Aber auch noch
weiterer Schaden entsteht, wenn die Priester auf das ärztliche Ge-
biet übergreifen: „Der firede (vierte) fchad (Cōtēptus fuperiorū).
Sie v̄achtē iren oberen, wann ire oberen haben fie gelert, unnd
bifchoff haben fie geweihet got zedienen, nicht das fie mitt dem
feich (Urin) unnd harn umbgond, fie fein zchoch unnd zuo einem
hoehern ampt geordinet."[3] Ebenso haben die Laien guten Grund,
an solchen Priestern Ärgernis zu nehmen, da sie kirchliche Stiftun-
gen gemacht haben, damit die Geistlichen für sie beten, nicht damit
diese medizinische Kuren vornehmen: „Der fünft fchad ift (Scādalum).
Andere menfchen werdē darvon geergert wann fie haben ir guot
dargeben, und geben ir almuofzen noch dar, das mā Got fol für
bitten, nicht das fie artzet follen fein."[4] So kommt unser Prediger
denn zu dem Schlusse: „Alfo kein priefter fol keim artznei geben,
wan er es fchon wol künte. — Er fol ein artzet der felen fein
und nit des leibs."[5]

Ebenso wenig wie den Priestern ist es den Ordensleuten ge-
stattet, sich mit Kurpfuscherei abzugeben. „So wil ich die alle
laffen farē", sagt Geiler von den Pfarrern, „uñ wil uff den ordenfz-
lütē bleibē, die fich artzney annemē dz fie nit folten thuon, kein
Ordēfzman, — er fei wie er woell, fol fich d' artznei annemē, warūb,
da ift er ze guot darzuo, er hat anders zefchaffen, er ift zuo eim

[1] Geiler võ Keiferfperg, *Die Emeis*. S. XXV.
[2] Ebendas. — [3] Ebendas. S. XXVI. — [4] Ebendas. — [5] Ebendas. S. XXV.

hoehern geordnet."[1] Selbst wenn der Mönch mit der Medizin einigermafsen vertraut sei, zieme es sich doch nicht für ihn, von seinen Kenntnissen bei Kranken Gebrauch zu machen, ebenso wenig wie es für den Ritter sich schicke, Waisenvater zu werden: „Kein riter fol der weifzen vogt fein, nit daz er es nitt künte, aber es zimt fich feine ftat nitt, er ift zeguot darzuo."[2] Besonders anstöfsig findet Geiler es, wie bei dem Priester, so auch bei dem Ordensbruder, „das er mit dem feich (Urin) uñ mit treck umgang"[3], wie dies bei dem ärztlichen Beruf unvermeidlich sei.

Eine andere Art von Kurpfuschern sieht Berthold in den Wundärzten, welche innere Krankheiten zu heilen unternehmen. Er bemerkt hierüber: „Swer (wer) niht guot meister sî, der underwinde sich der selbe künste niht, oder er wirt schuldic an den liuten, an allen den (denen), den er nâch wâne erzeniet. Die aber niht sint gelêret und wellent (wollen) sich erzenîe underwinden unde niht enkünnent (Bescheid wissen) dan mit einer wunden unde nement die innern kunst dâ von unde nement sich der an und wellent den liuten trenke geben: dâ hüete dich vor, als liep als dir himelrîche sî, wan dû enweist (weifst nicht) noch enkanst (verstehst nicht) der rehten gewisheit niht, diu dran lît (liegt). Dû triffest daz unrehte als balde als daz rehte, wan dâ habent die gar wîsen meister genuoc mite ze schaffen."[4] Hiergegen erhebt ein Wundarzt den Einwurf, dafs ihm gar manche innere Kur geglückt sei: „Owê, bruoder Berhtolt, ist mir wol vierstunt (viermal, öfter) gar wol dran gelungen"[5], unser Prediger aber erwidert: „Sich (sieh) daz ist niht wan nâch wâne. Unde wiltû (willst du) dich sîn nicht aenigen (entschlagen), dû wellest der innern künste pflegen, sô sullent dirz die êrbaeren koere gebieten bî der âht (Acht) unde bî dem banne. Ez sint mörder âne dich genuoc, die dâ die liute toetent: ganc mit dînen wunden umbe. Jâ möhtest dû nennen, daz dû des selben meister waerest! Unde dar umbe in aller der werlte (Welt) solt dû dich niht anders underwinden dan daz dû gesehen oder gegrifen maht

---

[1] Geiler võ Keiferfperg, *Die Emeis.* S. XXV.
[2] Ebendas. — [3] Ebendas.
[4] Berthold, ed. F. Pfeiffer. Bd. I. S. 154. — [5] Ebendas.

(magst), ez si wunden oder geswer oder gestôzeu oder geslagen: des maht dû dich wol underwinden, ob dû die selben kunst hâst gelernet bî einem andern meister."[1] Wie hier Berthold den Chirurgen verbietet, Arznei zu verordnen, so warnt Geiler in entsprechender Weise seine Hörer, von Wundärzten Medikamente anzunehmen: „Zu dē and'n, fo lere (lerne) hie, Dz du dich nit laffeft uñ glaubft an eim ungelertē wundartzet fo du hoereft, daz es fo verfalich (verfänglich) ift artzney zenemē."[2]

Aber mit den Wundärzten, welche innere Medizin betrieben, war die Zahl der Kurpfuscher noch nicht erschöpft. Beschäftigten sich doch auch Zahnärzte, Theriakhändler, Landstreicher, Teufelsbeschwörer und alte Frauen mit der Behandlung von Kranken. Geiler berichtet darüber: „Das fuenff unnd fuenfftzigfte Narren Gefchwarm ift, von unerfahrnen Artzet. Hie aber fol man fuerfehen, damit nicht ein mifzgriff gefchehe, unnd wir den gelehrten Artzet, nicht mit dem ungelehrten verdammen oder verwerffen. Dann wir reden hie nicht von den Artzet, fo die kunft recht und wol geftudiert haben, welche aller Ehren werdt fein, fonder wir fagen von denen, fo nichts rechts võ der Artzney wiffen, unnd kein fundament darinn haben, als da feind die Tryackers kraemer, Zanbrecher, Landtftreicher, Teuffels befchworer, unnd die alten Weiber, welche doch die zeit jhres lebens nie kein Buchftaben auff die Artzney geftudiret haben."[3] Charakteriftisch für diese Heilkünstler war, dafs sie die Kranken mit grofsem Geschrei an sich zu locken versuchten, denn der Ausdruck: „Er hat ein gefchrey, wie ein Zaanbrecher oder Triackers kraemēr"[4] war zum Sprichwort geworden. Über die Heilerfolge der Genannten spricht Geiler folgendermafsen sich aus: „Weiters wie viel die alten Weiber, Triackeskraemer, Zanbrecher unnd andere unerfahrne mehr mit jhrer kunft geheilet haben, weifz ein jedlicher wol, alfo, das fie etliche gelembdt, etliche blindt, etliche gar dem alten hauffen haben zugefchickt, und ift folchen kunden recht gefchehen, inn dem fie die guten Artzt ver-

---

[1] Berthold, ed. F. Pfeiffer. Bd. I. S. 154.
[2] Geiler võ Keiferfperg, Die Emeis. S. XXV.
[3] Derselbe, Welt Spiegel, oder Narren Schiff. S. 202. — [4] Ebendas. S. 57.

acht haben, unnd fein folchen Leutbefcheiffern nachgevolget." [1] Er
bezeichnet es daher auch als Thorheit, derartige Perfonen um ärzt-
liche Hilfe anzugehen: „Die fuenfft Schell der Krancknarren ift,
Artzeney unnd rath fuchen bey den alten Weibern, Tryackeskraemern,
Zaubrechern, oder fonft anderen Landtftreichern, die nichts vonn der
Artzeney wiffen, fonder etwann ein Wurtzel oder Kraut haben,
fagen fie, das diefe zu taufentlerley gut fey, fo fie doch nicht eins
mag helffen." [2] Auf die Universalmedizin derselben, die alles heilen
soll, kommt er an einem anderen Orte nochmals zu sprechen:
„Alfo fein der Artznarren noch viel, die brauchen nur ein Artzney,
und woellen mit derfelben alle kranckheit und fchaden heilen. Fuer-
nemlich aber thun folches die Tryackers kraemer und Zaubrecher,
die geben offt ein wurtzel fuer taufenterley wuerckung und heilfam-
keit aufz. Dann fie loben diefelben dermaffen, das wenn fie nur in
einem ftuck die wuerckung hett, wie fie die dargeben, were fie mit
golt uñ gelt nicht zu bezalē." [3] Wie sie nur eine einzige Wurzel
gegen innere Leiden verordneten, so hatten sie auch nur eine einzige
Salbe gegen äufsere Schäden, welche freilich an Kompliziertheit der
Zusammensetzung nichts zu wünschen übrig liefs: „Defzgleichen
habē fie auch offt ein falb, die ift aufz mancherley fchmaltz zuge-
rueft: nemlich von Menfchen fchmaltz, von Beren fchmaltz, von
wildt Katzen fchmaltz, von Schlangen fchmaltz, von Dachfen fchmaltz,
von Hundt fchmaltz, von Elendt fchmaltz, etc. unnd weifz der Teuffel
nicht was fuer fchmaltz darbey ift, die felbige falb geben fie fuer
maniche heilfamkeit aufz, nemlich, das fie gut fei fuer offene alte
fchaeden, bruechen, ftich, fchnit wunden, fall, fliffende augen, laeme
der glieder, gefchwer, und der gleichen viel." [4] Was indessen solche
Universalmittel ausrichteten, erfahren wir sogleich noch einmal:
„Aber wenn man es bey dem liecht befiht, ift es offtermals eitel
erftuncken und erlogen ding: Alfo, das fie mit jhrer Artzeney kaum
moechten ein Hundt aufz dem offen locken koennen, fonder befcheiffen
unnd betriegen allein den gemeinen Mann umb fein gelt. Daher

---

[1] Johan Geyler, *Welt Spiegel, oder Narren Schiff.* S. 140.
[2] Ebendas. — [3] Ebendas. S. 203.
[4] Ebendas.

fie auch gemeinlich von jedermann Landtbefcheiffer und Landt-
ftreicher genennt werden."[1]

Überhaupt klagt Geiler, dafs faft ein jeder fich anmafse
heilen zu können, und doch feien der Krankheiten fo aufserordent-
lich viele und daher die geeigneten Mittel gegen diefelben nicht
leicht auszuwählen. „Zuo Köln ein mal im quodlibet," fo erzählt
er, „ward ufgebē zuo determinierē uñ erclerē eim doctor in d'
artznei vō den fiechtagē (Krankheiten) d' mēfchē d' felbig erklert
das da werē in einē mēfchen II. taufent CCXXIIII. fychtagē, uñ
wā mā eim artzney geb, fo brecht die felbe artzney ein neūwe
breftē (Leiden) mit ir. Nun luog zuo, ob efz nit groeffere kunft
bedorfft artznei mit zeteilen."[2] Er fährt dann fort: „Du fagft was
fol ich hie lernē aufz allē dē. Zuom erftē folt du lernē, Das du
dich nit folt die artzney annemē, Es feind zwo küuft, die alle welt
kan on geftudiert, Das ift artznei unnd heilig gefchrifft, alle welt
kan artzney. Es ift yed'mā ein artzet das ift gefund, und daz fol
man thuon etc."[3] Und doch ist es so schwer, den Einflufs der
Planeten, unter welchem der Kranke steht, zu erkennen, seine Natur,
ob heifs oder kalt, ob feucht oder trocken, gehörig zu verstehen
und die arzneiliche Behandlung in jedem Falle zu individualisieren:
„Und weift nüt darüb, du kenft nit die natur noch cöplexion des
fiechē, noch zeichen des hymels, noch zeit, unnd kanft im wed' zuo
noch vō thū. Ja fprichftu. Es hat mir geholfē, ia darüb fo hilft
es einē and'n, du bift d'natur, ein andrer ift einer and'n natur."[4]
So meint er denn, dafs solche Kurpfuscher Esel seien: „Ergo hō ē
afinus eft bōa cōfequētia"[5] oder mit anderen Worten: alle, die „ohn
die kunft und erfahrenheit fich underftehen zu Artzeneyen", ver-
dienen die Bezeichnung „Artzt narren." „Dann es feindt jhr viel,
die underftehen fich der Artzeney, unnd fein doch nich Artzes
genoffen, fonder gantz ungefchickt unnd unerfahren."[6]

Aber auch ein geprüfter und wohl erfahrener Arzt kann dennoch

[1] Johan Geyler, *Welt Spiegel, oder Narren Schiff*. S. 203.
[2] Derselbe, *Die Emeis*. S. XXV.
[3] Ebendas. — [4] Ebendas. — [5] Ebendas.
[6] Johan Geyler, *Welt Spiegel, oder Narren Schiff*. S. 202.

zu den Arztnarren gehören, nämlich wenn er willkürlich oder nach-
lässig bei der Kur des Kranken verfährt: „Die ander Schell der
Artzt narren ift, fahrleffiglich heilen uñ curiren. Man findt viel
Artzet die fein wol gelehrt unnd erfahren in der Artzney, aber
gehn gantz farleffig und langfam mit der fach umb. Nemlich auff
diefe weifz. Erftlich kommen fie jhrer kunft nicht nach, fonder
erdencken ein ander fantafey, unnd newe kunft dem krancken dar-
mit zu helffen, die jhn (ihnen) dann offt mifzrathet, unnd bringen
fie manichen Bidermann dardurch inn den todt, an deren todt fie
dann nachmals fchuldig fein."[1]   Aufserdem aber verfäumen sie den
Kranken, indem sie nicht oft genug zu demselben gehen: „Darnach
achten fie der krancken wenig, kommen etwann in dreyen oder vier
wochen keumerlich ein mal zu den krancken, und ziehen fie fo lang
auff, das fie dieweil fterben, unnd wider aufferftehn moechten, ehe
das fie zu jhnen kommen."[2]   Besuchen die einen ihre Patienten zu
selten, so ziehen die anderen die Krankheit in die Länge, um desto
mehr Gewinn von dem Kranken zu haben: „Die dritt Schell ift,
fchalckhafftigklich und aufz boefem fürfatz Artzneien.   Dann es fein
deren viel, die ziehen aufz fonderm boefen fuerfatz die kranckheit
lang auff, unnd machen den krancken offt kraencker, dann er vorhin
gewefen ift, allein darumb, damit fie defto mehr gelt moegen be-
kommen. Solche fein hefftig fcheldens wuerdig, und wirdt jhnen
gewifzlich folches nicht ohn geftrafft hin gehn."[3]   Endlich gibt es
auch Ärzte, die irgend eine Arzenei nach Belieben dem Kranken
verordnen, ohne sie richtig ausgewählt zu haben und von der Wirk-
samkeit derselben überzeugt zu sein: „Die vierdt Schell der Artzt
Narren ift, zweiffelhafftig oder auff geraht wol heilen.   Es feind vil
die wogen es, unnd woellens verfuchen auff geraht wol.   So ein
Artzet ab einer Artzney zweifflet, fol er fie keins wegs einem
krancken geben, fonder ein beffere erwoehlen.   Dann es ift vil
ficherer dz der folches in Gottes hand uñ gewalt laffe, weder (als)
ein Artzney geben, daran er zweiffelt.   Derhalben foll ein artzet
fuer fehen das er zuvor die Artzney probiere ob es gut oder fched-
lich fey."[4]

[1] Johan Geyler, *Welt Spiegel, oder Narren Schiff*. S. 203.
[2] Ebendas. — [3] Ebendas. — [4] Ebendas. S. 204.

Als unrecht betrachtet G e i l e r es ferner, wenn der Arzt schab-
lonenhaft, nur nach der Vorschrift seiner Bücher den Patienten
behandelt, ohne zu specialisieren und auf Grund seiner Erfahrung
das Medikament zu dosieren: „Alſo vil in d'artznei geleſen hon
machtt kein gelertē artzet, es ligt als in d' darreichūg, ſo mä die
artznei dē ſiechē gibt. Ariſt. gibt im text die exēpel. Es iſt nit
genuog dz ein artzet weiſz dy eigētſchaft d' rutē (der Raute) in
welchē grad ſie heiſz iſt od' kalt, feucht od' dūrr, er wiſz dō wie
man den ſiechō ſoll mitteilen da muoſz man wiſſen zuo und von zuo
thuon da muoſz man erkenen die natur etc. uñ heiſzt dan ertznei
wan man es ietz mitteilt.“[1] Derſelbe Gedanke tritt uns bald darauf
noch einmal entgegen: „Ja es iſt alſo in dem buch geſchriben, daz
iſt nūt geſagt, man muoſz auch wiſſen zuo und vō zethun, warnemē
der perſonen, der ſtat, d' zeit, wie ein richter d' gerechtikeit ſol
thuon einem menſchē. Es ligt als in alicatione“[2] (= applicatione).
Versäumt es der Arzt, zu individualisieren, so wird er nur zu oft
statt Genesung den Tod herbeiführen: „Darūb ſprach ein artzet zuo
eim künig Ein neuwer artzet der muoſz ein eignen kirchoff habē,
ich hab vil leut getoedt. Der künig ſprach, wie wer das. Er ſprach,
do ich doctor was wordē, da gab ich artzney, wie in den büchern
geſchribē waz, da ſturbē mir vil kräcker. Uñ alſo mit lāger erfarūg
bin ich es inen wordē, uñ hab es gelert (gelernt) dar zuo uñ darvō
zethū, darūb es manchē mēſchen koſt.“[3]

Ein besonderes Mittel, sowohl die Krankheit, als das rechte
Medikament gegen dieselbe zu erkennen, ist die Harnuntersuchung.
Wir hören bei B e r t h o l d darüber: „Unde dâ von habent noch hiute
die hôhen meister die kunst, daz sie bekennent an einem glase
(sc. Urin) des menschen nâtûre unde sînen siechtuom (Krankheit),
unde danne, wie man einen ieglîchen siechtuom büezen sol, den
man eht gebüezen mac: wan ez ist etelich siechtuom, den alliu diu
werlt (Welt) niht gebüezen möhte.“[4] Ebenso wird auch in den
Schauspielen des Mittelalters, z. B. bei H a n s S a c h s, der Urin als

---

[1] Geiler vō Keiferſperg, *Die Emeis*. S. XXV.
[2] Ebendas. — [3] Ebendas.
[4] Berthold, ed. F. Pfeiffer. Bd. I. S. 153.

diagnostisches Hilfsmittel öfter erwähnt.[1] Ja, die Laien waren der
Meinung, dafs man alles Mögliche aus demselben ersehen könne,
eine Ansicht, der Geiler entgegentritt: „Darnach fein etlich die
thun ein ding, wañ fie den Harn zum Doctor bringen, verfchweigen
fie und fagen nicht ob er eines Manns fey oder einer Frawen, unnd
meinen die Narren der Doctor foll folches alles wol aufz dem Harn
fehen, uñ die gantze Kranckheit nach dem Harn urtheilen. Wie
man dann von einem Bawren lifet, der hat auff ein zeit einem
Doctor den Harn gebracht, da hat jhn der Doctor gefragt, wo er
mit herkomme unnd von wannen er fey, da hat er geantwort, jr
werdends wol fehen am harn."[2] Freilich gesteht er zu, dafs ein-
zelne, ohne den Patienten zu kennen, allein mit Hilfe des Harns
den Sitz der Krankheit angeben, doch meint er, dafs dies nicht
mit rechten Dingen zugehe, sondern auf einem Pakt mit dem Teufel
beruhe: „Zwar ich mufz hie bekennen das etliche fein die wunder-
barliche ding durch den Harn anzeigen, alfo das fie von dem men-
fchen, dē fie doch nie gefehen habē, könē fagē, wie jm fey, und
wo jm wehe fey: Aber folches kompt nicht aufz künftlichen Artz-
neyen, fonder von dem Teuffel, mit dem fie ein packt haben:
Solche folt man dem Teuffel mit einem wagen vol holtz oder drey
zum newen Jar fchencken."[3]

Mochte nun aber der Arzt sich um den Patienten bemühen,
wie er wollte, auf jeden Fall stand ihm ein Honorar zu. Dasselbe
scheint sehr verschieden gewesen zu sein. Berthold erwähnt eine
hohe Honorierung, wenn er sagt: „Nû vererzeñiget eteticher hie
manic pfunt"[4] und in einer anderen Predigt: „Nû gebet ir einem
arzâte zehen pfunt der iu niwan (nur) von einem siechtagen (Krank-
heit) hilfet. Er laezet etewenne (bisweilen) einez sterben, unde
muoz man im dannoch daz guot geben."[5] Das Pfund war nämlich
nächst der Mark die höchste Münze und bestand aus 20 Schillingen

---

[1] II. Rinn a. a. O. S. 14. Anm. 1.
[2] Johan Geyler, *Welt Spiegel, oder Narren Schiff*. S. 139.
[3] Ebendas.
[4] Berthold, ed. F. Pfeiffer. Bd. I. S. 226.
[5] Ebendas. Bd. I. S. 294.

oder 240 Silberpfennigen. Geiler dagegen führt in seiner Postille
ein geringes Honorar an, das aus einer kleinen Münze, dem
„plappart" (= ½ Schilling), bestand: „Wenn eim ein fründ kranck
ift, wo er denn von eim artzet hoert fagen, fo will er den felben
auch verfuochen was er koenne, und fpricht, was lyt (liegt) doran,
es ift umb ein plappart zuo thuon, hilfft es nüt, fo fchadet es doch
nüt."[1] Er fordert überhaupt, dafs der Arzt gegen einen jeden
nachsichtig sei und namentlich von dem Armen sich entweder nichts,
oder nur sehr wenig zahlen lasse: „Die fiebend Schell der Artzt
Narrë ift, Rauch (rauh) uñ unbarmhertziglich heilen. Es foll ein Artzt
barmhertzig fein gegen jederman, fürnemlich aber gegen dem armen,
der nit groffes gut hat, das er jm etwas geb. Difem foll er nicht
allein aufz barmhertzigkeit unnd umb Gottes willë helffen, fonder er
fol jm auch tegliche handtreichung thun, unnd foll nachmals von
den reichen fo es bezalen mögen, defto mehr nemmen."[2] Ein rühm-
liches Beispiel in dieser Beziehung haben die Schutzpatrone der
Ärzte, St. Kosmas und Damianus,[3] die Söhne einer Araberin
Namens Theodora[4], gegeben. „Dise heiligen wâren zwêne erzete
zu Rôme und hulfen den lûten umme sus (umsonst) und wolden
nicht nemen von den lûten."[5] Wie streng sie hierin waren, zeigt
die folgende Geschichte, die von ihnen erzählt wird: „Der eine
hate einer vrowen (Frau) geholfen an ire sûche (Krankheit). Dô
quam si und brâchte ime eine kleine gâbe alsô einen korp mit
epfelen. Dô enwolde her (er) sîn nit. Dô beswur si in bî gote,
daz her di epfele nemen muste. Dô daz Cosmas irfur sîn bruder,
dô vorbôt her daz man in nicht solde legen in sîn grap zu ime.
Aber got der uffenbârete ime, daz her di gâbe durch got genomen

[1] Geyler von Keyferfzberg, *Poftill.* teyl III. S. XCIX. Pred. Am Ein-
undzwentzigften fonnentag noch Trinitatis.
[2] Derselbe, *Welt Spiegel, oder Narren Schiff.* S. 204.
[3] Im Jahre 1452 stifteten zwölf Meister der Bartscherer in Hamburg eine
„Broderschop in de ere des allwoldigen Gades syner leven Moder Marien un
Synte Cosmo und Damanio der hylligen Arrsten und Märterer", Gernet, *Mit-
teilungen aus der älteren Medizinalgeschichte Hamburgs.* Hamburg 1869. S. 43.
[4] F. Pfeiffer, *Deutsche Mystiker des 14. Jahrhunderts.* Bd. I. S. 205.
[5] Ebendas.

bete und nicht durch liplichen nutz. Dar umme leite (legte) man
si beide in einen sark, unde geschähen vil grözer zeichin, und man
bûwete in (ihnen) eine gröze kirchen di noch stêt zu Rôme." [1]
    Noch mehr als äufseren Lohn schuldet aber der Kranke dem
Arzte Vertrauen: „Der lipliche fieche hat fime arzatte zuo glôbende
der die nature dez fiechtagen (Krankheit) bas (besser) erkennet
denne er felber." [2] Nur dem kranken Arzte soll man sich nicht
hingeben, da ein Siecher den anderen nicht zu heilen vermöge:
„Dû solt ouch niht tuon als jener, daz ein sieche den andern fräge
umb erzenîe, wande er spâte gesunt werden mag swer den siechen
arzât frâget umbe gesuntheit." [3] Schreibt dagegen der gesunde
Arzt Arzenei vor, so ist es unrecht, dieselbe verachten zu wollen.
Daher äufsert Geiler: „Die erfte Schell der Kranck narren ift, die
Artzency verachten unnd verwerffen. Es fein etliche, die verwerffen
die Artzney gantz unnd gar, alfo, das, wenn fie ein Doctor der
Artzncy fehen, ab jhm fpeytzen" [4] (speien). Solche Thoren sprechen
wohl: „Ich bin auch uff meī alter kūmē on artzney, ich lafz die
natur wirckē, dy ift der beft artzet, wan die zeit kũpt, fo hilffet
kein artzney." [5] Wie verkehrt dies Urteil sei, begründet Geiler
mit den Worten: „Warumb fol man dañ die Artzeney nit verwerffen?
darumb, die weil Gott der Herr den Kreütern, Wurtzlen und Edlen
gefteinen heilfame kraefft unnd tugendt eingeben hat. Derhalben
fein fie nicht zu verwerffen, fonder gleich als andere herrliche unnd
gute Gaben, uns von Gott gefchickt, mit danck anzunemmen. Der-
wegen, welcher die Artzeney verwirfft, der verachtet auch Gottes
gaben, und gutthaten." [6]
    Ebenso thöricht ist es, ohne krank zu sein, den Arzt aufzu-
suchen, nur um zu sehen, wie derselbe urteilen werde: „Die ander
Schell der Krancknarren ift, den Artzet verfuchen und betriegen.
Es fein deren kunden viel, die nicht von wegen kranckheit, fonder

---

[1] F. Pfeiffer, *Deutsche Mystiker des 14. Jahrhunderts.* Bd. I, S. 205.
[2] W. Wackernagel, *Altdeutsche Predigten und Gebete.* S. 557.
[3] Berthold, ed. F. Pfeiffer. Bd. I. S. 6.
[4] Johan Geyler, *Welt Spiegel, oder Narren Schiff.* S. 138.
[5] Derselbe, *Die Emeis.* S. XXV.
[6] Derselbe, *Welt Spiegel, oder Narren Schiff.* S. 138.

allein aufz fondrem betrug, die Doctor der Artzney verfuchen, und
wollen hoeren was fie darzu fagen. Solche hudler betriegen fich
und jr gut: Dann der Doctor nimbt das gelt und lafzt fie wider
hinziehen, wo fie her fein kommen."[1] Geben die einen sich für
krank aus, ohne es wirklich zu sein, so verheimlichen andere ihr
Leiden und erteilen dem Arzte darüber nicht genügenden Aufschlufs:
„Darnach fein etlich die verbergen jr Kranckheit und zeigen folches
dē Artzet nicht halb an: Dife fein fürwar groffe Narren, in dem
fie meinen fie woellen den Artzt betriegen, fo betriegen fie fich
felbs, und machen jhnen felber den todt. Dann welcher fein kranck-
heit vor dem Artzet verbirget, unnd feine fuend dem Beichvatter,
der leugt unnd fchadet jhm felbs unnd fuehret fich felber inn das
verderben."[2] An solche richtet Geiler die mit einer ergötzlichen
Anekdote verbundene Ermahnung: „Thu nit wie auff ein zeit ein
krancker, da fragt jn der Artzet was fehlet oder mangelt dir?
Antwort er ich weifz nicht. Da fragt er weiter, wo ift dir wehe?
Gab er aber zu antwort ich weifz nicht. Zum dritten fragt er wann
bift du kranck worden? antwortet er abermals ich weifz nicht. Da
fprach der Artzt letztlich zu jm, fo nim̄ das kreutle ich weifz nicht
was, unnd leg darueber ich weifz nicht wo, als dann wirdft du ge-
fund werden, ich weifz nicht wann."[3]

So wenig man dem Arzt etwas verschweigen darf, so wenig soll
man seine Vorschriften aufser acht lassen. Daher hören wir bei
Geiler: „Die dritt Schell ift dem Artzt nicht volgen noch gehorchen.
Es feind etlich die Rahtfragen die Artzt trewlich unnd laffen jhnen
auch alle Artzney zu bereiten fo der Doctor heiffet, aber fie ge-
brauchen diefelben nicht."[4] Wie sie die Arznei verschmähen, so
befolgen sie auch die vorgeschriebene Diät und die sonstigen ärzt-
lichen Anordnungen nicht: „Defzgleichen kommen fie dem Raht des
Artzes nicht nach, fonder thun gantz und gar das widerfpiel. So
er fie heiffet Wein trincken, laffen fie jn waffer bringen, und fo er
fie heiffet fchwitzē, fitzen fie in dē bett auff oder ziehē fonft herumb
in dem nacht beltz. Item fo er fie heifzt ein criftierung (Klyftier)
nemmen, trincken fie bier und ander fuefz getranck darfuer. Wann

---

[1] Johan Geyler, *Welt Spiegel, oder Narren Schiff.* S. 138—139.
[2] Ebendas. S. 139. — [3] Ebendas. — [4] Ebendas.

er fie heifzt ein Adern fchlahen, gehn fie darfuer in das Badt, unnd fchrepffen." [1] Daher denn die Aufforderung an die Ungehorsamen: „Wiltu bald gfund werden, fo lug und volg dem trewen Artzt, unnd komme feinem raht nach, fo wirdft du gefund werden, ohn allen fchmertzen, wo du aber folches nicht thun wilt, fo lafz den Artzet zu frieden, als dann verfchoneft fein, und deines gelts." [2]

Endlich folgen manche dem Arzt wohl, aber erst nachdem sie zu lange gewartet und den rechten Zeitpunkt zur Heilung verabsäumt haben. Geiler rügt dies mit den Worten: „Die viert Schell ift dē Artzt gehorchen aber zu fpat. Es fein etlich die volgen erft dem Artzt, wann die kranckheit fchon zu gar uberhandt hat genommen, wann die Kuh aufz dem Stall ift, machen fie erft die Thuren zu. Mann fol der kranckheit bey zeyten wider ftandt thun, dann wenn man zu lang verharret, ift nachmals kein Artzeney mehr nutz uñ wuercklich (wirksam). Ein Bawm wenn er noch jung ift, kan man jhn ziehen wie man wil, alfo ift es auch mit folchen gefchaffen, wenn man bey zeiten darzu thut, kan man etwann wol helffen, fo aber folches gefparet wirt auff die lange banck, fo ift es leiftlich alles vergeblich was man anfahet." [3] Aber auch wo man rechtzeitig Hilfe sucht, kann es dennoch vorkommen, dafs alle Mittel des Arztes erfolglos sind. In diesem Falle soll man denselben nicht gleich verachten, zumal wenn er keine Mühe gescheut hat, den Kranken zu retten: „Ler (lerne) ein mitleidē habē mit eim artzet, wä im die kunft felt (fehl schlägt), wä es alfo forglich (schwierig) ift artznei zegebē uñ zenemē, in nit glich verachtē, wē dich fein artznei nit hilfft, wan er allē fleyfz ankert, unnd alle kunft brucht, fo fol er dir artzney gebē die den fiechtag (Krankheit) weret, uñ du uñ er wenē er gebe dir ein artznei, fo gibt er dir gifft." [4] Bekanntlich sind nämlich manche Krankheiten unheilbar, und selbst die gröfsten Meister stehen denselben ratlos gegenüber: „Sumeliche (manche) liute hânt den siechtuom, den alle meister niht vertrîben künnent; unde giengen alle meister zuo, die von erzenîe ie gelâsen, die künden etelîchen siechtuom niemer vertrîben noch

---

[1] Johan Geyler, *Welt Spiegel, oder Narren Schiff*. S. 139. — [2] Ebendas. — [3] Ebendas. S. 139—140. — [4] Derselbe, *Die Emeis*. S. XXV.

gebüezen."[1] Namentlich hat zu allen Zeiten das Wort gegolten, dafs gegen den Tod kein Kraut gewachsen ist: „Sô ist ein siechtuom, der heizet der tôtslâf. Den künnent alle meister niht gebüezen." Der „liplîchen gebresten"[3] und verschiedenen Arten „des siechduoms"[4] sind nun aufserordentlich viele. Denn „es ift unfer leib vil bloeder und zarter dä kein glafz",[5] und „gefuntheit des leibs wacker fein, fcharpff gehoerdt, guotte gefycht, behend vernunfft, zaehe gedechtnifz, ftercke, uñ andre der glichen natürliche goben und gnoden"[6] sind bald dahin. Besonderen Einflufs besitzen in dieser Beziehung die Gestirne. Schon Berthold redet davon, „swie (wie) grôze kraft die sternen haben über regen und über wint und über allez daz, daz under dem himel ist";[7] denn „als (wie) got den steinen unde den wurzen unde den worten kraft hât gegeben, alsô hât er ouch den sternen kraft gegeben, daz sie über alliu dinc kraft hânt"[8] (haben). Insbesondere erstreckt sich ihre Einwirkung auch auf den menschlichen Körper, wie denn derselbe Berthold den Hörer versichert: „Sie habent kraft über dîn selbes lîp und über dîne gesuntheit und über dîne kraft."[9] Der gleichen Ansicht huldigt auch Geiler. Als er einmal die verschiedenen Widerwärtigkeiten, welche dem Menschen begegnen, bespricht, wirft er die Frage auf: „Wer fchüret dir mer die brëd"? und antwortet darauf: „die gätz welt, dz ift, alles dz das in d' welt ift. Es feind die ynflüfz des hymels, die planetë, mit den and'n fternë, wie die in dich würcken mit irm ynflufz, alfo biftu gefchickt wañ dein leyb zuofamë gefetzt ift von widerwertigë (feindfeligen) dingë, dz ift, von den vier elementë, dz ift, hitz, kelte, truckë uñ feücht, weñ die wid' ein ander fechtë, fo muoft du dich leydë, es macht ein gantz katzengefchrey in dir, wie dz wetter ilt, alfo bift du auch, deñ bift

---

[1] Berthold, ed. F. Pfeiffer. Bd. I. S. 517.

[2] Ebendas. Bd. I. S. 518.

[3] F. Pfeiffer, *Deutsche Mystiker des 14. Jahrhunderts.* Bd. II. S. 218.

[4] A. Birlinger, *Alemannia.* Bd. I. S. 64.

[5] *Des hochwirdigen doctor Keiferfpergs narenfchiff.* S. CCXXIII.

[6] Derselbe, *Poftill.* teyl III. S. LI. Pred. Am Fyerdten fonnentag noch Trinitatis.

[7] Berthold, ed. F. Pfeiffer. Bd. I. S. 50.

[8] Ebendas. — [9] Ebendas. Bd. I. S. 51.

du fiech, deñ bift du gefund deñ bift du froelich, deñ bift du
traurig, es ift kein ftandthafftigkeit in dir, weñ du dich yetzund
haft gefetzt gätz uñ meynft du feyeft gar ftaet uñ fteyff uff dir
felber, über ein ftund fo falleft du ab uñ ift kein ftaetigkeit in dir,
eben wie dz wetter, deñ regnet es, deñ fcheint die fonn, alfo feyen
wir auch, funder du halteft eben als ein faul armbroft." [1]

Zu den durch den Einflufs der Planeten erzeugten Krankheiten
gehören zunächst diejenigen des Gehirns. Berthold und Hollen
erwähnen die Hyperämie desselben, wie sie sich in „houbetwêwe" [2]
(Kopfschmerz) und hin und wieder selbst in „Krämpfen" [3] kund gibt,
und in Hoffmanns Fundgruben ist vom „tropfen" [4] oder Schlagflufs
die Rede. Den Ausdruck „tropfen" kennt auch Geiler, wenn er
statt dessen auch öfter von „perlis" (paralysis), „fchlagk" oder
„apoplexia" spricht. So teilt er über den Knecht des Hauptmanns
von Kapernaum mit: „Difzen knecht Centurionis, den hatt das
perlis, oder fchlagk gefchlagen, und was fyech, das er fterben wolt" [5]
und den Herrn desselben läfst er zu Christo sagen: „Herr mein
knecht der lyt (liegt) im hufz, und hott jn das perlis ˙gefchlagen,
und würt übel getruckt unnd getrenget." [6] An einer anderen Stelle
unterscheidet er zwischen „perlis" und „apoplexia", insofern bei
ersterer eine halbseitige, bei letzterer eine doppelseitige Lähmung
eintrete: „Nuon wz uff die felb zeit ein fyecher menfch in d' ftatt,
den hat d' fchlagk, od' das perlis gefchlagē. die handt gotts hat jn
geruert dz ein halb fyt jm lā̄ wz. ir neñens dē fchlagk, od' dē
tropffen. Deñ weñ d' tropffen einer fallet, wo er deñ hynfelt, do
würt der menfch lā̄. uñ heiffzt paralifis. Weñ es aber jm dē
gantzē lyb trifft, fo heiffet es gemeynlich apoplexia. Uñ dorū̄

---

[1] Geyler von Keyferfperg, *Der hafz im pfeffer, die zehēt eygēfchafft
des haefzlins.*

[2] II. Hoffmann, *Fundgruben für Geschichte deutscher Sprache und
Litteratur.* Tl. I. S. 321.

[3] R. Cruel a. a. O. S. 618.

[4] II. Hoffmann, *Fundgruben für Geschichte deutscher Sprache und
Litteratur.* Tl. I. S. 394.

[5] Geyler von Keyferfzberg, *Poftill.* teyl I. S. XXVII. Pred. Am
Sönentag III. noch dem Achten der heiligen dry künig tag.

[6] Ebendas.

fpricht d'text (Nēment war, fye hand (haben) jm brocht einen menfchen im bett ligend, den hatt der fchlagk geruert)."[1]

Was die Erkrankungen des Rückenmarks und der Nerven betrifft, so gedenkt Berthold der „rückenlemde"[2], worunter wohl Rückenmarksschwindsucht zu verstehen ist, und Geiler führt „laeme der glieder"[3] an. Er weifs zugleich, dafs ein gelähmtes Glied leicht atrophisch wird, da er über die Kranken in den Hallen des Teiches Bethesda berichtet: „In den fünff fchoepffen (Schuppen) lag ein gantzer huff uñ ein groffe menge — der lammē, uñ der fchwynenden das ift deren, die do hatten die fchwynēde fucht, die do abnoment uñ fchwyntēt. als denn mengem (manchem) ein arm, oder fuft ein glid fchwynt oder abniīnt."[4] Besonders häufig findet bei unseren Predigern die Epilepsie oder „vallende suht"[5] Erwähnung, indem sowohl Berthold,[6] als Jordan[7] und Geiler[8] dieselbe besprechen. Berthold hält sie nicht nur für unheilbar, sobald sie länger andauert, sondern glaubt auch, dafs der Atem des Epileptischen ansteckend sei: „Swer die vallende suht hāt über vier unde zweinzic jār, dā gēn alle die zuo die dā hiute leben, die künden den siechtuom niemer gebüezen. Unde swenne er alsô hin vellet unde lît (liegt) unde schûmet, sô hüetet iuch vor im als (so) liep iu lip (Leben) sî, daz sich ieman (niemand) nâhen zuo im habe, wan im gêt ein sô griulich âtem ûz dem munde, daz er vil lîhte den selben siechtuom gewünne, swem der âtem in den munt kaeme. Unde dā von sô hüetet iuch daz ir im iht (nicht) nâhen komet innen des (während dessen), daz in der siechtuom an gêt."[9]

[1] Geyler von Keyferfzberg, Poftill. teyl III. S. XCIIII. Pred. Am Nünzehenden fonnentag noch Trinitatis.
[2] Berthold, ed. F. Pfeiffer. Bd. II. S. 206.
[3] Johan Geyler, Welt Spiegel, oder Narren Schiff. S. 203.
[4] Derselbe, Poftill. teyl II. S. XXVI—XXVII. Pred. Am Frytag noch Inuocauit.
[5] H. Hoffmann, Fundgruben für Geschichte deutscher Sprache und Litteratur. Tl. I. S. 325.
[6] Berthold, ed. F. Pfeiffer. Bd. I. S. 517.
[7] R. Cruel a. a. O. S. 427.
[8] Ebendas. S. 618.
[9] Berthold, ed. F. Pfeiffer. Bd. I. S. 517—518.

Von den Krankheiten der Atmungs- und Kreislauforgane tritt
uns bei Jordan die „Squinancia"[1] oder Kehlkopfentzündung[2] und
bei Gottschalk Hollen „der Katarrh"[3] der Luftröhre entgegen.
An ihm litten sicherlich auch die alten Leute, von denen Geiler
in seiner christlichen Pilgerschaft sagt: „Wen ſy d' huoſt an küpt,
ſo wermen ſie den win, und wenen der kalt wyn tügs in (ihnen),
und nit der alter."[4] Bei demselben Autor ist auch von der Lungen-
schwindsucht oder dem „lüngig ſeyn"[5] die Rede, das für „ein erb-
gebreſt" oder „morbus contagioſius" erklärt wird; „wan was der
gebreſten ſeind, die von jnen uſzloſſen dempff, die ſelbe erbt man
gern."[6] Zugleich führt er die mit Seitenstechen verbundene „plereſis"
(Pleuritis) an, indem er sich auf den heiligen Bernhard beruft:
„Da ſprichtt Bernhard. (Nō eſt in corde ſanus cui laterata dolēt.) —
d' iſt nit geſunt im hertzē dē wee in dē ſeitte iſt, wan eim das
ſtechē yn ein ſeitē kümet hat plereſim, d' iſt nit geſūt."[7]

Neben den bisher genannten Leiden müssen auch solche der
Verdauungsorgane häufig gewesen sein. Berthold hebt hervor,
dafs Überladung des Magens Fieber erzeuge, indem er von der
„überfülle" sagt: „Alſô kunt iemer (immer) etewaz dâ von, ez ſi
rite (Schüttelfrost) oder ſuht oder vieber oder ſwaz ez danne iſt."[8]
Ebenso erwähnt Jordan von Quedlinburg die „Verstopfung"[9],
bei der nach Geiler öfter „einn blow (blau) ſtinckend mul"[10] vor-
kommt, und bei dem Priester Meffreth aus Meifsen, der etwa ein
Jahrhundert später als Jordan, um 1443 lebte, finden wir den
„Durchfall, die rote Ruhr und galliges Erbrechen"[11] angeführt.

---

[1] R. Cruel a. a. O. S. 427.

[2] „Kelſuht diu ze latein esquinancia haizt", Konrad v. Megenbach, ed.
F. Pfeiffer. 330, 20; 436, 19.

[3] R. Cruel a. a. O. S. 619.

[4] Johañs geiler gnāt von keiſerſzbergk, *Chriſtenlich bilgerſchafft.* S. XXXVI.

[5] Derselbe, *Poſtill.* teyl III. S. LXXVIII. Pred. An dem Fyerdtzehenden
ſonnentag noch Trinitatis. — [6] Ebendas. — [7] Derselbe, *Die Emeis.* S. XXI.

[8] Berthold, ed. F. Pfeiffer. Bd. II. S. 205.

[9] R. Cruel a. a. O. S. 428.

[10] Geyler von Keyſerſzberg, *Poſtill.* teyl I. S. XXIX. Pred. Am
Sönentag Septuageſima.

[11] R. Cruel a. a. O. S. 488.

Mittel gegen Eingeweidewürmer gibt G o t t s c h a l k H o l l e n an [1], und sowohl J o r d a n [2] als G e i l e r kennen die Bauchwassersucht, von der letzterer bemerkt: „Und weñ eim d' buch groffz würt, dz neñt mä ouch fchwyncn" [3] (schwinden). Die von dieser Krankheit Befallenen heifsen „ydropici" oder „wazzerfühtiche." [4] Endlich wird wiederholt der „gelefuht" (Gelbsucht) oder „ictericia" [5] gedacht, denn wir hören nicht nur bei B e r t h o l d von „gelsühtigen" [6], sondern es heifst auch in einer aus dem zwölften Jahrhundert stammenden poetischen Bearbeitung der Genesis:

„In der lebere hanget ein galle chlebere (klebrig).
fi ift unfnoze (unsüfs), fine wil (sie will nicht) daz man fi nieze (geniefse).
Swer fi uz gerahfinet (ausgehustet), fuenne (wenn) fi ime uber get,
der ift genern (genesen): den muoz ríte (Schüttelfrost) iouch fieber ferbern
(verschonen),
deme ne muot (plagte nicht) iouch den lip gelefuht noch fich (ficus morbus,
Hämorrhoiden)." [7]

Aus der Zahl der Infektionskrankheiten, die bei unseren Predigern vorkommen, heben wir zunächst die Hundswut hervor. Was ihre Ursache betrifft, so teilt M e f f r e t h mit, dafs nach K o n s t a n t i n u s der Hund von Natur kalt und trocken sei und von der schwarzen Galle beherrscht werde; wenn nun diese sich zu sehr ansammle und in Fäulnis übergehe, so mache sie ihn toll. P l i n i u s [8] dagegen bemerke, dafs ein unter der Zunge des Hundes liegender kleiner Wurm die Krankheit erzeuge, die aufhöre, wenn man denselben herausziehe. [9] In welcher Weise die Tollwut auf den Menschen übergeht, gibt G e i l e r an: „Weñ ein hunt unfinnig würd

---

[1] R. C r u e l a. a. O. S. 619. — [2] Ebendas. S. 428.

[3] G e y l e r v o n K e y f e r f z b e r g, *Poftill.* teyl II. S. XXVII. Pred. Am Frytag noch Inuocauit.

[4] F. K. G r i e s h a b e r a. a. O. Abt. 1. S. 114.

[5] „Gelsuht diu ze latein ictericia haizt", K o n r a d v. M e g e n b a c h, ed. F. P f e i f f e r, 415, 23; 388, 19.

[6] B e r t h o l d, ed. K l i n g. S. 433, 17.

[7] H. H o f f m a n n, *Fundgruben für Geschichte deutscher Sprache und Litteratur.* Tl. II. S. 14.

[8] Hist. natur. lib. XX.

[9] R. C r u e l a. a. O. S. 487—488.

uñ wuoten (wüten), fo würd im die zung alfo hitzig als ein fücr,
und wo er eine menfchen oder hunt byfzt, fo voht (fängt) die wund
an zuo brenen von dem vergifft des hudes byfz, alfo ein hitzig thier
ift ein hunt."[1]

Bei demfelben Prediger gefchicht auch des „kalten fybers"
Erwähnung, wie er denn von Christus erzählt, er habe Petri
Schwiegermutter davon befreit: „Und ift gangen in das hufz Simonis
Petri, des fchwyger fyech was, und hefftigklich beladen mit dem
fyber, das ir nennen das kalt. Do hond (haben) fye jn gebetten,
das er fye folt gefund machen. Der herr hatt fye gewert irer bitt,
unnd ift über fye geftanden unnd hatt gebotten dem fyber, das es
fye verloffen folt. Von ftund an hatt fye das febres verloffen, und
ift uffgeftanden und hatt kocht, und juen effen bereittet, und zuo
tifch gedient."[2] Befonders merkwürdig an diefer Heilung erfcheint
ihm, dafs fie eine vollftändige war, indem nicht, wie fonft fo oft
bei der Krankheit, Recidive eintraten: „Das do ift wider die art
des febres. Dañ weñ einer fchon gefunt würt, fo hatt er nohwehen
(Nachwehen), affterfchleg (Rückfälle), unnd, die gond jm weifz ich
wie lang noch."[3] Auf das häufigere Vorkommen des kalten Fiebers
kann man wohl daraus fchliefsen, dafs es bei Geiler zu wiederholten
Malen genannt wird.[4]

Ganz befonders oft aber tritt uns der Auffatz oder die „mifel-
fuht" bei unferen Rednern entgegen. Die von ihm Befallenen
werden als „mifelfuochtige"[5], „malatzen"[6] oder „maltzige"[7] be-
zeichnet und verfchiedene Arten der Krankheit unterfchieden. Die
erfte, die aus unreinem Blute entfteht, heifst „allopicia", die zweite,
aus „melancolia" entfprungen, „elephantia", die dritte, durch
„colera" erzeugt, führt den Namen „leonina", und die vierte,

---

[1] Johañs geiler gnät von keiferfzbergk, *Chriftenlich bilgerfchafft.* S. CXXXVII.
[2] Derfelbe, *Poftill.* teyl III. S. LV. Pred. An dem Fünfften fonnentag noch
Trinitatis. — [3] Ebendas.
[4] R. Cruel a. a. O. S. 618.
[5] H. Leyfer, *Deutfche Predigten des XIV. Jahrhunderts.* S. 45 u. 55.
[6] Geyler von Keyferfzberg, *Poftill.* teyl IV. S. XVI. Pred. An unfer
lieben Frawen Himelfart tag.
[7] Ebendas. teyl I. S. V. Pred. Am dritten Sonnentag des Advents.

„tyriasis" genannt, geht aus „flegma" hervor.[1] Dem entspricht, dafs
der Aussatz nicht immer mit gleicher Heftigkeit auftritt. Berthold
hebt hervor, dafs „éin ûzsetzigez harter zervallen ist danne (als)
daz ander"[2], und Geiler redet von einem vorgeschrittenen Falle,
nämlich von „einem mallatzigen mann der do nit fchlecht mallatzig
was, fonder wz vol mallatzig."[3] Namentlich bei starker Entwicke-
lung wurde das Leiden für ansteckend gehalten, wie dies schon bei
den alten Israeliten der Fall war. Berichtet doch Geiler aus jener
Zeit von den Aussätzigen: „Wañ fye dorfftent nit fo nohe hyn-
zuolouffen. nochdem als das im alten gefatz was verbotten, das die
mallatzen nit dorfften zuo den menfchē kumen, und fye beleftigen.
diewil es ein erbgebreft ift, morbus contagiofius."[4] Aber nicht nur
um ihrer Ansteckungsfähigkeit, sondern auch um ihrer Unheilbar-
keit willen wurde die Lepra gefürchtet. „Kein artzet", so hören
wir bei demselben Gewährsmann, „mag ein rechten maltzen gefunt
machen, das fprechent gemeynlich die rechtē artzet. wiewol ettwen
(bisweilen) buoben haerlouffen und vil verheiffen, aber hindennoch
ficht man dz nüt doran ift."[5]

Für nicht minder ansteckend als der Aussatz galten die
„blottrenn."[6] Daher sagt Geiler: „Dovon feind die blotterrechten
leüt fchuldig fich zuo entpfembden (entfernen) fo wyt, das fye mit
irem gebreften nit fchaden bringen andren menfchen. deñ funft
thaeten fye wid' die liebe des nechften."[7] Als ein schwer Blattern-
kranker wird der arme Lazarus genannt: „Nuon difzer arm bettler
Lazarus, d' lag zuo der thuer des rychen, uñ was vol eyffen (Eiter-

---

[1] R. Cruel a. a. O. S. 432.

[2] Berthold, ed. F. Pfeiffer. Bd. I. S. 115.

[3] Geyler von Keyferfzberg, *Poftill.* teyl I. S. XXVI. Pred. Am
dritten Sonnentag noch dem achtenden der heiligen dry künig tag.

[4] Ebendas. teyl III. S. LXXVIII. Pred. An dem fyerdtzehenden Sonnentag
noch Trinitatis.

[5] Ebendas. teyl III. S. LXXIX. Pred. An dem Fyerdtzehenden fonnentag
noch Trinitatis.

[6] Ebendas. teyl III. S. XXXXIIII. Pred. An dem Anderen fonnentag noch
Trinitatis.

[7] Ebendas. teyl III. S. LXXVIII. Pred. An dem fyerdtzehenden Sonnentag
noch Trinitatis.

beulen) uñ blottren. Er hat nit nümen (nur) ein plotter, funder aller fein leib was vol eyffen, voll gefchwer uñ blottren. Es was ein gantzer bruot, und was überzogen mit grind uñ blottrē. Plenus ulceribus." [1] Nach Geiler können Lähmungen durch die Blattern entstehen, denn wir lesen bei ihm: „Ein yeglicher der do gelaemmet ift an ein arm, oder bein, von einer wunden wegen, oder andrem zuofall unnd fchaden, den er funft entpfangen hatt, es fey von peftilentz, blottrenn, oder ander kranckheiten halb, dovon er deñ lam ift worden, uñ des felben glyds nit me (mehr) mechtig ift, der ift proprie debilis, ein krüppel." [2]

Mit besonderem Schrecken erfüllte die eben erwähnte „pefti-lentz" [3] die Gemüter. Sie hiefs auch um der damit verbundenen starken Sterblichkeit willen „der liutesterbe" [4] oder das „grôze sterben." [5] So wird über eine Pestepidemie in Rom von Hermann von Fritslar berichtet: „Zu dem sechsten mâle quam ein grôz sterben zu Rôme uber alle di stat, also daz vil hûser wuste wurden: wan der mensche gewete (gähnte) oder nois (nieste) sô vur ime di sêle enwec, und dise plage was in dirre (dieser) zît der vasten und was bî sancte Gregorius gezîten." [6] Sobald die Pest auch nur drohte, rief man: „Peftilentz es fahet an, nun fei yed' man gerüft, wan es kumpt das man bereit fei" [7], und hielt sie ihren Einzug, so wurden Andachten und Gebete ihretwegen gehalten. Beispiels-weise heifst es von fünf Predigten, welche Geiler in unser Frauen Münster zum hohen Stifte in Strafsburg hielt: „Ward geurfacht durch peftilentzliche fterbet, das der zeyt da was." [8] Nach dem-selben Prediger war die Krankheit mit heftigem Fieber verbunden, wie er denn über den Sohn des Hauptmanns von Kapernaum sagt:

---

[1] Geyler von Keyferfzberg, Poftill. teyl III. S. XXXXI. Pred. An dem Erften fonnentag noch Trinitatis.

[2] Ebendas. teyl III. S. XXXXIIII—XXXXV. Pred. An dem Anderen fonnentag noch Trinitatis.

[3] Geiler vō Keiferfperg, Die Emeis. S. XXV.

[4] Berthold, ed. F. Pfeiffer. Bd. I. S. 9.

[5] Ludw. 45, 2.

[6] F. Pfeiffer, Deutsche Mystiker des 14. Jahrhunderts. Bd. I. S. 103.

[7] Geiler vō Keiferfperg, Die Emeis. S. XXV.

[8] Derselbe, Der troft Spiegel. S. I.

„Diſzer regulus oder amptman (hatt ein ſuon, der lag ſyech zuo Capharnaum) hatt das fyber oder febres, und was yetzendan an dem, das er ſterben ſolt an d' peſtilentz. wenn peſtilentz ſeind nützt (nichts) anders weder (als) ſcharpffe uñ ſpitze febres. als wir leſen in den artzetbuecheren." [1]

Unter den Krankheiten, welche auf Ernährungsstörungen beruhen, spielte die Gicht oder „daz gegiht" [2] eine bedeutende Rolle. Sie hiefs auch „artetica" (arthritis) oder „lidsuht" [3] (Gliederkrankheit), und zwar unterschied man, je nach dem die Hand, der Fufs oder die Hüfte befallen, „hantlidesuht" [4], „vuozlidesuht" [5] und „lidsuht in der huft." [6] Die lateinischen Namen dafür waren chiragra, podagra und ciatica (sciatica). Als Ernährungsstörungen dürfen wir zum Teil auch wohl die Leiden des Alters ansehen, deren unsere Prediger häufig gedenken. „Was iſt ellender deñ ein alter mēſch", ruft Geiler in seiner christlichen Pilgerschaft aus, „weñ ſo wir alt werden, ſo ſint wir allen menſchen ein überbürd, die ougē werden dunckel uñ trieffen, die orē doub, die hut würd gerumpffen (gerunzelt) und ungeſchaffen (häſslich), die glider rideren (zittern) im, der koder (Schleim?) und huoſt wil iñ erſtecken, deñ iſt im wee im houpt, deñ im rucken, deñ würd er lam in den beinen und in den füſſen, und mag niergens hin kommē. — Im ſchlottert der kopff, er gerot (fängt an) nit me geſehen, die ougen werden blind, die hēd krum, die naſe trüfft im, kurtz und iſt mit vil übels überladē." [7] Daher denn auch das gemeine Sprichwort, das schon damals im Schwange war: „XXX jor ein mau. XL jor ſtill ſton. fünfftzig jor wol gethon. LX jor abgon. LXX jor d' ſelē for (für die Seele). LXXX jor d' welt tor. XC jor d' kind ſpott. hundert jor nun gnod dir gott." [8] Was insbesondere das zuletzt genannte Alter

---

[1] Geyler von Keyſerſzberg, Poſtill. teyl III. S. XCIX. Pred. Am Einundzwentzigſten ſonnentag noch Trinitatis.

[2] W. Wackernagel, Altdeutsche Predigten und Gebete. S. 89.

[3] Derselbe, Vocabularius optimus. Basel 1847. 36, 68.

[4] Ebendas. 36, 70. — [5] Ebendas. 36, 69. — [6] Ebendas. 36, 71.

[7] Johañs geiler gnāt von keiſerſzbergk, Chriſtenlich bilgerſchafft. S. LXXI.

[8] Derselbe, Poſtill. teyl I. S. XXXI. Pred. Am Sonnentag Septuageſima.

anbetrifft, so urteilt auch Berthold darüber: „Welher hundert jár
alt würde under uns, der waere den liuten alse smache (schmählich)
an ze schenne von ungestaltheit unde von dem gebresten, den daz
alter an in haete gemachet.“[1]

Neben den inneren kamen oft genug auch äufsere Leiden vor,
deren Behandlung den Chirurgen oder „wuntarsten“[2] oblag. Als
solche fungierten die „barberer“[3] und „Scherer“[4], die zusammen
ein Amt oder eine Zunft bildeten. Die zünftigen Wundärzte pflegten
„die kunst bi einem andern meister zuo lernen“[5], wobei Bedingung
war, dafs der Lehrling von deutschen Eltern abstammte und zugleich
der Bürgerschaft würdig erschien. Auch war die Aufnahme mit be-
stimmten Feierlichkeiten verbunden; in einer niederdeutschen Zunft-
rolle vom Jahre 1557 heifst es hierüber: „Eyn islik (jeder) meyster
schall henfurder (hinfort) keynen jungen in de lere annemen, he sy
denne dudescher bord (Geburt) und der borgerschop wert und
solkes schall vor dem ganzen ampte in bywesende (Beisein) des
meysters gescheen.“[6] War der Lehrling längere Zeit thätig ge-
wesen, so wurde er, falls er sich „der kunst geleret und erfaren“[7]
erwies, zum Gesellen ernannt. Der letztere aber hatte, wenn er
Meister werden wollte, seinen Lehrbrief vorzulegen, sich „vorhoren“
(prüfen) zu lassen, „umme to irkundigen, ifte (ob) he ok to einem
meister duchtig“[8] sei, und zur Bewährung seiner Geschicklichkeit
ein Meisterstück zu machen.[9] Dieses Meisterstück bestand nach der
Hamburger Ordnung des Barbieramtes darin, dafs er „veer gude plae-
stere (Pflaster) unde achte ungente“ (Salben) nebst „twe wundrangken“[10]
(Wundtränke) anfertigte. Aufserdem mufste er „ok na (nach) not-
troft (Bedarf) etlike menschlike erkrenkede (erkrankte) unde vor-
gleden (verrenkte) ledemathe (Gliedmafsen) wedder konnen vorfogen

---

[1] Berthold, ed. F. Pfeiffer. Bd. I. S. 389.
[2] E. Bodemann, *Die älteren Zunfturkunden der Stadt Lüneburg.* Han-
nover 1883. S. 30. — [3] Ebendas. S. 27.
[4] Johan Geyler, *Welt Spiegel, oder Narren Schiff.* S. 118. Derselbe,
Poſtill. teyl II. S. CV. Pred. Am Zynſtag noch Judica.
[5] Berthold, ed. F. Pfeiffer. Bd. I. S. 154.
[6] E. Bodemann a. a. O. S. 28.
[7] Ebendas. — [8] Ebendas. S. 27. — [9] Ebendas. — [10] Ebendas.

(einfügen) unde insetten in yne stede"[1] (Stelle), ehe er das Hand-
werk ausüben durfte.

War jemand auf diese Weise zum Meister befördert, so hatte
er unter jeder Bedingung das Ansehen des Standes zu wahren.
Daher war es verboten, um der Reklame willen „aderbende (Ader-
lafsbinden) uttohengen"[2] oder sich in die Praxis eines anderen ein-
zudrängen. Der behandelnde Wundarzt mufste vielmehr verständigt
werden, falls ein Kollege in seine Stelle eintreten sollte, und erst
dann konnte der Kranke diesen zu sich entbieten: „Id (es) schall
ok eyn meister deme anderen up synen band (Verband) nycht gan,
he hebbe denne des ersten meisters wyllen gemaket. — Woret
(wofern) aver de kranke eynen andern meister bogerede (begehrte),
wen de synen ersten arsten (Arzt) und vorbinder redeliken afgelecht,
schal ome (ihm) frig (frei) und unbonamen (unbenommen) syn, eynen
andern meister an syck to forderen."[3] In schwierigen Fällen wird
empfohlen, einige Mitmeister zur Konsultation aufzufordern, um auf
diese Weise für das Wohl des Kranken zu sorgen: „Wor (wo) syck
verlike (gefährliche) vorwundunge todragen, schall de meister, so
erstmals darby gefordert und vorbunden, II oder III syner mytmeistere
by den schaden foren (führen), de schollen samptlich dat beste myt
raden unde syck malkander (mit einander) vorenigen, wo darby hen-
forder (hinfort) to vorfaren. We (wer) syck hirane vorweigerich
(verweigernd) makede, schall III mark in de bussen (Büchse) und
I mark in de armenkysten (Armenkasten) geven."[4]

Eine sehr gewöhnliche Beschäftigung für die Wundärzte war
der Aderlafs. Als Ort desselben werden die Hände und Füfse an-
gegeben, indem Geiler über die Behandlung einer treulosen Ehe-
frau mitteilt: „Da thet der Mann ein ding, und fchickt von ftund
an nach dem Scherer, liefz jhr die adern auff den fueffen und
henden fchlahen, unnd das boefz geblute heraufz lauffen, da vergafz
fie nachmals des Pfaffen unnd fragt jhm gantz nicht nach."[5] Bis-

[1] O. Rüdiger, *Hamburger Zunfturkunden.* S. 12.
[2] E. Bodemann a. a. O. S. 30.
[3] Ebendas. S. 29. — [4] Ebendas.
[5] Johan Geyler, *Welt Spiegel, oder Narren Schiff.* S. 118.

weilen kam es vor, dafs der zu Ader Gelassene ohnmächtig wurde,
wie denn Berthold von einem in Venere Excedierenden sagt: „Wan
(denn) als erz getuot, seht, so lit (liegt) er und ist als (so) âmehtec
(ohnmächtig) als der im ze âder hât gelân" [1] (gelassen).

Derselbe Gewährsmann führt auch öfter das Steinschneiden an.
Er fordert nämlich, dafs der Wundarzt ein gelernter Meister sein
soll; denn, so fährt er fort, „ist des niht, so maht (magst) dû wol
schuldic werden an einem wunden man oder an einem, dem dû den
stein sniden solt." [2] Übrigens scheint man auch Nierensteine ge-
kannt zu haben, da einmal von „stein in den lenden" [3] die Rede ist.

Wie das „stensniden" [4], so wurde auch das „brochsniden" [5]
(Bruchschneiden) von den Chirurgen, und zwar nicht nur von den
Meistern, sondern unerlaubter Weise auch von einzelnen Gesellen
geübt. So wird über einen Barbiergehilfen Klage geführt, dafs er
„in de huse (Häuser) geit (geht) vorbinden und balberet und ander
ding mer annimpt, de em nich geboren (gebühren) to don, wat aver
belangend (belangreich) is, alse (wie) brochsniden." [6] Über derartige
Fälle berichten die Meister entrüstet: „Dar denn sulche gesellen,
lant- und ludebedregers (Leutebetrüger) to dem dore henut (hinaus)
lopen, — darna kamen de armen lude to uns und klagen, wo se
van en (ihnen) bedragen (betrogen) syn. So hebben se dat gelt
wech, so moten wy den arbeit don." [7] Nach der Operation wandte
man bei Brüchen in der Regel Bruchsalben an.[8]

Neben den Hernien hatten die Scherer „geschwer, offene alte
schaeden, stich und schnit wunden" [9] zu heilen. Dabei wird es als
besondere Thorheit bezeichnet, wenn „einer understat ein wund
zuo heylenn, unnd die anderen alle ungeartznyet lafzet." [10] Eine

---

[1] Berthold, ed. F. Pfeiffer. Bd. II. S. 206.
[2] Ebendas. Bd. I. S. 154.
[3] Arzneibuch J. Diemer. 50. 128.
[4] E. Bodemann a. a. O. S. 31.
[5] Ebendas. — [6] Ebendas. S. 30—31. — [7] Ebendas. S. 31.
[8] Johan Geyler, Welt Spiegel, oder Narren Schiff. S. 203.
[9] Ebendas.
[10] Derselbe, Der seelen Paradifz, cap. XLII. Von warer beharrung.
S. CCXIX.

Wundheilung durch prima intentio scheint nicht häufig gewesen zu
sein. Wenigstens erzählt Geiler von einem renommistischen Kriegs-
knecht: „Ich hab ein (einen) gekant d' het ein wündlin im fchenckel
was im gefchoffen, wo d' bey dē leütē was fo bracht er es uff den
plan uñ fprach. Es find vil die gar kaum heil werdē weñ fie ge-
wundet find, aber ich würd bald heil, ich war de eineft gefchoffen
und ward bald heil, die red bracht er alweg herfür." [1] Vielmehr
trat meistens ein, was derselbe Prediger an einem anderen Orte
angibt: „Ein wund zuo dem erften fchmirtzt, darnoch hebt fie an
zuo fulō und gefchwerē." [2]

Viel trug dazu jedenfalls das „weizeln" [3], d. h. das Belegen
der Wunde mit Charpie bei, deren Anfertigung unter anderem in
den Klöstern geschah. Macht doch Geiler einer verdrießlichen
Nonne zum Vorwurf: „Du fitzeft uñ macheft zirle mirle uñ zopffeft
an einē tuechlin uñ zeüheft die faedē her ufz, uñ fichft uū dich
als eī katz die in einer ftubē befchloffen ift." [4] Über die Charpie
wurde dann ein Verband angelegt, wir wir einen solchen nicht nur
öfter erwähnt [5], sondern auch auf einer Illustration in Geilers
Postille abgebildet finden." [6] Dafs derselbe immer hinreichend sauber
gewesen, ist kaum anzunehmen, da wir sowohl von Verunreinigung
der Wunden [7], als von „dem wilden viure" [8] (Feuer) oder „sant
Antonjen fiur" [9] hören, worunter Erysipelas zu verstehen ist.

Mochte nun aber eine Wunde mit oder ohne Eiterung heilen,
auf jeden Fall liefs sie eine Narbe zurück. „Sich (sich) man fihet

---

[1] Geyler vō Keyferfperg, *Von den fyben fchwertern, das erft fchwert.*
[2] Derselbe, *Chriftenlich bilgerfchafft.* S. CXXXVIII.
[3] J. A. Schmeller, *Bayerisches Wörterbuch.* Stuttgart und Tübingen
1827—1837. Bd. 4. S. 173.
[4] Geyler von Keyferfperg, *Der hafz im pfeffer, die zehēt eygēfchafft
des haefzlins.*
[5] E. Bodemann a. a. O. S. 30.
[6] Geyler von Keyferfzberg, *Poftill,* Paffion oder das lyden Jefu Chrifti.
S. II. Von der ufferweckung Lafari vom tod.
[7] F. Pfeiffer, *Deutsche Mystiker des 14. Jahrhunderts.* Bd. I. S. 71.
E. Bodemann a. a. O. S. 32.
[8] Konrad v. Heimesfurt, *M. Haupts Zeitschrift.* 8, 185.
[9] W. Wackernagel, *Vocabularius optimus.* 36, 89.

och dez tagez die máfa (Narbe) finer wundo. die er durch den
fünder enphie. an dem hailigen cruce" [1], so lesen wir in einer
Grieshaberschen Predigt von Christo. Nur von einem bestimmten
Pflaster wird versichert, dafs unter demselben die Wunde ohne
Narbe oder richtiger mit wenig sichtbarer Narbe heile:

> „Die von dem phlaster genäsen
> die überhuop ez mäsen (Narben),
> sô daz man die lich (den Leib) eben sach
> als dâ nie wunde geschach." [2]

Um sich von den damaligen Wundheilungen im einzelnen eine
Vorstellung zu machen, braucht man nur den Bericht eines gewissen
Hans Rosenkrus über seine Heilerfolge zu lesen. Derselbe rühmt
sich, eine unbegreiflich faule Wunde in der Brust, zwei kariöse
Knochen, eine Fistel im Rücken, eine grofse Wunde am Knie, eine
Fistel, die durch den Kinnbacken bis zum Hals ging, sowie eine
so grofse Lippenwunde geheilt zu haben, dafs die Meister die Lippe
abschneiden wollten. Ferner führt er zum Beweis seiner Geschick-
lichkeit einen Knaben an: „Dede (der da) heft gehad baven (über)
twintich hole (Löcher) in henden unde im live unde in den knaken
(Knochen), dar worme (Würmer) inne weren unde ok lose knaken,
de ik om (ihm) darut brachte unde makede one (ihn) myt der hulpe
gades (Gottes) sunt" [3] (gesund). Auch Wunden „in hemeliken (heimlich)
steden" [4] (Stelle) will er vielfach kuriert und ebenso einen ver-
brannten Schienbeinknochen, der blos lag und wie schwarzes Pech
aussah, wieder hergestellt haben. Hatte er diese Erfolge bei
Männern erzielt, so waren diejenigen bei Frauen nach seiner Ver-
sicherung nicht weniger gut. Beispielsweise gibt er an, eine Frau,
die „den krevet" [5] (Krebs) an der Ferse hatte, so dafs die Wund-
ärzte ihr dieselbe abnehmen wollten, ohne jedes Schneiden geheilt
zu haben. Ebenso nahm er eine kranke Brust mit wohl vier oder
fünf Höhlen, eine andere mit drei Höhlen, aus denen die Milch

---

[1] F. K. Grieshaber a. a. O. Abt. 1. S. 153.
[2] Erec v. Hartmann v. Aue, ed. M. Haupt. 5144.
[3] E. Bodemann a. a. O. S. 32.
[4] Ebendas. — [5] Ebendas.

ausflofs, sowie eine völlig ausgefressene Brust in Behandlung, die
alle wieder hergestellt wurden. Nicht wenig thut er sich endlich
auf die Heilung eines verletzten Kniees und Armes, wie auf den Ver-
schlufs einer Fistel unter dem Knie und mehrerer Fisteln im Gesichte
zu gut, von denen eine sechsunddreifsig Würmer enthalten habe.[1]

Auch von Luxationen und Frakturen, welche die Wundärzte
heilten, wird öfter berichtet. Bereits oben sahen wir, dafs es zu
den Forderungen der Meisterprüfung gehörte, ausgerenkte Glieder
wieder kunstgemäfs einzurichten.[2] Berthold aber erwähnt den
Fall, „daz dû ein bein abe soltest brechen oder eine hant"[3], wobei
ein Chirurg hinzugezogen wurde.

Nicht minder führten Wundärzte Amputationen der verschiedenen
Gliedmafsen aus. Die Abnahme eines Fufses wird in Birlingers
Alemannia mitgeteilt[4], und bei Hermann von Fritslar lesen wir
von einem Römer, der ein Freund der heiligen Ärzte Kosmas und
Damianus war: „Deme wart ein bein fûle, daz her (er) nicht gegên
(gehen) mochte. Dô rif her sêre an dise erzete. Dô quâmen si in
der nacht dô her slif, und sniten ime abe daz fûle bein."[5] Die so
Amputierten pflegten, wie aus der Abbildung zu einer Geilerschen
Predigt ersichtlich, einen Stelzfufs zu tragen.[6]

Sache der Chirurgen war endlich auch die Behandlung der
Ohren- und Augenkranken. Daher hatten sie „karrenfalb (Schmalz) in
den oren"[7] zu entfernen, falls dadurch eine Behinderung des Hörens
eintrat, vor allen Dingen aber die verschiedenen Augenkrankheiten
zu heilen. Hierher gehörten zunächst die Reizzustände, die durch
Fremdkörper im Auge hervorgerufen wurden, denn schon Eckhart
redet davon, wie „wênic daz liehte (lichte) ouge iht (irgend etwas)
in ime erlîden mac."[8] Freilich täuschten ältere Leute sich öfter,

---

[1] E. Bodemann a. a. O. S. 32—33. — [2] S. 216—217.
[3] Berthold, ed. F. Pfeiffer. Bd. I. S. 509.
[4] A. Birlinger, *Alemannia*. Bd. I. S. 81.
[5] F. Pfeiffer, *Deutsche Mystiker des 14. Jahrhunderts*. Bd. I. S. 205.
[6] Geyler von Keyferzberg, *Poftill*, Paffion oder das lyden Jesu
Chrifti. S. II. Von der ufferweckung Lafari vom tod.
[7] Derselbe, *Poftill*. teyl I. S. XXIX. Pred. Am Sönentag Septuagefima.
[8] F. Pfeiffer, *Deutsche Mystiker des 14. Jahrhunderts*. Bd. II. S. 602.

indem sie glaubten etwas im Auge zu haben, während es sich um presbyopische Beschwerden handelte: „Weñ es dann geſchicht das ſie alt werdent, ſo wüſchent ſie die ougen, und wenen in (ihnen) ſy ettwas dor in gefallen und ſetzë deñ die brillen uff, und meinen überal nit das es des alters ſchuld ſy."[1] Daneben wurden auch „entzündete"[2] und „fliſſende augen"[3], sowie die verschiedenen Arten von Erblindung dem Wundarzt überwiesen. Als eine Ursache des Blindwerdens sah man unter anderem häufiges Weinen an, wie denn Berthold berichtet: „Sant Franciscus, der weinete, daz er nâch (beinahe) erblindet was."[4] Nach demselben Autor kann auch Überblendung durch allzu helles Sonnenlicht Blindheit erzeugen: „Ez enhât nieman sô starkiu ougen, unde wil er ze lange unde ze vaste (fest) in die sunne und in daz brehende (leuchtende) rat (Rad) der sunnen sehen, er wirt als (so) unmâzen (über die Maßen) kranc an sînen ougen, daz erz niemer überwindet; oder er wirt gar blint, daz er niemer stic gesiht."[5] Namentlich aber kamen Erblindungen im höheren Alter vor, wie denn Geiler sagt, daſs alsdann „die ougë dunckel werden uñ trieffen."[6] Ohne Zweifel trug daran nicht selten der graue Staar die Schuld, den man sich als eine „schädliche Feuchtigkeit"[7] im Auge vorstellte. Das „starsteken"[8] (Staarstechen) wird deshalb auch ausdrücklich unter den chirurgischen Operationen aufgeführt, wobei wir allerdings zugleich über einzelne umherziehende Staaroperateure erfahren, daſs sie „allerley helen und korrigeren willen de dinge, de se nich geleret hebben, und keinen grunt der kunst hebben, denn allene grotsprekent (groſssprechen) und den luden mer to dem vordarven (Verderben) denn to der beteringe (Besserung) reket (gereicht), und wenn id (es) na erem koppe nich henut (hinaus) will, so lopen se tom dore henut."[9]

[1] Johañs geiler gnät von keiſerſzbergk, *Chriſtenlich bilgerſchafft.* S. XXXVI. — [2] R. Cruel a. a. O. S. 488.

[3] Johan Geyler, *Welt Spiegel, oder Narren Schiff.* S. 203.

[4] Berthold, ed. F. Pfeiffer. Bd. II. S. 27.

[5] Ebendas. Bd. I. S. 265.

[6] Johañs geiler gnät von keiſerſzbergk, *Chriſtenlich bilgerſchafft.* S. LXXI. — [7] R. Cruel a. a. O. S. 428. — [8] E. Bodemann a. a. O. S. 31.

[9] Ebendas.

Befand sich die Chirurgie in den Händen der Wundärzte, so war die Geburtshilfe „den hefammen"[1] anvertraut. Sie hatten zunächst schon die Schwangerschaft zu überwachen, wie sie von dem Augenblicke der Empfängnis datiert. Letztere dachte man sich durch „maeñlichen fomen und zuothon der mañ gewürckt in muoter lib", und zwar so, dafs „do feind zuofamen gelouffen die aller reinfte bluots troepfflin an dz ort do deñ kindlin werdē entpfangē, dz ift in der bermuoter."[2] Daher sagt denn Christus von seiner übernatürlichen Empfängnis: „Weñ (denn) ich bin entpfangen vō gott dem heyligē geift, d' hatt die aller reineften bluotstroepfflin in Maria d' muoter gotts zuofamen geballet, uñ hatt die felbē gefuegt an die ort, do die bermuoter ift, do deñ ein frow entpfocht (empfängt), uñ alfo vō würckūg gotts des heyligē geifts bin ich entpfangē, uñ nitt von maeñlicher krafft."[3] Eine viel erörterte Frage war die, wann „diu sêle, die in den glidern und in den âdern ist"[4], in den Embryo gelangt. Die älteren Lehrer waren der Ansicht, dafs in demselben Momente, wo die Materie entsteht, auch die Seele in dieselbe eingegossen werde: „Alsô schrîbent uns die meistere, daz in deme selben punten (Zeitpunkt), sô diu materie des kindes ist bereit in der muoter lîbe, in deme selben ougenblicke sô giuzet got in den lîp den lebenden geist, daz ist diu sêle, diu des lîbes forme ist. Ez ist ein blic (Augenblick) ze bereitenne unde în ze giezenne."[5] Hermann von Fritslar dagegen behauptet: „Wan der licham (Körper) wirt enphangen in der muter lîbe, sô wirt iz mê (mehr) danne (als) drîzig tage alt, êr (ehe) iz dor zu kumet daz ime di sêle wirt gegeben."[6] Bestimmter noch urteilt Eckhart, indem er in einer seiner Predigten sagt: „Sô daz kint enpfangen wirt in der muoter

---

[1] H. Hoffmann, *Fundgruben für Geschichte deutscher Sprache und Litteratur*. Tl. II. S. 87. F. K. Grieshaber a. a. O. Abt. 2. S. 3.

[2] Geyler von Keyferfzberg, *Poftill.* teyl II. S. LXVIII—LXIX. Pred. Am Donderftag noch Oculi.

[3] Ebendas. teyl II. S. XXXIII. Pred. Am Montag noch Reminifcere.

[4] Berthold, ed. F. Pfeiffer. Bd. I. S. 202.

[5] F. Pfeiffer, *Deutsche Mystiker des 14. Jahrhunderts.* Bd. II. S. 27.

[6] Ebendas. Bd. I. S. 18.

libe, dä hât cz bilde (Ansehen) unde varwe unde geschöpfede (Gestalt); daz würket diu nâtûre. Alsô ist cz die vierzic tage unde vierzic nehte und an deme vierzigesten tage sô schöpfet (schafft) got die sêle, vil kürzer denne in ein ougenblicke." [1] Sobald die Seele mit dem Leibe vereinigt ist, beginnt das Kind nach Berthold unsterblich zu sein, da der Geist auf keine Weise untergehen könne: „Als (so oft als) daz kint lebende wirt in siner muoter libe, sô giuzet (giefst) im der engel die sêle in (der almehtige got giuzet dem kinde die sêle mit dem engel în). Und als cz niwan (nur) als (so) lange gelebet als ein hant mac umbe gekêret werden, sô muoz cz iemer und iemer leben als (so) lange als got lebt, unde mac niemer ersterben an der sêle." [2]

Interessant ist auch, zu erfahren, wovon man die Entstehung des Geschlechtes abhängig dachte. Meister Eckhart bemerkt darüber: „Wan dâ diu nâtûre wirt gewendet oder gehindert, daz si niht volle maht (Macht) hât in ir werke, dâ wirt ein frouwe." [3] Nach ihm war also nur der Mann das voll und ganz entwickelte Geschöpf, das Weib dagegen gleichsam eine Hemmungsbildung.

Während der Schwangerschaft wird den Frauen möglichste Schonung ihrer Person anempfohlen, zumal sie ohnehin „dicke arbeit von kint tragen lident." [4] Aber nicht nur um ihrer selbst, sondern auch um des Kindes willen sollen sie sich vor Überanstrengung hüten, da dasselbe sonst leicht geschädigt werden kann. Berthold meint denn auch, dafs kein anderer als der Teufel den Rat erteile, die Kinder in dieser Weise zu Grunde zu richten: „Und dar umbe sô râtent sie den frouwen, daz sie diu kint verliesen (verderben), wan wir haben unter allen dingen kein sô grôz dinc, daz sô schiere (bald) erwendet (vernichtet) sî. Ich wil sô verre (viel) drumbe niht reden. Ich hân (habe) eteliche vor mir, die an vier menschen schuldic sint. Wê dir, daz dû dem tiuvel des gevolget hâst. Darumbe wirt ouch diu niemer rât." [5] Aber auch die Männer

[1] F. Pfeiffer, Deutsche Mystiker des 14. Jahrhunderts. Bd. II. S. 260-261.
[2] Berthold, ed. F. Pfeiffer. Bd. I. S. 30.
[3] F. Pfeiffer, Deutsche Mystiker des 14. Jahrhunderts. Bd. II. S. 260.
[4] Berthold, ed. F. Pfeiffer. Bd. II. S. 115.
[5] Ebendas. Bd. II. S. 56.

versündigten sich hier und da an ihrem ungeborenen Kinde, indem
sie ihre schwangeren Frauen mifshandelten. In einer Bertholdschen
Predigt hören wir hierüber: „Sô wirt etelîcher (mancher) ein morder
sînes eigenen wîbes. Dû maht (magst) ir einen slac oder einen
druc tuon, daz sie ez niemer mêr überwindet. — Unde wirdest
lîhte schuldic an dînem eigenen kinde, ob sie swanger ist dîn hûs-
frouwe."[1] Namentlich geschah dies, wenn der Ehemann sich in
trunkenem Zustand befand und infolgedessen seiner Handlung sich
nicht völlig bewufst war: „Sô legent sie (sc. die tiuvel) maniger
leie liste unde stricke, dâ sie manic (manche) tûsent sêle mite
vâhent (fangen) — sô hie der trunkenheit, daz einer an sînem eigen
wîbe schuldic werde oder einer sîne hûsfrouwen sus (so sehr) slahe,
daz er an sînem ungebornen kinde schuldic werde."[2]

Übrigens glaubte man auch, dafs, während die Mutter das
Kind „an dise werlt (Welt) getruoc"[3], sie sich „versehen" könne.
Als nämlich in einer altdeutschen Predigt bei Wackernagel von
den verschiedenen Arten des Unglaubens gehandelt wird, finden wir
folgendes geäufsert: „Criftaner gelôbe hât vier ftuki. Daz erft ift.
daz er fol ungemifchet fîn. daz ift an (ohne) ungeloben. wan (denn)
du folt niht geloben an zober. noch an luppe (Zauberei). noch an
heff (Hexe). noch an lachnye (Besprechen). noch an fürfehen (ver-
sehen). noch an meffen (sc. des Kopfes mit einem Gürtel oder einem
roten Faden). noch an die nahtfrowen (Nachtfrauen, heidnische Göt-
tinnen). noh an der agelftrun (Elster) fchrien. noh an die brawen
(Augenbrauen). und die wangen iuken. noch an die battaenien
(Schlüsselblumen, deren Wurzeln geheime Kräfte haben sollten). noch
an kainer hand (keinerlei) ding. daz ungelôb fi. wan ünfer herre
haffet — den gemiften geloben."[4]

Dafs das Gebären mit grofsen Schmerzen verbunden ist, wird
öfter erwähnt. So fordert Hermann von Fritslar, bei der Reue
solle der Mensch so tiefes Leid empfinden, „als grôz wê als ein
frouwe het, diu ein kint gebirt."[5] Ja, als Johann Herolt einmal

---

[1] Berthold, ed. F. Pfeiffer. Bd. I. S. 189.
[2] Ebendas. Bd. I. S. 409, vgl. oben S. 58. — [3] Ebendas. Bd. I. S. 462.
[4] W. Wackernagel, *Altdeutsche Predigten und Gebete.* S. 77.
[5] F. Pfeiffer, *Deutsche Mystiker des 14. Jahrhunderts.* Bd. I. S. 275.

über den Text Johannes 16 predigt: „Mulier, cum parit, tristitiam
habet", handelt er in zwei besonderen Teilen erstens „de gestibus"
und zweitens „de dolore parturientium."[1] Die Ursache dieser
Schmerzen wird in dem Sündenfalle Evas gefunden, denn ihre Sünde
hatte bei den Frauen zur Folge, „daz fie die kindern gebern grozen
fmercen."[2] Bei heftigen Wehen pflegten die Gebärenden die heilige
Dorothea anzurufen. Hatte doch diese noch kurz vor ihrem Tode
um die Gewährung eines Wunsches gebetet, der ihr denn auch er-
füllt worden war: „Herre Jêsu Kriste, ich bite dich des: — di
vrowen di in erbeiten gên der kinder, wan si mich ane rufen, daz
si snelle erlôst werden."[3] Im Gegensatz zu den übrigen Frauen
wird von Maria, der Mutter Jesu, berichtet: „die einige magt fente
marie brachte in (sc. Jesum) zu dirre (dieser) werlde (Welt) an
(ohne) aller hande wehen"[4] oder, wie es gleich darauf noch einmal
ausführlicher heifst: „Nu wande (weil) unfer vrowe fente maria ir
libes kint unfer herren Jhesum XPm niht brachte zu dirrer werlt
mit fere (Schmerz) und mit wetagen (Leiden) alf andere vrowen.
darumme lifet man in der epyftelen. ego quafi vitis fructificavi fua.
daz fpricht (heifst) ich habe gefruochtiget als ein winftok einen
famphten ruoch"[5] (Geruch).

Biesweilen kam es vor, dafs das Kind noch während des Ge-
burtsaktes starb. Stand dies zu befürchten, so wird den Müttern
von Berthold empfohlen, sobald der Kopf ausgetreten, diesen zu
taufen: „Und swenne ir vorhte (Furcht) habet, ez sterbe ein kint,
daz wizzet ir frouwen wol, ê (ehe) daz ez gar (völlig) zuo der werlte
kome, sô toufet im ê daz höubetlin, dan ê daz ez âne (ohne) touf
sterbe."[6] Nahm dagegen die Geburt einen glücklichen Ausgang, so
wurde das Neugeborene in eine Wiege oder ein Bettchen gelegt,
welches die Hebamme gerne mit Blumen schmückte. In einer
Grieshaberschen Predigt finden wir einen schönen Vergleich von

---

[1] R. Cruel a. a. O. S. 485.
[2] H. Leyser, *Deutsche Predigten des XIV. Jahrhunderts.* S. 26.
[3] F. Pfeiffer, *Deutsche Mystiker des 14. Jahrhunderts.* Bd. I. S. 88—89.
[4] H. Leyser, *Deutsche Predigten des XIV. Jahrhunderts.* S. 26.
[5] Ebendas. S. 39.
[6] Berthold, ed. F. Pfeiffer. Bd. II. S. 86.

dieser Sitte hergenommen: „Un reht (recht) gelicher wife als diu heveamme leget bluomen in die wiegon alder (oder) in dc betteli in dem dc kindeli liget. alfo foltu reht och legen uñ ftreuwen die bluomen der tugende in die wiegon uñ in dc betteli dinez herzen."[1] Die Zeit, „sô die frouwen in kindelbette ligent"[2], währte in der Regel sechs Wochen. Schon das mosaische Gesetz hatte diese Dauer bestimmt, und dieselbe war im Mittelalter zur Gewohnheit geworden. Geiler berichtet darüber: „Das haltet man noch heüt-beytag von der reinigung oder feüberung der frawen noch der geburt, dz ein fraw fechs wuchen kind iñligt ee fye ufzgot. Es ift aber nit ein gebott. Weñ (denn) das gefatz bindet yetzt nit me (mehr), dz man das halten foll, fonder ift allein ein gewonheit."[3] So kam es denn auch, dafs das Wochenbett bisweilen länger ausgedehnt wurde: „Eine doerfft (bedarf) ettwen (bisweilen) das fye zwoclff wuchen iñleg. Ein andere dargegen bedoerfft kum fiben oder acht wuchen. Maenche minder, oder mee, noch dem die gefchicklicheit oder complex der frawen das erheifcht oder erfordert."[4] Namentlich gab ein an-dauernder „Blutflufs", wie ihn Jordan von Quedlinburg anführt[5], wohl nicht selten den Anlafs, dafs die Wöchnerin über die gewöhn-liche Zeit hinaus das Bett hüten mufste. Andererseits kam auch eine Abkürzung der üblichen Wochendauer vor, da Geiler erklärt: „Man findt wol maenche die in dreyen wuchen alfo ftarck würt, als ein andere in fechs wuchen. uñ dovon ift kein zeit yetzendan be-ftimpt."[6] Am häufigsten trat diese Abkürzung bei aufserehelichen Geburten ein, wie denn das Kindbett einer Nonne kaum drei Tage währte: „Weñ aber ein fraw iñligt eins kinds, dz do nit gerotē ift, fo fpricht man gewonlich, ir kindtbettet weret eben alfo lang, als einer

---

[1] F. K. Grieshaber a. a. O. Abt. 2. S. 3.
[2] Berthold, ed. F. Pfeiffer. Bd. I. S. 322. H. Hoffmann, *Fundgruben für Geschichte deutscher Sprache und Litteratur*. Tl. I. S. 85. F. Pfeiffer, *Deutsche Mystiker des 14. Jahrhunderts*. Bd. II. S. 598.
[3] Geyler von Keyferfzberg, *Poftill*. teyl IV. S. XXIX. Pred. An unfer lieben Frawen Liechtmefsztag. — [4] Ebendas.
[5] R. Cruel a. a. O. S. 427—428.
[6] Geyler von Keyferfzberg, *Poftill*. teyl IV. S. XXIX. Pred. An unfer lieben Frawen Liechtmefsztag.

nonnen kindtbettet. das felb weret kum drey tag, und dornoch fo fohet
(fängt) man wid'umb an uff ein newes leckereyen (Sittenlosigkeiten)
zuotriben. Dañ weñ man hinder das fpil kompt, fo ift weder münch
noch nonn frey."[1] Die Diät der Wöchnerinnen pflegte eine be-
schränkte zu sein, indem man Speisen, die ihnen schaden konnten,
von ihnen fernhielt.[2]

Für gewöhnlich nährte die Mutter selber ihr Kind. Geiler
befürwortet dies als allein vernunftgemäfs und dem göttlichen Gebote
entsprechend: „Wan ein fraw ir kind wil feugen —, fo fagt gleich
ir vernunfft es ift guot, got hat es dir gebotten, du folt es fpeifenn
und erneren, wan es ift dein kind."[3] Doch geschah es auch, dafs
„Mangel an Milch" oder eine „schlimme Brust"[4] das Nähren aus-
schlofs und man zu einer „amme"[5] oder „chind (Kind) amme"[6]
greifen mufste. Wie oft die Mutter oder Amme das Kind anlegte,
ist nirgends gesagt. Nur von dem heiligen Nikolaus wird wunder-
barer Weise erzählt, „daz her (er) zwir (zweimal) vastete in der
wochen di wile her was under deme sûge (Saugen) siner muter:
als an der mittewochen und an dem vritage soug (sog) her nicht
mê (mehr) danne eins zu mitteme tage."[7]

Die bei der Ausübung der inneren Medizin, der Chirurgie oder
Geburtshilfe verordneten Medikamente wurden in den „apotêken"[8]
angefertigt. Charakteristisch an denselben erschien der süfse Geruch,
so dafs Hermann von Fritslar einmal berichtet: „Dirre (dieser)
heilige Alexius wart getragen in sente Pêters munster, und von deme
suzen geruche der dâ ginc von sîme lichamen (Leichnam), sô wart
di kirche alse eine appotêke"[9] oder, wie es gleich darauf mit etwas

[1] Geyler von Keyferfzberg, *Poftill.* teyl IV. S. XXIX. Pred. An unfer
lieben Frawen Liechtmeffztag. — [2] Berthold, ed. F. Pfeiffer. Bd. I. S. 285.
[3] Johannes Geiler von Keiferfperg, *Her d' küng ich diente gern.*
S. LXX. Pred. Am XIII. Sontag nach der III künig tag.
[4] R. Cruel a. a. O. S. 618—619.
[5] H. Hoffmann, *Fundgruben für Geschichte deutscher Sprache und Litte-
ratur.* Tl. II. S. 35. — [6] Ebendas. Tl. II. S. 88.
[7] F. Pfeiffer, *Deutsche Mystiker des 14. Jahrhunderts.* Bd. I. S. 15.
[8] *Sammlung von Minnesingern aus der Handschrift der königl. französischen
Bibliothek*, ed. Bodmer u. Breitinger. Zürich 1758. II. 105. 6.
[9] F. Pfeiffer, *Deutsche Mystiker des 14. Jahrhunderts.* Bd. I. S. 163.

anderen Worten heifst: „Und daz munster wart sô wol richende
alsô iekein appotêke."[1] Da in den letzteren auch Gifte und diffe-
rente Stoffe aufgestellt waren, so tritt uns in Birlingers *Alemannia*
die Warnung entgegen: „Es soll sich menigclichen (jeder) vor dreien
dingen wol hüeten, nemlich frembde brief zu lesen, in ainer schmiten
(Schmiede) nichs anzugreifen, und dann in ainer apotek oder ains
arzen haus nichs zu versuchen."[2] Wie schon in diesen Worten an-
gedeutet liegt, durften neben den Apothekern auch die Ärzte Medi-
kamente bereiten und feil halten. Daher hören wir in einem Oster-
spiel bei Hoffmann, wie ein fahrender Arzt zu seinem Diener
spricht:

> „Nu fage, knecht, was das bedeute?
> Ich fehe aldort gar vil leute :
> Mich dunket in meinem mut
> Dafs fie fuchen falbe gut.
> Nu fetze aus die buchfen fchier,
> Zwei, drei oder vier,
> Ob wir icht (irgend etwas) mochten gekeufen (erhandeln) gelt.
> Nu flag uf unfer gezelt,
> Und tu das alzuhant (alsogleich).
> Dafs die erztei (Arzenei) werde den leuten bekannt."[3]

Ebenso sahen wir bereits oben[4], dafs die Meister des Barbieramtes
„plaestere (Pflaster) unde ungente"[5] (Salben), wie sie sie in ihrer
Praxis bedurften, anfertigten. Ja, der viel benutzte Theriak wurde
von besonderen „Triackers kraemern"[6] in gröfserer Menge her-
gestellt und mit möglichst vielem Lärm zum Verkaufe angeboten.

Was die Stoffe, aus denen die Arzneimittel bestanden, anbetrifft,
so waren dieselben zum Teil aus dem Tierreich hergenommen. So
das Caftoreum oder Bibergeil, von dem wir in Hoffmanns *Fund-
gruben* lesen: „Nuc ift ein tier und heizit caftor, piber, unt ift vil

[1] F. Pfeiffer, *Deutsche Mystiker des 14. Jahrhunderts*. Bd. I. S. 167.
[2] A. Birlinger, *Alemannia*. Bd. I. S. 306.
[3] H. Hoffmann, *Fundgruben für Geschichte deutscher Sprache und Litte-
ratur*. Tl. II. S. 315.
[4] S. 216.
[5] E. Bodemann a. a. O. S. 27.
[6] Johan Geyler, *Welt Spiegel, oder Narren Schiff*. S. 57.

milte unde fenfte. (S)ine gemahte (Gemächte) fint vil nutzi zuo arzintuome"[1] (Heilkunde). Ferner ist hier der Bisam, das bekannte Sekret des Moschustieres, zu nennen, welches sowohl als Heilmittel, wie als Wohlgeruch zur Verwendung gelangte. In Geilers *Narren-schiff* finden wir darüber mitgeteilt: „Es fein etliche, die gehen nirgendt hin, fie haben dann ein blumen oder fonft ein wolfchmeckende (wohlriechende) fpecerey bey jnen, von byfem oder anderem gewuertzen. Difz thun fie allein von hoffart wegen, dann wenn fie es kranckheit halben theten, wer es jhnen wol zuverzeihen."[2] Endlich wurde auch das Blut der Taube als ein Heilmittel, und zwar gegen entzündete Augen, angesehen, jedoch nur, wenn es unter dem rechten Flügel aus einer Ader genommen war."[3]

Noch häufiger als aus dem Tierreiche stammten die Medikamente aus dem Pflanzenreiche her. Als Berthold einmal von „erzenie" redet, „diu den lip gesunt machen sol und in eine wile fristen sol", setzt er erläuternd hinzu: „daz sint wurze (Pflanzen) unde krût unde sâme und etelîchiu ander dinc, diu die meister wol erkennent."[4] Ebenso erwähnt er noch öfter, dafs die Kraft und Wirkung der Pflanzen den Meistern bekannt sei: „Ez künnent ete-liche meister von den sternen, sô künnent eteliche von den wurzen, welhe kraft sie haben an dem sâmen und an dem krûte und an der würze (Wurzel) smac (Geruch) und an andern kreften."[5] Wegen dieser Heilkraft, welche die verschiedenen Kräuter besitzen, preist er vor allem den Schöpfer, dem er dankbar nachrühmt, „daz dû, herre, sô maniger hande (mancherlei) krût ûz der erden ûf tribest, daz nieman weder bûwet noch saewet (sät), daz ie zuo eteswâ nütze unde guot ist. Sô ist diu wurze (Wurzel) guot, sô ist der sâme guot, sô ist sîn krût guot, sô ist der bluome guot; sô gevar (gefärbt) ist diu, sô ist jeniu sus (in solcher Weise) gevar: diu rôt, diu gel (gelb), diu brûn, diu wîz, diu grôz, diu kleine, diu kurz, diu lanc,

---

[1] H. Hoffmann, *Fundgruben für Geschichte deutscher Sprache und Litte-ratur*. Tl. I. S. 31.

[2] Johan Geyler, *Welt Spiegel, oder Narren Schiff*. S. 187.

[3] R. Cruel a. a. O. S. 488.

[4] Berthold, ed. F. Pfeiffer. Bd. I. S. 508.

[5] Ebendas. Bd. I. S. 2, vgl. Bd. I. S. 5.

unde diu wurze für dén siechtuom (Krankheit) guot ist unde disiu
für einen andern. Und álsô müget ir lip unde sêle gesunt machen
mit der geschepfede (Kreatur) unsers herren."[1]

Um einige Proben von der Verwendung der pflanzlichen Medi-
kamente zu geben, führen wir eine Stelle aus dem Arzneibuch bei
Diemer an: „Raetich ist warm — swer in gesoten izzet, dem ist
er guot für die huosten."[2] Namentlich aber weisen wir auf den
Hortulus reginae des Priesters Meffreth aus Meifsen hin, in welchem
Aufschlufs erteilt wird, wozu man die einzelnen Kräuter gebrauchte.
Gegen den Bifs toller Hunde soll es beispielsweise helfen, wenn
man Lauch mit Nüssen und Raute verreibt und davon die Quantität
einer grofsen Nufs öfter mit Wein eingibt. Das Mittel kann auch
äufserlich auf die Wunde gelegt werden, um das Gift herauszuziehen,
und ist dann ebenso wirksam wie Theriak. Ein anderes Heilmittel
gegen die Wut teilt der Arzt Isaak mit, nämlich eine Kastanie,
mit etwas Salz und Honig zerquetscht und dann eingenommen.
Platearius sagt, wie gleichfalls Meffreth angibt, dafs der gekochte
Saft einer Pflanze, die sponsa solis oder Wegwart heifst, gegen
innerlich beigebrachtes Gift und auch gegen den giftigen Hundsbifs
hilft, wenn man ihn auf die Wunde reibt. Balustia aber, die Blüte
des Granatapfels, mit Essig gekocht und auf die Brust gelegt, ist
bei Krankheiten des Intestinaltraktus gut.[3]

Verstanden sich einzelne Gelehrte auf die Wirkung der Pflanzen,
„sô kunden (wufsten) aber ander meister von der edeln steine kraft
und von ir varwe"[4] (Farbe), da Gott auch dem „edeln gesteine —
die kraft hât gegeben, dâ wir von gesunt werden sullen, der ez eht
erkennet."[5] Wie die mancherlei Mineralien wirkten, finden wir be-
sonders bei Jordan von Quedlinburg in seinen naturgeschichtlichen
Predigten angegeben. Nach ihm kühlt Saphir die innere Hitze und
reinigt die Augen. Er vertreibt auch die Krankheiten Squinancia
und Noli me tangere und ist aufserdem gegen heifse Geschwüre zu

---

[1] Berthold, ed. F. Pfeiffer. Bd. I. S. 49.
[2] Arzneibuch J. Diemer. d. III.
[3] R. Cruel a. a. O. S. 487—488.
[4] Berthold, ed. F. Pfeiffer. Bd. I. S. 2.
[5] Ebendas. Bd. I. S. 153.

empfehlen. Smaragd soll die fallende Sucht heilen. Der Onyx
dringt, an ein krankes Auge gehalten, mit seiner Kraft in dasselbe
ein und zieht die schädliche Feuchtigkeit heraus. Ebenso ist er
auch gegen den Ausschlag heilsam. Der Jaspis beseitigt das Fieber
und die Wassersucht und hält den Blutflufs auf. Der Opal endlich,
der aus dem Urin des Luchses entsteht, hilft gegen Verstopfung
und öffnet den Leib. [1]

Zu den mineralischen Mitteln dürfen wir auch die Mineral-
brunnen zählen, die man teils zum Trinken, teils zum Baden be-
nutzte. Der therapeutische Wert derselben war schon aus dem
Neuen Testamente bekannt. Denn „under den fchopffen" (Schuppen)
des Teiches Bethesda zu Jerusalem, so berichtet Tauler nach
Johannes, „lagen vil fiecher menfchē, die da warteten weñ der engel
gots kaeme herab võ dem himel, uñ das waffer bewegte. Uñ als
bald es von dem engel bewegt ward fo wurden die menfchenn von
ftuond an gefundt, die darin am erften gewefchen wurden, von aller-
ley fiechtagē (Krankheiten) die fy an jn hatten."[2] In gleicher Weise
wurden auch im Mittelalter die Heilquellen fleifsig benutzt, wie man
schon daraus ersieht, dafs uns eine nicht geringe Zahl derselben
allein in Schwaben und den Nachbarländern begegnet. Laurentius
Fries nennt in seinem Spiegel der Arzney neben Pfeffers Baden
in der Schweiz, Marggrafenland, Plummers, Zellerbad, Wildbad,
Göppingen und Ow bei Rotenburg am Neckar, das heutige Niedernau.[3]
Namentlich Göppingen scheint viel besucht gewesen zu sein, denn
auch Geiler von Keisersberg erinnert sich des Göppinger Sauer-
brunnens und seiner flüchtigen Kohlensäure: „Begab es fich ettweñ,
das mich ettwas glück an lachet, fo verdrofz mich darnach zuo
greiffen und das zuo erwüfchen weñ gar bey ee das ichs erwüfchen
uñ ergreifen wolt, was es zertlogē uñ verfchwunden. wie der faur
brūn zuo Goeppingē, fo mā dar aufz trinckt fo bitzelt uñ zippert
er ein wenig im mund aber es ift gleich nüt mer dar hinder, unnd
fchmackt als waffer."[4]

---

[1] R. Cruel a. a. O. S. 427—428.
[2] Joannis Taulery *Predig Am Freytag nach Innocauit.* S. XXII.
[3] A. Birlinger, *Alemannia.* Bd. I. S. 99.
[4] Geiler võ Keyfzerfperg, *Der feelen Paradifz.* S. CCXXIX—CCXXX.

Was die Form, in welcher man die Heilmittel brauchte, anlangt,
so wandte man äufserlich meist Pflaster und Salben an. Die ersteren
wurden hier und da auf den Magen[1], in der Regel aber auf Wunden
gelegt. So wird in Hartmanns Erec „ein phlaster guot ze wun-
den"[2] erwähnt, und ebendaselbst hören wir: mit diesem „phlaster
verbant der küneginne hant des ritters sîten."[3] Ebenso heifst es
in Wolfram von Eschenbachs Willehalm:

> „Swâ (wo immer) man sach ir wunden,
> Die wurden an den stunden
> Mit balsem (Balsam) gestiuret (gelindert):
> Richiu (reiche) pflaster wol getiuret (gepriesen),
> Müzzel (eine wohlriechende Substanz) und zerbenzerî, (eine Spezerei)
> Arômât (ein wohlriechender Stoff) und amber (Ambra) was derbî."[4]

Schon aus diesen Versen sind einzelne Stoffe, die man zu
Pflastern verwandte, ersichtlich. Andere werden in dem Arzneibuch
bei Diemer angeführt: „Man sol ein phlaster dar ûf machen von
senfe und von rutensouge (Rautensaft), von pibergeil und von aschen,
der gebrant sî von menschen hâre."[5] Besonders galt ein Pflaster
aus Alabaster für ausgezeichnet bei chirurgischen Leiden: „Alabaster,
dar uss die scherer al ir plaster machent, al wunden heilen mit, es
sîgen gswär, stich, brüch und schnit."[6] Diese „emplastra"[7] führten
verschiedene Namen. Eine niederdeutsche Urkunde vom Jahre 1557
nennt „eyn apostolicon (Apostelpflaster), ein grauw plaester (graues
Quecksilberpflaster), ein groen jenuensy (grünes Genuesisches Pflaster),
eyn tractyff"[8] (Zugpflaster).

Aus derselben Quelle erfahren wir auch die Bezeichnung für
„achte ungente" (Salben). Es sind dies „eyn incarnatyff (fleisch-

---

[1] Arzneibuch J. Diemer. l. V.
[2] Erec von Hartmann v. Aue, ed. M. Haupt. 5313.
[3] Ebendas. S. 5147.
[4] Willehalm von Wolfram v. Eschenbach nach K. Lachmann. 451, 23.
[5] Arzneibuch J. Diemer. j. II.
[6] Sebastian Brants Narrenschiff. 55, 18.
[7] L. Diefenbach, Mittellateinisch-hochdeutsch-böhmisches Wörterbuch
nach einer Handschrift vom Jahre 1470. Frankfurt a. M. 1846. 108.
[8] E. Bodemann a. a. O. S. 27. Anm.

farbenc Salbe?), cyn defensyff (Schutzsalbe), cyn fuscum (braune
Salbe), cyn album (Bleiweifssalbe), cyn apostolicon (Apostelsalbe),
cyn dialthe (unguentum de althea) cum gummis, cyn popolium
(Pappelsalbe)[1], cyn ipsiacum"[2] (unguentum Aegyptiacum). Diese
Salben, die in „buchfen"[3] aufbewahrt wurden, fanden teils bei
Wunden, teils bei kranken Augen Verwendung. Für das erstere
spricht eine Stelle in Hartmanns *Iwein:* „Si salbeten sine wunden"[4],
für das letztere eine solche aus Ulrich von Türheims *Tristan:*

> „Ein salbe er under ougen streich,
> Daz im sin liehtiu (lichte) varwe entweich."[5]

Übrigens waren derartige Salben ihrer kostbaren Bestandteile wegen
oft aufserordentlich teuer, so dafs wir einmal dem Ausspruch be-
gegnen:

> „Ein êrlich leben ane (ohne) schamen,
> Dâ mit erwerben gûten namen
> Ist bezzer vor tiure salben vil."[6]

Dienten Pflaster und Salben zu äufserlichem Gebrauche, so
wurden als innerliche „erzenie"[7] für gewöhnlich „heiltrenche"[8] oder
„trencklin"[9] verschrieben. Daneben waren aber auch „lactwêrje"[10]
und „pillulen"[11] üblich. Über die Zusammensetzung der Latwerge
erfahren wir:

---

[1] L. Diefenbach a. a. O. 280.

[2] E. Bodemann a. a. O. S. 27. Anm.

[3] H. Hoffmann, *Fundgruben für Geschichte deutscher Sprache und Litte-
ratur.* Tl. II. S. 315.

[4] *Iwein* von Hartmann v. Aue, ed. Benecke u. Lachmann. 208.

[5] *Tristan* von Ulrich v. Türheim, ed. F. H. v. d. Hagen in *Gottfried
v. Strafsburgs Werken.* Breslau 1823. 2235.

[6] Ludw. Kreuzf. 8138.

[7] Berthold, ed. F. Pfeiffer. Bd. I. S. 296. Bd. II. S. 87.

[8] W. Wackernagel, *Altdeutsche Predigten und Gebete.* S. 18.

[9] Geyler von Keyferfzberg, *Poftill.* teyl II. S. XXXIX. Pred. Am
Zynftag noch Reminifcere.

[10] Konrads v. Würzburg *goldene Schmiede,* ed. W. Grimm. 809, vgl. 1341.

[11] Geyler von Keyferfzberg, *Poftill.* teyl II. S. XXXIX. Pred. Am
Zynftag noch Reminifcere.

„Mit fünf blmenten (Gewürzen) rein
Sol si gemenget sin.“ [1]

Sie wurde wie gewisse Pillen meist als Abführmittel benutzt. Denn
dafs diese bisweilen als Laxans dienten, ersehen wir aus G eiler,
welcher von einem Bauern berichtet: „Der wolt mit pillulen alle
kranckheit vertreiben, die weil fie jhn purgiert unnd gefundt ge-
macht hatten.“ [2] Um ihrer kräftigen Wirkung willen ging der
Patient, wie überhaupt mit inneren Mitteln, so namentlich mit Pillen
vorsichtig um: „Wie geet einer zuo einer ertzney, mit klopffendem
hertzē. Im ift angft, luogt nym̄et nit mer pillulē wed' (als) in d'
artzt heifzt. Er fol auch nit minder nemē, fie dientē im anders nit
zuo gefuntheit.“ [3]

Natürlich behielten die Medikamente, wenn anders sie „gar
guot — und als (also) wisliche und als meisterliche und als künftec-
liche“ [4] zubereitet und infolgedessen „sô gar edel, kreftic unde
tugenthaft“ [5] waren, auch dann ihre Wirkung, wenn der Kranke auf
dieselbe nicht baute. Deshalb äufsert B ert hold zu wiederholten
Malen: „Ob ein mensche niht gelouben wil, daz der stein oder diu
wurz (Pflanze) die kraft niht habe, als ein arzât giht (sagt), der
wirt darumbe niht verlorn, swie (wenn) doch wurz und stein vil
krefte haben.“ [6] Eben um dieser Kräfte willen soll man die Arznei
auch nehmen, selbst wenn sie von schlechtem Geschmacke oder
sonst widerlich ist. „Einer d' artzney yn fol nemen“, sagt G eiler,
„der rümpfft fich darab er entbaer ir lieber. Aber um̄ feiner ge-
funtheit willen empfahet er fie.“ [7] Dem entsprechend heifst es denn
auch weiter: „Einer artzney braucht man nit mer, weder (als) blofz
als not ift, und nit umb luftes willē.“ [8] Freilich ist es nicht der

---

[1] *Sammlung von Minnesingern aus der Handschrift der königl. französischen
Bibliothek,* ed. B o d m e r u. B r e i t i n g e r. I. 177. G.

[2] J o h a n Geyler, *Welt Spiegel, oder Narren Schiff.* S. 203.

[3] Derselbe, *Von den fyben fcheiden, das fechft fchwert..*

[4] B e r t h o l d, ed. F. Pfeiffer. Bd. I. S. 292.

[5] Ebendas. — [6] Ebendas. Bd. II. S. 83—84, vgl. Bd. I. S. 298.

[7] G e i l e r v ō K e y f e r f p e r g, *Von den fyben fcheiden, das fechft
fchwert.*

[8] Derselbe, *Von den fyben fchwertern, das fechft fchwert.*

Arzt, der mit seinem Mittel die Heilung bewirkt, sondern vielmehr die Natur, die durch dasselbe nur unterstützt wird: „Ein artzot der kan dir gefuntheit nitt geben, er geb dir jn artzny pillulen, oder trencklin, oder was er well. Aber die natur die muoffz dir zuohilff kumen, und die krafft un das füncklin, das du noch in dir haft. Un muoffz diefelb natur allein underftützt werde durch die artzny, die dir jngibt d'artzot, d' do ift allein ein diener der natur. Und den fo kompt die gefuntheit felber haernoher, aber langfam̄, von tag zuo tag."[1]

Indessen wenn auch der Erfolg der Arznei in der Regel nicht ausblieb, so gab es doch auch Fälle, wo dieselbe vergeblich gebraucht worden war. Geiler bemerkt darüber: „Das heiffzt ein vergebene artzney, die do nüt würckt, umb welcher artzney willē dir nit geholffen würt, dorumb du die jngenūmen haft, funder blibt in dir, unnd ift dein fach boefzer den vor. Sye hatt mich nit geholffen, fprichftu, ich hab fye in dz fchyfzhuffz (Abtritt) gefchütt, un hab das gelt vergebēs ufzgebē."[2] Namentlich war auch die beste Arznei aufser stande, vor dem Tode zu schützen, doch konnte sie bei schweren Krankheiten, wenn auch nicht immer Heilung, so doch oftmals Linderung schaffen: „Wan swaz man dem libe erzeie mac gegeben", sagt Berthold, „sô muoz er doch ze jungest sterben. Jedoch sô mac ein guot meister wol mit künsten einen siechtuom (Krankheit) vertriben, den sus (sonst) ein mensche lange tragen muoz, ob der siechtuom alsô ist daz man in vertriben mac, wan ez ist etelich siechtuom, den alle meister niht vertriben möhten; sie machent aber wol daz man den siechtuom deste sanfter treit"[3] (trägt).

Da die Heilung mancher Krankheiten durch Arznei nicht gelang, so nahm das Volk nicht selten zu Zauberei seine Zuflucht. Vornehmlich waren es die Landbewohner, die gerne Zaubermittel gebrauchten, so dafs Berthold in einer Predigt denselben vorhält: „Owê, ir dorfliute, iuwer kaeme vil ze himele, wan daz selbe extlin,

---

[1] Geyler von Keyferfzberg, *Poftill.* teyl II. S. XXXIX. Pred. Am Zynftag noch Reminifcere. — [2] Ebendas. teyl II. S. LXV. Pred. Am Mittwoch noch Oculi.
[3] Berthold, ed. F. Pfeiffer. Bd. I. S. 509.

daz ermordet alle, die an zouberie geloubent — und an lüppelerinne
(Zauberinnen), an nahtfrouwen (Nachtfrauen) und an sô getân gespüc
(Spuk) und an pilwiz (Hexe). Und etelîche geloubent an heilige
brunnen, sô an heilige boume, sô an heilige greber ûf dem velde."[1]
Auf dem Lande waren es wiederum besonders die Frauen, an denen
Berthold tadelt, „daz sie mit zouberie umbe gânt, sô sîn rucke
(Rücken) swirt (schmerzt) oder swaz ez denne ist."[2] Solche Zau-
berei wurde zum Teil mit Spiegeln[3], zum Teil mit „boesen batônjen"
(Schlüsselblumen) oder „boesem hantgift"[4] ausgeführt. Unter „hant-
gift" ist ein Geschenk zu verstehen, das man erhält, ohne darum
gebeten zu haben, und das angeblich gewisse Krankheiten zu heilen
vermag. Berthold bemerkt darüber: „Der gloubet an hantgift, —
unde der an zouber, uud ir frouwen an lüppe (Zauberei) und an
zouber und an des tiuvels gespenste."[5]

Was sich an verschiedenen Arten von Superstition in der Volks-
medizin fand, darüber gibt besonders Gottschalk Hollen Auf-
schluſs. Alte Weiber, so erzählt er, messen den schmerzenden
Kopf mit einem Gürtel oder mit einem roten Faden, indem sie dem
Kranken ins Ohr flüstern: „Das Feuer bedarf keine Erwärmung,
das Bier bedarf keinen Trunk." Einige berühren gegen Kopfweh
den Kopf eines Säugetieres oder Fisches, gegen Zahnweh streichen
sie die Zähne mit dem Zahne eines gehängten Menschen oder eines
anderen Gestorbenen. Wenn am Sabbath die Glocken geläutet
werden, halten sie ein Eisen zwischen den Zähnen oder sie heben
einen Stein aus dem Flusse und tragen ihn im Munde schweigend
nach Hause, ohne auf einen Gruſs zu antworten, denn, wenn sie
dabei ein Wort sprächen, würde es ihnen nichts nützen. Den Stein
legen sie dann an einen trocknen Ort und glauben, so lange ihn weder
Wasser noch Regen berühre, würden ihnen die Zähne nicht weh
thun. Den Katarrh beschwören sie durch ein Messer mit schwarzem
Griff. Gegen Hüftweh steht der Kranke vornüber geneigt, als ob

---

[1] Berthold, ed. F. Pfeiffer. Bd. II. S. 70.
[2] Ebendas. Bd. II. S. 141.
[3] W. Wackernagel, *Kleinere Schriften*. Bd. I. S. 130.
[4] Berthold, ed. F. Pfeiffer. Bd. I. S. 264.
[5] Ebendas. Bd. I. S. 530.

er den Teufel anbete. Wer kann aber alle Thorheiten aufzählen, die sie zur Erleichterung der Geburt oder gegen den Mangel an Milch ins Werk setzen? Gegen schlimme Brust reiten sie bei Mondschein auf Kühen oder Eseln. Gegen Würmer schreiben sie auf dem Leibe des Kranken eine Beschwörung auf Blei oder Pergament, umwickeln die Schrift mit dem Faden einer Jungfrau und werfen sie ins Wasser. Gegen Schmerz in den Füßen zählen sie mit dem Fuße die Steine in einer Mauer, indem sie den Fuß an dieselbe emporheben und die Kniee küssen. Gegen Fieber geben sie beschriebene Krautblätter nüchtern zu essen oder beschriebene Äpfel. Kranke Kinder lassen sie durch hohle Eichbäume gehen. [1]

Auf diese Weise vermittelst der Zauberei Hilfe bei Krankheiten zu suchen, verdammte die Kirche als Aberglauben. Sie verlangte ausdrücklich: „Criftaner gelôbe — fol ungemifchet fin. daz ift an (ohne) ungeloben"[2] und erklärte, dafs Gott den Aberglauben hasse.[3] In Übereinstimmung hiermit versichert Berthold, dafs die Zauberer und Zauberinnen „gar ungesunt an der sêle unde tôtsiech"[4] sind und dafs ihrer ebensowenig Rat wird, wie der Ungläubigen: „Alle die mit lüppe (Zauberei) unde mit zouber umbe gênt, die gênt ouch mit ungelouben umbe und ir wirt alse wênic iemer (jemals) rât, als jüden unde heiden unde ketzer."[5] „Die niunden", wiederholt er, „daz sint halbe ketzer, der ist aller meiste in den dörfern. Daz sint alle die mit zouberîe umbe gânt —, mit swelher hande (Art) zouberîe der man oder wîp umbe gât, ez sî lüppelach (Zauberei) oder zouber —. Ir tiuvele, die sint iu vor iuwer eigen."[6] Als Angehörige des Satans gehen sie denn auch für immer verloren: „Ez sî wîp oder man, die mit zouber unde mit lüppe umbe gênt, die sint êwiclîche verlorn an lîbe und an sêle."[7] Unter Führung des Königs Saul, der auch Zauberei trieb[8], fahren sie mit

---

[1] R. Cruel a. a. O. S. 618—619.
[2] W. Wackernagel, *Altdeutsche Predigten und Gebete.* S. 77.
[3] Ebendas.
[4] Berthold, ed. F. Pfeiffer. Bd. I. S. 226.
[5] Ebendas. Bd. I. S. 464. — [6] Ebendas. Bd. II. S. 172.
[7] Ebendas. Bd I. S. 264.
[8] 1. Sam. 28, 7 ff.

einander zur Hölle: „Ir zouberer und ir zoubraerinne, ich wil iu
(euch) ouch iuwer herberge zeigen. Ir sult varn mit grôzer schar
under den vanen hern Saules des küniges. Der ist iuwer houbet-
man, der vert mit grôzer schar in niderlande"[1] (sc. die Hölle).
Namentlich den Frauen macht Berthold zum Vorwurf, dafs sie
Zauberei lieben: „Ju, frouwen, iu habent die tiuvele einen stric
geworfen, dâ tuont sie iu den groesten schaden mite. Der heizet
— zouberîe."[2] Er versichert einer „trüllerin" (Gauklerin) drohend:
„Dû wahtelbein (Lockpfeife) des tiuvels, dâ mit er manige sêle vaeht
(fängt), dû bist verworfen von dem volke, die dâ strîten suln umbe
daz êwige leben."[3] Sie und ihre Genossen müssen von ihrem un-
rechten Wege lassen, wollen sie nicht an den Grund der Hölle
geraten: „Daz selbe spriche ich zuo den zouberaerinnen unde zuo
den trüllerinnen, ez sî dise oder die: alle, die in toetliche sünde
gevallent nâch dem toufe (Taufe), die müezent ûf den andern wec,
oder sie müezent an den grunt der helle."[4] Ja, von einer alten
Zauberin gilt, was der Spruch in Pfeiffers *Germania* sagt: „Dar
umbe ist ein alt boese wîp wirser (schlimmer) denne der tiuvel."[5]

Nach allem dem fordert Berthold die Ritter auf: „Ir sult uns
ouch schirmen vor den, die mit des tiuvels gespenste umbe gênt,
die dâ lüppe unde zouber trîbent."[6] Selbst den Schein des Zauberns
hat man nach Geiler zu meiden, wie dies Christus bei der Auf-
erweckung des Lazarus that, als er mit lauter Stimme rief: „Lazare,
komm heraus!"[7] Denn „der herr hatt woellen alſo mit heller ſtim̄
ſchrygen. uff dz die umbſtaender nit ſolten od' moechtō gedencken,
das er etwas frœmbde wort, heymlich ſaegen, od' zoufery hett ge-
brucht."[8] Derselbe Geiler will auch die Entschuldigung mancher
Patienten nicht gelten lassen, dafs man sich schon an die Beschwörer
und Hexen wende, wenn man hilflos und verzweifelt auf dem

---

[1] Berthold, ed. F. Pfeiffer. Bd. I. S. 261.
[2] Ebendas. Bd. II. S. 141. — [3] Ebendas. Bd. I. S. 40.
[4] Ebendas. Bd. I. S. 72.
[5] H. Rinn a. a. O. S. 34.
[6] Berthold, ed. F. Pfeiffer. Bd. I. S. 363. — [7] Joh. 11, 43.
[8] Geyler von Keyſerſzberg, *Poſtill.* teyl II. S. XCVI. Pred. Am
Frytag noch Letare.

Krankenbette liege: „Die fechft Schell der Kranck narren ift, Artze-
ney und rath fuchen von den Teuffelsbefchwerern oder alten Hexen,
unnd laffen fie gefegnen, das heilig Creutz uber fie machen, damit
fie der Teuffel nicht hinfuere. — Ja fprechen fie, du haft gut danten
(tanzen), du ligft nicht hie an meiner ftadt, wenn du hie legft du
würdeft warlich auch lugen (zuschen), wie du aufz dem Beth kaemeft.
Dann es fucht ein Krancker uberall, wo er weifz hilff zu finden:
Darumb fage ich, wenn fchon der Teuffel kaeme unnd fein Grofz-
mutter, und fprech er wolt mir helffen, fragt ich gar nicht darnach,
fonder wolt jhm gern volgen (sc. zum Sterben). Solche leut fein
fuerwar nicht mehr Chriften leut, fonder leibhafftig des Teuffels, wie
fie ftehn und gehen, in dem fie mehr unnd groeffer hoffnung fetzen
auff den Teuffel, weder (als) auff Gott felbs, der doch der beft
Artzet ift, under allen Artzten." [1] Unser Gewährsmann fafst daher
sein Urteil dahin zusammen: „Aber kranckheit mit zauber vertreiben,
daz fol nit fein uñ du folteft lieber fiech uñ kräck fein, dan (als)
mit zauber gefunt werdē." [2]

Diese Bekämpfung des Aberglaubens bei unseren Predigern
wirkt um so auffallender, je sinnlosere und abgeschmacktere Dinge
zu glauben sie dem Volke zumuten. Denn von jeher hat es als
Grundsatz der römischen Kirche gegolten, heidnischer Superstition
und Sitte gewisse Zugeständnisse zu machen. Für die alte Götter-
sage bot sie ihre Heiligenlegende, an Stelle des Zauberwesens die
Reliquienverehrung. So werden denn den Heiligen und ihren Reli-
quien die seltsamsten Heilerfolge zugeschrieben. Beispielsweise
hören wir von dem Leichnam St. Martins bei Hermann von
Fritslar: „Di wile sente Mertîn ûffe der bâre stunt: alle di blinden
und lammen und ûzsetzige und sichen, welcherleie sûche (Krankheit)
si haten, nêhiten si der bâre oder rurten si si, sô wurden si ge-
sunt." [3] Das der heiligen Veronika gehörige Bild, das Christum auf
einem Tuche darstellte, soll sogar einen Kaiser von seinem schweren
Leiden wieder hergestellt haben: „Und do daz der cheiser tiberius

---

[1] Johan Geyler, *Welt Spiegel, oder Narren Schiff.* S. 140.

[2] Derselbe, *Die Emeis.* S. XLVI.

[3] F. Pfeiffer, *Deutsche Mystiker des 14. Jahrhunderts.* Bd. 1. S. 241.

gesache (sah) der anbete ez vil fleizlichen uf sinen chnien weinunde
und sazehant (sogleich) do wart er gesunt von siem grozen siechtum
den er da leit"[1] (litt). Auch Geiler weifs von mannigfachen
Wunderkuren ähnlicher Art zu berichten. Was zur Ehre eines
Heiligen geweiht oder mit seinen Reliquien in Berührung gekommen
ist, hilft, z. B. das Wasser St. Antonii, worin dessen Reliquien ein-
getaucht, gegen Feuer in einem Glied, item St. Humbrechts Wasser
gegen den Bifs toller Hunde, item St. Peters Wasser gegen das
kalte Fieber, item St. Agathes Brot gegen das Feuer; gegen Hals-
weh bindet man um Hals und Kehle ein geweihtes Licht zu Ehren
St. Blasii, St. Valentins Wasser benutzt man gegen die fallende
Sucht.[2] Gegen die letztere sollen auch zwölf Kerzen, mit den
Namen der zwölf Apostel beschrieben, von Nutzen sein.[3] Erlaubt
war es ferner, die Bibel oder das Evangelium an ein krankes Glied
zu halten, bei Epilepsie von dem Priester das Evangelium für die
Quatemberfasten: „Et erat spumans et stridens"[4] über dem Kopfe des
Kranken lesen zu lassen, durch das Paternoster, das Symbolum
oder andere fromme Gebete und Sprüche Krankheiten zu vertreiben
oder das Feuer, das Fieber, eine Wunde und dergleichen damit zu
beschwören.[5]

Eine rühmliche Ausnahme in dieser Beziehung macht indessen
Berthold. Mit dem Kreuze Christi, mit dem heiligen Salböl, mit
der Hostie oder gar mit getauftem Holze oder etwas Ähnlichem
heilen zu wollen, ist ihm nichts als Zauberei. „Pfi, zouberaerinne,
die mit dem kriuze, dâ unser herre an gemartelt wart, zoubernt!"[6],
ruft er aus, und an einer anderen Stelle sagt er: „Dâ zoubert —
diu mit dem heiligen krismen (Salböl), diu mit dem heiligen gotes
lichnamen. Pfi, es entaete ein jude niht, noch ein heiden. Wê
dir, daz ie touf ûf dich kom!"[7]. Nicht minder drohend ist seine

---

[1] M. Haupt und H. Hoffmann, *Altdeutsche Blätter*. Leipzig 1840. Bd. II.
S. 381. — [2] Geiler vö Keiferfperg, *Die Emeis*. S. LIII.

[3] R. Cruel a. a. O. S. 619.

[4] Marc. 9, 20, vgl. Luc. 9, 39.

[5] Gottschalk Hollen bei R. Cruel a. a. O. S. 618.

[6] Berthold, ed. F. Pfeiffer. Bd. I. S. 454.

[7] Ebendas. Bd. II. S. 71.

Strafrede gegen dieselben Zauberinnen in einer späteren Predigt:
„Nû hoere ich sagen, daz eteliche zoubererinne mit gotes lichname
zoubernt. Owê des! Phî, unflât aller der werlte, daz dich diu erde
niht verslant" [1] (verschlang). Diese Art von Zauberei ist nach ihm
den schwersten Sünden zuzuzählen und dem Mord und Ehebruch
an die Seite zu stellen, wenn es freilich für sie auch noch Buße
gibt: „Unde dar umbe, ir jungen priester, gebet allen den (denen)
buoze nâch gnâden die gote wellent eht büezen, er sî mörder oder
êbrecher oder der mit gotes lichname gezoubert hât." [2] Büßen
aber die, die mit der Hostie zaubern, nicht, so gilt gewißlich von
ihnen: „Die habent alle verzwîvelt an gote. Des werdent sie ouch
jaemerlichen von gote scheiden an dem jungesten tage." [3] Ebenso
verwerflich ist es nach Berthold, gewisse Gegenstände zu taufen,
um Wunderheilungen damit zu verrichten: „Sô nimt diu her und
toufet ein wahs (Wachs), diu ein holz, diu ein tôtenbein, allez daz
sie dâ mite bezouber." [4] Er fordert vielmehr entschieden, „daz man
nihtesniht toufen sol, wan (als) ein lebendigez mensche. Ez sol niht
sîn ein tôtez bein, noch ein wahs (Wachs), noch ein holz, noch ein
tôtez mensche, noch keiner slahte (Art) dinc in der werlte wan ein
lebendigez mensche. Pfî, zouberaerinne, toufestû einen frosch! Ein
frosch muoz ein frosch sîn, ein holz ein holz, ein krote ein krote.
Unflât aller der werlte, man sol niht toufen, wan ein lebendigez
mensche!" [5]

---

[1] Berthold, ed. F. Pfeiffer. Bd. II. S. 256.
[2] Ebendas. Bd. I. S. 72. — [3] Ebendas. Bd. I. S. 547.
[4] Ebendas. Bd. II. S. 70—71. — [5] Ebendas. Bd. II. S. 85.

VI. Kapitel.

Die Krankenpflege und Totenbestattung.

Mochte nun die Behandlung der Kranken eine medizinische sein, oder mochte man zu Zaubermitteln seine Zuflucht nehmen, so geschah sie meist in der Wohnung derselben. Da die Patienten hier auf den Umgang mit den Ihrigen eingeschränkt waren, so wird empfohlen, sie aufzusuchen und sich zumal der Armen unter ihnen anzunehmen. „Daz ander", sagt Berthold, „dâ von dû gote solt widerreiten (gegenberechnen) sîne zît, daz ist, daz dû sie in gotes lobe vertrîben solt, mit gebete, mit kirchgange unde ze predigen unde ze antlâz (Ablaſs) unde ze siechen gên, ob dû maht (magst) vor êhafter nôt[1] (ehelichen Verpflichtungen). In gleicher Weise fordert Geiler: „Nitt laſz dich verdrieſſen heimzeſuochen den franckē weñ auſz diſem würſt du beſtetiget in der lieby"[2], und Tauler ermahnt: „Da ein alter krancker unbeholffen mēſch wer, dem ſol mā entgegē lauffen und ſtreitē einer für den andern, werck der lieb zuo thuon, uñ ein yeglichs des andern bürden helffen tragē."[3] Das Gesagte haben sich besonders die Klosterleute zu merken und einer dem anderen bei seiner Krankheit zu dienen:

---

[1] Berthold, ed. F. Pfeiffer. Bd. I. S. 21.
[2] Geiler vō Keyſzerſperg, *Der ſeelen Paradiſz*, cap. I. Von warer lieb. S. XI.
[3] Joannis Taulery *Predig Am X. Sontag nach Trinitatis.* S. XCV.

16*

„Aber vor ab follen geiftliche cloftermenfchen einander mitt aller gedult, und demuot leiden und dienen in iren kranckheiten uñ arbeitfeligkeiten (Mühseligkeiten), gedenck was deiner fchwoefter heüt gebriftet (fehlt), das mag dir morn (morgen) ouch zuofallen oder noch fchwerers."[1] Die Krankenbesuche sind namentlich als eine geeignete Beschäftigung für den Feiertag anzusehen. „Alsô sult ir den vîgertac (Feiertag) vertrîben", rät Berthold, — „unde sult zuo den siechen gên, die unkreftic ligent, unde sult die laben, ob es in (ihnen) nôt ist und ob sie sîn nôtdürftic sîn und ob ir sîn state (Gelegenheit) habet. Ist des niht, sô klaget (beklaget) sie sus (sonst) getriuwelîche unde bitet got, daz er in friste (erhalte) ûf bezzerunge oder in ein guot ende gebe. — Des ist gar vil, seht! dâ ir den ruowetac (Ruhetag) mite müget vertrîben in gotes liebe und in gotes êre, wellet eht ir mir volgen."[2] In diesem Punkte träge zu sein, ist, wie eine jede Trägheit im Dienste Gottes, ein schweres Unrecht: „Iz (es) ist ein vil grozziu sunde. diu tracheit. So wir trachlichen zekirchen gen. unde sten trachlichen diu ougen uof hefen zeden armen unde ze den siechen."[3] Wer in der Liebe zu den Kranken ermattet und sich von ihnen abwendet, der soll sich durch das Vorbild Christi und die Ermahnung des Tobias zu neuer Hingabe an dieselben bestimmen lassen. „Sihes du aber einen fiechen duorftigen", so heifst es in einer Predigt bei Leyser, „du keres von ime din antluze. und verfmehes in. So fol dir cuomen an din herze. daz unfer herre ihefus crift machete gefunt den mifelfuochtigen (Aussätzigen). und daz der knecht niht hore (höher) dan fin herre. und daz thobyas fprach zu finem fuone. fili ne avertas faciem tuam a paupere et calamitofis."[4]

Nichtsdestoweniger aber mufs Berthold mehr als einem seiner Hörer vorhalten, dafs „dû gar ungerne ze kirchen gêst unde ze predige unde ze messe unde zen aplâzen unde zen siechen, daz dû

---

[1] Geiler vō Keyfzerfperg, *Der feelen Paradifz*, cap. I. Von warer lieb. S. XII.

[2] Berthold, ed. F. Pfeiffer. Bd. 1. S. 269.

[3] M. Haupt und H. Hoffmann, *Altdeutsche Blätter*. Bd. II. S. 37.

[4] H. Leyser, *Deutsche Predigten des XIV. Jahrhunderts*. S. 45.

die gesehest unde sie troestest."[1] Auch Geiler klagt, es gebe
armer Kranker, die verlassen wie einst Lazarus seien, in Strafsburg
genug, und selbst die geiftlichen und weltlichen Behörden vergäfsen
ihre Pflicht gegen sie: „Und deren Lazarus uñ armen bettler feind
vil hye. Ich fyh (sehe) aber nyemans der jnen handreichung thue.
Ey fprichft du, man lot (läfst) nyemans hye verderben. Es ift aber
nit wor. deñ man lot fye verderben, fo von hunger, fo von weetagen
(Schmerzen). yederman godt (geht) für (vorbei), uñ wenet yegklichs
das ander nem fich ir an, und alfo verderbent fye. Und dozuo
denen dz empfolhē ift, geiftlich uñ weltlich die gond auch für (vor-
bei), und loffend (lassen) ein ding ein ding fein."[2] Er ist der Mei-
nung, dafs ein armer Siecher viel eher auf dem Lande, als in der
Stadt Hilfe finde: „Und alfo verderbent me (mehr) armer bettler in
difzer ftatt, weder (als) fo es wer uff eim hoff od' dorff, do deñ
lützel (wenig) lüt wontent. deñ do febe einer doch an, dz d' arm
verloffen wer, uñ thaete jm handlüg (Handreichung) umb gotts willen,
uff das er nit fchuldig an jm würde."[3] Geht aber jemand wirklich
einmal zu einem Kranken, so fordert er für seine geringe Gabe
noch, dafs dieser möglichst viel für ihn bete, ein Handel, der Gott
nicht gefallen kann. „Die reichē menfchē", sagt Tauler, „komen
zuo eüch uñ gebē eüch armen verzertē krancken kinderē IIII. heller
od.' VI. uñ heiffen üch etwa vil gebet machē, od' hundert pater
nofter fprechō, uñ gebēt eüch villeicht. VI. pfennig. Von dyfem
kauff, uñ funft võ andern weifen, helt got als (so) vil, als er wil."[4]
Den Wohlhabenden dagegen pflegt es im Gegensatz zu den Armen,
sobald sie bettlägerig sind, an Besuch nicht zu fehlen: „Aber das
ift leider yetzund an in d' welt ungewon (ungewöhnlich), wo arme
krancke nottürftige menfchen find, niemants nym̄et fich d' an, alle
welt fleücht darvon. Weñ aber ein reiche perfon fiech wirt oder ir
etwas betrübnüfz zuo fallet, fo kōmet yederman unnd find der fründ
uñ ander die jnen zuogehoeren fo vil das fein genug ift, und die

[1] Berthold, ed. F. Pfeiffer. Bd. I. S. 516.
[2] Geyler von Keyferfzberg, *Poftill.* teyl III. S. XXXXI. Pred. An
dem Erften fonnentag noch Trinitatis. — [3] Ebendas.
[4] Joannis Taulery *Predig Am Palm famftag.* S. XXXV.

felben bedürffen nüt. Das folt nit fein."[1] Aufser dem Reichen
wird auch hier und da wohl ein Verwandter auf dem Krankenbette
befucht, da man so seiner Verpflichtung gegen die Siechen zu ge-
nügen glaubt: „Du wilt ein werck d' barmhertzikeit thuon, du wilt
dē fiechē dienē, du wilt zuo den fiechē gon uñ wilt fie befehen
(befuchen), was ift aber daran? difz muos ift mit fleifchbrue ge-
kochet. Du haft etwā ein baefzlin od' ein muemlin, du geeft zuo
inen, wer es aber nit dein baefzlin oder muemlin, du giengft nyͫer
zuo im, laeg es fchon in tods noetē. Oder weñ die reychē fiech
feind, fo kompt yederman zuo in (ihnen), fie hond alwegē einen
zuogang als uff einer kirchweyhe, uñ weñ in (ihnen) etwas gebriftet
(fehlt) fo ift angft uñ not, uñ laufft yederman zuo, weñ aber ein
arm mēfch da ligt uñ fein nottürfftig wer, fo köpt nyemant zuo im,
mā lafzt es ligē."[2]

Da so die Armen in ihrer Wohnung oft nicht die genügende
Pflege fanden, so rät Berthold, Spitäler für sie zu gründen und diese
mit Geld zu unterstützen. „Ir sult an goteshiuser, an spitâle geben,
messe frumen"[3] (machen), fordert er in einer Predigt, namentlich
aber die Begüterten ermahnt er: „Der rîche sî, der sol almuosen
geben — unde kloester rîchen (bereichern) unde spitâle unde den
hungerigen etzen unde den durstigen trenken unde den nacketen
kleiden unde den ellenden herbergen unde diu sehs werc der er-
barmherzikeit tuon alles."[4]   Freilich genügt es nicht, selbst wenn
„man unserm herren alle tage ein klôster stifte, des andern tages
ein spitel, des dritten tages ein bistuom, unde tribe daz zehen jâr
nâch einander"[5]; denn ohne die allgemeinen Tugenden zu üben, die
ein jeder Christ haben mufs, erhält man weder Dank, noch Lohn
von Gott dafür.[6] So gab es denn nach Geiler nicht nur bei jedem
Kloster ein „siechenhaus"[7], sondern auch besondere „blotterhüfzer",

---

[1] Geiler võ Keyfzerfperg, Der feelen Paradifz, cap. I. Von warer lieb.
S. XI—XII.
[2] Derselbe, Der hafz im pfeffer, die zwoelft eygēfchaft des haefzlins.
[3] Berthold, ed. F. Pfeiffer. Bd. I. S. 25.
[4] Ebendas. Bd. I. S. 190.
[5] Ebendas. Bd. I. S. 445, vgl. Bd. I. S. 109. u. S. 138.
[6] Ebendas. Bd. I. S. 445.
[7] H. Rinn a. a. O. S. 21—22.

die meist von Reichen gegründet waren.[1] In diesen Siechenhäusern wurde, der Richtung der Zeit entsprechend, vor allem für das geistliche Wohl der Insassen durch Predigten, Messen und dergleichen gesorgt. Beispielsweise meldet der Priester Heinrich von Nördlingen, der, aus seiner Vaterstadt vertrieben, sich 1331 in Basel aufhielt, in einem Briefe von dort: „Da gab man mir Herberge im Spital, da habe ich Gewalt, zu predigen und habe alle Tage gepredigt und etwan zweimale am Tage."[2] Doch erhielten die Kranken daneben auch leibliche Verpflegung, so dafs Geiler sagt: „— als ein armer fpitel fiech die fpyfz enpfahet (empfängt) ufz d' hand des, d' fie im barmhertzigklich darreicht."[3] Allerdings mochte diese Versorgung oft recht mangelhaft sein, da der 1465 verstorbene Jakob Jüterbock in einer über Lukas 16 gehaltenen Predigt klagt: „Die Kasten und Keller der Reichen sind voll bis zum Überflufs, und die Armen liegen in den Hospitälern — hungernd und frierend, und nirgends trägt man Sorge für sie."[4] Daher will Geiler denn auch, dafs man nicht zu grofse Schätze in den Spitälern ansammle, sondern erforderlichen Falles dieselben lieber für die Kranken verwende: „Dorumb wo man alfo zuofamen famlet, es fyg in der fpitalen, oder fuft, das man dornoch über hundert ior die armen moege dorufz ertziehē, und aber yetz gegenwürtig not do ift, ob man dē hett tufent gulden gefamlet, die man wolt anlegē zuo der zit, fo foll man do mit ftill fton, und in das houbtguot gryffen, und den armē do mit zuo ftatten kümen in folicher gegenwürtigē not."[5]

Bei den vielen Kranken, die in den Siechenhäusern vereinigt waren, hielt selbstverständlich der Tod hier eine besonders ergiebige Ernte. Ist doch „der siechduom des dodes botte"[6], und werden doch zuletzt alle Menschen unterschiedslos durch einander in das

---

[1] Geyler von Keyferfzberg, *Poftill.* teyl II. S. III. Pred. über das Euangelium an der Efchermitwoch.

[2] H. Kurz, *Geschichte der deutschen Litteratur.* Bd. I. S. 784.

[3] Geiler vō Keyferfperg, *Von den fyben fcheiden, das fechft fchwert.*

[4] R. Cruel a. a. O. S. 504.

[5] Geyler von Keyferfzberg, *Poftill.* teyl II. S. V. Pred. über das Euangelium an der Efchermitwoch.

[6] A. Birlinger, *Alemannia.* Bd. I. S. 64.

Beinhaus geworfen, wie man beim Schach die Figuren zusammen-
räumt und in einen Sack wirft. Hermann von Fritslar schreibt
hierüber: „Ein meister glîchit dise werlt (Welt) eime schâfzabele
(Schachspiel); dâ stân ûffe kunige unde kuniginnen und rittere und
knappen und venden (Bauern); hie mite spilen si. Wanne si mude
gespilet haben, sô werfen si den einen under den anderen in einen
sack. Alse tut der tôt: der wirfet iz allez in di erden. Welich
der riche sî ader (oder) der arme sî ader der bâbist sî ader der
kunic, daz schowet (schauet) an deme gebeine: der knecht ist dicke
(oft) uber den herren geleget sô si ligen in deme beinhûse." [1] Zwar
weisen die meisten den Gedanken des Altwerdens und Sterbens
gerne von sich. „Weñ ſy d' huoſt an küpt", ſagt Geiler, „ſo
wermen ſie den win, und wenen der kalt wyn tügs iñ, und nit der
alter, weñ ſie ſchon an dem tod ligen, noch dann meynē ſie nit das
ſie ſterben, neyn, nit überall, weñ man in (ihnen) von dem tod ſeit
(ſagt), das müge ſie nit gehoerē, uñ meynē ſy ſterbē nit, ich hab
noch ein friſch hertz, ich mag wol ſchlaffē, eſſē uñ trinckē, ich ſtirb
noch nit, alſo verloſſen ſy ſich uff ein lāgs lebē." [2] Trotzdem aber
rafft die Todesſichel jeden Tag viele Tauſende fort. „Nu iſt ze
wiſſen das alle tag drin und dryſſig tufeng mönſchen ſterbent der
(deren) iungſter tag es ouch denne iſt" [3], heiſst es in einer altdeut-
ſchen Predigt. Denn der Tod gleicht darin dem Schlafe, wie wir
bei Birlinger leſen, daſs er den Menſchen überwältigt und ihn
wehrlos macht: „Wo von gelichet der ſchlof dem tode, daz wil ich
üch ſagen. der ſchlaf twinget (zwinget) den menſchen darzuo, daz
weder ougen noch zunge noch hende noch fueze geregen (bewegen)
mag noch hat ſin ſelber kinen gewalt. in gelicher (gleicher) wis
duot der dot. Wenne der dot mit dem menſchen ringet, ſo twinget
er in ſo ſere, daz ime die ougen erglaſen (gläſern werden) und ime
die oren valent (fahl werden) und die zunge geleit (darniederliegt)
und daz ime hende und fueze und alle ſine glider erſtarrent und

---

[1] F. Pfeiffer, *Deutsche Mystiker des 14. Jahrhunderts.* Bd. I. S. 164,
vgl. Renner 248a und Zarnckes *Narrenschiff.* S. 153 ff.

[2] Johañs geiler gnāt von keiſerſzbergk, *Chriſtenlich bilgerſchafft.*
S. XXXVI.

[3] W. Wackernagel, *Altdeutsche Predigten und Gebete.* S. 182.

daz ime sine kraft und sterke so gar entwichet, daz er sin selbes
kein gewalt hat." [1]

Wie schon hier die Zeichen des nahen Todes angedeutet sind,
so gibt Berthold dieselben noch ausführlicher an, ohne damit frei-
lich immer das Rechte zu treffen: „Swenne der sieche an dem
siechbette lît (liegt) unde der arzât zuo gêt unde besehen wil wie
der sieche müge (sich befinde), und ist danne daz der sieche sich
gein (gegen) der wende (Wand) kêret [2] unde die liute ungerne an
siht, daz ist ein zeichen daz er sterben wil. Und ist daz im diu ougen
in dem houbete gespitzet sint, daz ist ein zeichen daz er sterben
wil, unde des nimt alles ein guot meister war an dem siechen. —
Und ist daz dem siechen diu ôren kalt sint unde val (fahl) unde sie
im vaste (stark) dôsent (tosen), daz ist des tôdes zeichen. Und ist
daz im der übermunt (die Oberlippe) kurz worden ist und im hin
ûf gekrümbet ist, daz ist ein zeichen daz er sterben wil. Und ist
im diu zunge zervarn (zerfahren, voller Risse) in dem munde, daz
ist ein zeichen daz er sterben wil. Unde sint im die zene vergilwet
(ganz gelb gefärbt) in dem munde, daz ist ein zeichen daz er
sterben wil, unde wagent (wackeln) im in dem fleische. Und ist
daz im der âtem übele smecket (riecht), daz ist ein zeichen daz er
sterben wil. Und ist daz im die vinger unde die negel vornen
erswarzet (schwarz geworden) sint, daz ist ein zeichen daz er
sterben wil. Und ist daz er die arme niendert (nirgend) laet (läfst)
geligen unde sie hin unde her wirfet, daz ist ein zeichen daz er
sterben wil. Und ist daz der sieche, er sî man oder frouwe, diu
bein zuo im oder von im ziuhet (zieht), daz ist ein zeichen daz er
sterben wil. Und ist daz im die füeze erkaltet sint, daz ist ein
zeichen daz er sterben wil. Und ist daz er die füeze unde daz
houbet verkêret, alsô daz er daz houbet hin abe leit (legt) dâ im
die füeze solten ligen, unde die füeze leget dâ im daz houbet solte
ligen, daz ist ein zeichen daz er sterben wil." [3]

---

[1] A. Birlinger, *Alemannia.* Bd. I. S. 65.
[2] H. Hoffmann, *Fundgruben für Geschichte deutscher Sprache und Litte-
ratur.* Tl. I. S. 326.
[3] Berthold, ed. F. Pfeiffer. Bd. I. S. 509—510.

Traten diese Vorboten des Todes bei einem schwer Kranken
ein, so pflegten „der artzet, und ander guotte fründ jn zuo rüw
(Reue), und bicht (Beichte) zuo ermanen."[1] Zugleich schickte man
nach dem Priester, damit dieser „unsern herren zem siechen trüege"[2]
und ihm das Abendmahl reiche. Doch mufste der Kommunikant
zuvor Bufse thun und Güter, die er unrechtmäfsig erworben hatte,
wieder erstatten. In Bezug auf diejenigen, welche dies verweigerten,
fordert Berthold von den Priestern: „Ir priester, — den (denen) sult
ir unsern herren niemer gegeben, weder mit gesundem libe noch mit
siechem libe noch vor ir ende noch nâch ir ende."[3] In den Klöstern
war es aufserdem Sitte, die Klosterleute um den Sterbenden zu-
sammenzurufen, damit sie ihm den Glauben vorsprächen: „Unde dâ
von hât man des site", berichtet Berthold, „ez sîn frouwenklôster
oder mannesklôster swâ (wo immer) convente sint: als einez zem
tôde grifende wirt (in den letzten Zügen liegt), sô hât man des
site, daz man an eine tâfeln sleht (schlägt), sô koment alle die in
dem klôster sint, die sprechent im den gelouben vor; unde swâ sie
in dem klôster gênt unde alle die wîle und (die ganze Zeit, dafs)
jenez ze tôde ziuhet (zieht), sô sprechent sie im den gelouben vor,
allez dar umbe, daz jenez von dem gelouben iht (nicht) scheide."[4]
Dem Laien dagegen drückte man, wenn seine letzte Stunde nahe
schien, eine geweihte Kerze in die Hand, wie dies nicht nur Geiler
in seiner Postille abbildet[5], sondern wie es noch heute in einzelnen
katholischen Ländern geschieht. Beide aber, sowohl Geistliche als
Weltliche, wurden vor dem Sterben vom Bette aufgehoben und auf
einer ausgebreiteten Decke auf die Erde gelegt, um hier in Ernie-
drigung ihr Ende zu erwarten. Wenn die Anwesenden nicht dafür
sorgten, so gab der Kranke oft selbst den Befehl dazu. Rührend
klingt es daher in den einfachen Klostergeschichten des Cäsarius
von Heisterbach, wenn der sterbende Bruder im Infirmitorium seine

---

[1] Geyler von Keyferfzberg, *Poftill.* teyl III. S. LXVII. Pred. An
dem Neünden fonnentag noch Trinitatis.
[2] Berthold, ed. F. Pfeiffer. Bd. I. S. 457, vgl. Bd. I. S. 164.
[3] Ebendas. Bd. I. S. 394. — [4] Ebendas. Bd. I. S. 43.
[5] Geyler von Keyferfzberg, *Poftill.* teyl IV. S. XVI. Pred. An unfer
lieben Frawen Himelfarttag.

Pfleger ermahnt: „Sternite mattam et pulsate tabulam! breitet die
Decke aus und schlaget die Tafel!" Letztere ist dieselbe Tafel, die
wir bereits bei Berthold antrafen, und die dazu diente, den Kon-
vent zusammenzurufen, um am Sterbelager Gebete und Psalmen zu
lesen. Ganz ähnlich heifst es schon zwei und ein halb Jahrhunderte
früher von der Königin Mathilde: „Als aber die neunte Stunde kam,
befahl sie, ein grobes Tuch auf den Boden zu breiten und ihren
sterbenden Körper darauf zu legen, indem sie mit eigner Hand sich
Asche auf das Haupt streute. „Denn ein Christ", sprach sie, „darf
nicht anders als in Sack und Asche sterben."" Äbte und Bischöfe
liefsen sich vor dem Tode gern in die Kirche tragen und auf „dem
eftrich"[1] vor dem Altar niederlegen, um so an heiliger Stätte ihren
Geist aufzugeben.[2]

War der Kranke verschieden und „der licham kalt"[3], so wurde
ausnahmsweise wohl die Sektion vorgenommen, zumal wenn der
Betreffende plötzlich gestorben war. Geiler erzählt von einem
frommen Ritter, der Gott von Herzen gedient, das folgende darauf
bezügliche Wunder: „Alfo gewert jnn (ihnen) der herr, und liefz
jn gehelingen (jählings) fterben, und nam fein feel, unnd fürt fye
in ewige feligkeit. Seine mitbrüder die mit jm worend gangen, nam
wunder das der alfo frifch unnd gefunt geftorben was. und fürtent
ein artzet über den doten leichnam, unnd feyten (sagten) jm wie er
alfo frifch geftorben wer, und hett jm nüt gebroften (gefehlt). Do
frogt fye der artzet vö feiner complexion, wie er doch ein menfch
wer gefin. Sye fprochen, Jocundus valde. Er ift vaft (sehr) ein
froelich menfch gefin, uñ ift gefin in der liebe gotts unnd zuo allen
dingen gefchickt. Do fprach der artzet. Ich fag uch (euch) fürwor,
das von groffen froeiden fein hertz zerfpalten ift. Alfo fchneid man
jn uff, uñ funden im hertzen gefchribē. Amor meus Jefus Chriftus.
Jefus Chriftus ift mein liebe."[4]

---

[1] W. Wackernagel, Altdeutsche Predigten und Gebete. S. 54.
[2] R. Cruel a. a. O. S. 239.
[3] F. Pfeiffer, Deutsche Mystiker des 14. Jahrhunderts. Bd. I. S. 211.
[4] Geyler von Keyferfzberg, Poftill. teyl III. S. XV. Pred. An dem
heyligen freytag Sper und Nagel.

Weiterhin aber ward der Tote gewaschen und darauf eingekleidet,
indem man ihn in alte Leinewand hüllte und ihm das Haupt mit
einem Schleier umgab. Er erhellt dies aus einer Geilerschen
Predigt, in der ein Freund den andern mit den Worten abweist:
„Frünt, gang für (weiter), ich kun nit mit dir, ich kan dir nit ge-
helffen, aber das wil ich thuon, ich will dir zwen lumpen lyhē do
mit du dich bedeckeſt, ein alt gewent (gekehrt) boefz (schlecht)
lylachē (Betttuch) vō hundert bletzeren (Flicken), do mit du dich
bedeckeſt, und do mit man dich umbwicklet in das grab, das du
nit nackent ligeſt. Nein es fol ein gewñt lylachē ſyn, das nüt ſol
(nichts wert ist), was ſolt im eyn guots, es wer verloren, und würd
nümē (nur) verwüſtet, alfo ſprechē die lüt, weñ man eins begraben
ſol, als diſer frünt thuot, und das ander lümplin, iſt iergēs (irgend) ein
boefes fmutziges fchleyerlin, do man dir dyn houpt in windet noch
dinē tod." [1] War so die Leiche eingekleidet, so hob man sie auf
„die bâre" [2] und breitete über das Ganze ein Leichentuch aus. [3]
Der Behauptung Cruels, dafs Särge nicht gebräuchlich gewesen [4],
können wir insofern nicht beipflichten, als bereits im Nibelungen-
liede [5], aber auch später bei unseren Predigern [6] und sonst [7] wieder-
holentlich „serke" erwähnt sind. An die älteste Form derselben [8]
erinnern noch Ulmer Predigten aus dem Anfang des sechzehnten
Jahrhunderts, worin es heiſst: „Dor nach legt man den Toten in

---

[1] Johañs geiler gnāt von keiferſzbergk, *Chriſtenlich bilgerſchafft.*
S. XXIIII. — [2] F. Pfeiffer, *Deutsche Myſtiker des 14. Jahrhunderts.* Bd. I.
S. 241. H. Leyser, *Deutsche Predigten des XIV. Jahrhunderts.* S. 70.
[3] Ms. 225 der *Bibliothek zu Erlangen* bei R. Cruel a. a. O. S. 238.
[4] R. Cruel a. a. O. S. 239.
[5] *Der Nibelunge not* nach Lachmanns Ausgabe. 991, 1 u. 979, 1.
[6] F. Pfeiffer, *Deutsche Myſtiker des 14. Jahrhunderts.* Bd. I. S. 241.
[7] Wolfram v. Eschenbach, *Parzival* in Wolframs Werken, ed. K. Lach-
mann. 589, 8 u. 804, 27. *Die Klage,* ed. K. Lachmann. 1182. E. Bode-
mann a. a. O. S. 23.
[8] Das Heidentum der Germanen dachte sich gleich dem noch anderer
Völker eine Schifffahrt der Gestorbenen in das Jenseits — daher bei den Franken,
in einem Grabhügel unweit Apenrade und in den Alemannengräbern von
Oberflacht jene Särge, von denen her noch heut im alemannischen Lande jeder
Sarg ein Totenbaum heiſst, gehöhlte Bäume, wie sie zugleich als Schiffe gedient
haben, W. Wackernagel, *Kleinere Schriften.* Bd. I. S. 81.

ein Trog oder Bar oder Totenbaum" und „dann so greift der Herr Jesus den Totenbaum an."[1]

Mochte nun aber die Leiche auf einer Bahre oder in einem Sarge ruhen, so wachten Verwandte und Freunde die nächste Nacht bei ihr und liefsen, wenn sie es haben konnten, von dem Pfarrer und seinen Scholaren oder von den Mönchen des benachbarten Klosters dabei Psalmen singen. So wird von Cäsarius von Heisterbach erzählt, dafs im Jahre 1225 zu Gmünden sechs Scholaren mit einem Priester nachts bei einem Verstorbenen den Psalter lasen und in ihrer erregten Phantasie auf dem Heimwege eine wunderbare Erscheinung am Himmel sahen.[2] An verschiedenen Orten bestanden besondere Totenbünde, bei denen der einzelne sich einkaufte, damit die Brüder nach seinem Tode Vigilien für ihn sängen. Daher führt Berthold einen Geizigen, den er eben zur Bufse ermahnt hat, mit den Worten redend ein: „Wie, bruoder Berhtolt, nû bin ich doch in der brüeder râte (Fürsorge) unde tuon (thue) den (denen) alliu jâr mîne bîhte (Beichte), unde sie sint gar ofte ze mîner herberge und ich hân (habe) mich doch in ir brüederschaft und in ir gebet gekoufet: swenne ich gestirbe, daz sie mîne vigilie begên suln mit singen unde mit lesen."[3] Während einer solchen Totenwache geschah es einmal, dafs der vermeintlich Gestorbene wieder erwachte und furchtbare Geschichten von dem mitteilte, was er nach seinem Scheiden aus dem Leibe im Jenseits erfahren hatte.[4]

Am Tage des Begräbnisses wurde dann die Leiche, begleitet von Verwandten und Freunden, welche Lichter in den Händen hielten[5], zur Kirche vor den Altar getragen, wohin man verstorbene Geistliche und Mönche schon unmittelbar nach ihrem Tode zu bringen pflegte. Oft sorgten dabei die Totenbünde für ein besonders feierliches Geleit, zumal wenn der Verblichene in der Kirche selber beerdigt werden sollte. „Und alse (wenn) dû danne tôt gelîst" (liegst), so wird ein Mitglied eines solchen Bundes von einem Bruder angeredet, „sô suln wir dir

---

[1] U. Krafft, *Der geistlich Streit*. 1517, S. 15 u. 43.
[2] Caesarius v. Heisterbach, *Sermones. III.* 170.
[3] Berthold, ed. F. Pfeiffer. Bd. I. S. 137.
[4] Caesarius v. Heisterbach, *Dialogus miraculorum. I.* 32.
[5] H. Leyser, *Deutsche Predigten des XIV. Jahrhunderts.* S. 70.

danne gar schône (schön) singen unde lesen die langen vigilie unde
gar schône sélmesse unde lûte: requiem eternam, unde holn dich
gar schône von diner pfarre mit unser processen unde bestaten dich
in unserm münster unde legen dich für den altar."[1] In dem Gottes-
hause hielt der Geistliche die Exequien ab und forderte die An-
wesenden in einer kurzen, deutschen Ansprache auf, für die Seele
des Verstorbenen zu beten. Längere Leichenreden erlangten in
Deutschland wenigstens keine weitere Verbreitung und fanden höch-
stens bei dem Begräbnisse kirchlicher Würdenträger, wie des
Bischofs Otto von Bamberg und Ulrich von Augsburg, statt.[2]
Die Ursache hiervon lag zum Teil in den gefährlichen Epidemien,
wie der schwarze Tod, welche durch die Furcht vor Ansteckung
selbst die Verwandten abhielten, dem Toten das übliche Gefolge zu
geben. Ohne Zuhörer in der Kirche aber fehlte dem Geistlichen
eine jede Veranlassung zu einer Rede bei der Seelenmesse. In
Strafsburg und wohl ebenso in anderen Städten bestand die Unsitte,
dafs die Angehörigen der Leiche nicht folgten, als die Epidemien
längst erloschen waren, noch bis 1500, was Geiler in seiner *Postille*
auf Dom. XVI nach Trinitatis ausdrücklich beklagt. Nachdem er hier
von den vielen Leidtragenden, welche den Sarg des Jünglings von
Nain begleiteten, gesprochen, fährt er fort: „Aber hye got (geht)
der lych nyemans noch. wir blibent doheym, und richten das ufz
mit begynen (Laienschwestern) und blotzbrüderen (Begharden, Laien-
brüdern), die gond der lych noch, und funft nyemans, weder vatter
noch muotter, brueder noch fchwoefter, kind noch fründ, nitt anders
weder als fo man ein keyben (Aas) ufzfürt. unnd difz ift ein fcham-
lich fchantlich unchriftenlich ding. Ift haer erwachfzen (daraus
entstanden), das ettweñ (bisweilen) in groffen fterboten (Seuchen)
die leüt übel erfchrocken feind, uñ habend fich entfeffeffen (entsetzt)
ab den lychen, uñ feind dorumb doheym bliben. Und dz was uff
die zeyt wol angefehen, uñ nit unrecht. Aber dorumb allwegen
wellen uff der gewonheit bliben, und die halten, dz ift unrecht.
Ceffante caufa, ceffat et effectus caufe. Weñ die urfach verfchwindet,

---

[1] Berthold, ed. F. Pfeiffer. Bd. I. S. 137.
[2] R. Cruel a. a. O. S. 237.

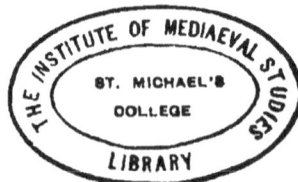

fo fol uffhoeren das, das ufz dem felben grund oder urfach uffgefetzt
ift worden."[1] Dafs übrigens nicht an allen Orten die gleiche Ge-
wohnheit bestand, beweist ein Abschnitt aus den Satzungen der
Lüneburger Bader vom Jahre 1361. Hier heifst es für den Fall,
dafs ein Mitglied der Badstübnerzunft mit Tode abgeht: „Is dat up
einen hilligen dag, so schole (sollen) wy dem doden tomale (zumal)
volgen to grave; is dat des werkeldages, so schall folgen de fruwe
edder (oder) de sulveshere (Meister) —. Dergeliken schall me ok
holden mit den kinderen, de in unsem badewerke malkeme (jedem)
verstervet, den (denen) schall me volgen to grave als vore (vorher)
gesecht is."[2] Auch die Artikel des Hamburger Barbieramtes
sprachen sich ähnlich über das Leichengefolge aus: „Item so eyn
meyster edder (oder) frowe starvet, so schollen dat lyk (Leiche) de
jungesten meyster dragen, id were denn, dat se nycht gelyk weren,
so mogen se eynen gesellen in de stede (Stelle) nemen unde schollen
meyster unde frowens alle myt tor graft gan by broke (Strafe)
III β, id were denne, dat he hedde bewyslyke notsake. Item des-
gelyken storve eynem meyster eyn kynt geselle oder junge, schollen
se by dem sulven (demselben) broke mede (mit) tor graft gan, id
were denne sake, dat dat lyk worde up eynen sonnavent gegraven
(begraben), so schall dar jo ut eynem islyken (jeglichen) hus
eyn syn."[3]

Aus der Kirche wurden „die todten zuo grab getragen."[4] War
es doch ein „grap, dä der almehtige got (sc. Christus) selber inne
lac"[5], so dafs man schon aus diesem Grunde an der altgermanischen
Sitte des Begrabens[6] festhielt. Die Gräber lagen auf dem „kirchofe"[7]
oder „frithove"[8], von welchem letzteren Berthold sagt: „Ez heizet

---

[1] Geyler von Keyferfzberg, *Poftill.* teyl III. S. LXXXIIII. Pred.
An dem Sechfzehenden fonnentag noch Trinitatis.
[2] E. Bodemann a. a. O. S. 23. — [3] Ebendas. S. 29.
[4] Geiler vö Keiferfperg, *Die Emeis.* S. IX.
[5] Berthold, ed. F. Pfeiffer. Bd. I. S. 210.
[6] Sepulcrum cespes erigit, *Tacit de Germ.* cap. XXVII.
[7] A. Birlinger, *Alemannia.* Bd. I. S. 64. Joannis Taulery *Predig
An Der kirchwyhe.* S. CXXXV.
[8] Berthold, ed. F. Pfeiffer. Bd. I. S. 446. H. Leyser, *Deutsche Pre-
digten des XIV. Jahrhunderts.* S. 119.

dar umbe ein frithof, daz er geheiliget unde gefrîet sol sîn vor
allen boesen dingen."[1] Wie schon aus diesen Worten ersichtlich ist,
gehörten die Kirchhöfe zu den „gewîhten heiligen steten"[2], denn
„daz heizent allez heilige stete, die mit wîhe begriffen sint, kirchen
unde kirchhove (oder frithove heizent ez etewâ) — unde swaz eht
mit wîhe umbevangen ist, mit bischoves wîhe, daz heizent allez
heilige stete."[3] In der Regel befanden sich die Kirchhöfe, wie ihr
Name sagt, bei der Kirche[4], also mitten in der Stadt. Es folgt
dies schon daraus, dafs man Jahrmärkte auf denselben abhielt, was
schwerlich aufserhalb der Stadt geschehen sein dürfte. Berthold
bemerkt darüber: „Sô slahent sie eteswâ (hie und da) ir kraeme
an gewîhten heiligen steten, an den gewîhten kirchhoven."[5] Er will
jedoch nichts hiervon wissen, „wan (denn) swâ market ist unde
veiler kouf, dâ ist liegen unde triegen unde eide swern, unde
gotes name wirt dicke (oft) unnützelîchen genennet unde manige
ander sünde geschiht dâ mit üppekeit unde mit andern dingen."[6]
Doch auch die Ärzte erklärten sich aus hygienischen Gründen gegen
die Jahrmärkte auf den Kirchhöfen und zugleich gegen die Begräb-
nisse innerhalb der Stadt. So mahnt der Hamburger Physikus
Johannes Bökel sehr dringend, die Beerdigungen auf den über-
füllten Friedhöfen in der Stadt abzustellen, wobei er darauf hinweist,
dafs man in Süddeutschland längst angefangen habe, die Kirchhöfe
aufserhalb der Stadtmauern zu verlegen.[7] Dafs dies in der That
der Fall war, erfahren wir aus einer Predigt bei Geiler, in der er
über die Begräbnisse in Palästina äufsert: „Wen das was gewonheit
im felben land, und ift noch hütbeytag an vil orten, das die begreb-
niffen ufzwendig der ftatt feind, unnd nit in der ftatt. Dorumb, uff
das die menfchen nitt verhoent würden vom lufft. Denn fo die fonn
und ander fternen die dempff vö den greberen uffzyehent, fo muoffz

----

[1] Berthold, ed. F. Pfeiffer. Bd. I. S. 448. — [2] Ebendas.
[3] Ebendas. Bd. I. S. 446.
[4] Geyler von Keyferzberg, Poftill. teyl II. S. V. Pred. Am Donder-
ftag vor Inuocauit.
[5] Berthold, ed. F. Pfeiffer. Bd. I. S. 448. — [6] Ebendas.
[7] Gernet, Mitteilungen aus der älteren Medizinalgeschichte Hamburgs.
S. 150.

der lufft von notwegen verderbt und verwüftet werden."[1] Geiler betont also nachdrücklich, dafs eine Verschlechterung der Luft durch die Kirchhöfe eintritt.

Es geschah dies um so leichter, als auf denselben die Särge bisweilen über der Erde standen. In einer Leyserschen Predigt hören wir darüber: „Und ging uf einen oden (öden) kirchof. da warin bewilen (vormals) heiden begrabin. und ftundin da ferche bovin (oberhalb) der erden alfe noch huote (heute) fite ift zu walhin"[2] (Wälschland). In der Regel wurden jedoch die Leichen in eine „kule"[3] (Grube) versenkt, deren Ankauf und Herstellung natürlich Kosten verursachte, so dafs manche Zünfte ihren Mitgliedern als besondere Vergünstigung neben Sarg und Geld noch „vrige (freie) kule" gewährten. „Vortmer" (ferner), so lesen wir in der bereits mehrfach citierten Lüneburger Baderordnung, „wanne (wenn) unser welk (einer von uns) afgeit van dodes wegene, de sine penninge dagelikes (täglich) mit uns vordenet heft, dem schall men geven ein fark, einen schilling penning und de kulen vrig."[4] Ebenso erhielten auch in Hamburg die Bader mit ihren Frauen von dem Badstübneramte eine unentgeltliche Gruft: „Int erste so gheve wy allen, de in derselven bröderschop syn, vrouwen unde mann, up unsem kerkhave vrye grafft."[5] Kostbarer als diese einfachen Grüfte waren die Gräber der Reichen, welche aus Stein gemauert und für die Aufnahme mehrerer Leichen eingerichtet waren. Geiler veranschaulicht das Grab des Lazarus, indem er ein solches Familiengrab eines Vornehmen schildert: „Als gemeyncklich noch hüt bey tag die groffzen herren folche groffze graeber habē, do man vil eins gefchlechts mag zuofamen legen. Ich hab ir (ihrer) wol gefehen die alfo gemacht worent, weñ man den ftein uffhuob und dannen

---

[1] Geyler von Keyferfzberg, Poftill. teyl III. S. LXXXIIII. Pred. An dem Sechfzehenden fonnentag noch Trinitatis.
[2] H. Leyser, Deutsche Predigten des XIV. Jahrhunderts. S. 72.
[3] E. Bodemann, a. a. O. S. 23.
[4] Ebendas.
[5] O. Rüdiger, Die wiedergefundene Handschrift der Zunft der Bader in Hamburg in den Mitteilungen des Vereins für Hamburgische Geschichte. 8. Jahrg. 1885. S. 137.

thett, fo mocht man hynab gon. Alfo was ouch dz grab Lafari hol
(und hatt ein fteindeckel, der doruff was geleyt.) und wen man jn
dannen thett, fo mocht man einen todten an einem feyl hynab
loffzen, od' hyn yn werffen, oder wie es denn was." [1] Der hier ge-
nannte Steindeckel findet auch in einer Leyserschen Predigt Er-
wähnung, wo von einem Betrübten bildlich gesagt wird: „Ower
(über) deme ligt der fwere ftein." [2]

Im allgemeinen galten die Friedhöfe als unheimliche Stätten.
Dort sollte der Wiederhopf über die Gräber fliegen und in schauer-
licher Weise die Toten beklagen: „Daz vögeli daz uf dem afte fingit
daz ift ein withophe der het die nature daz er ubir du grebir vliugit
und die toten clagit." [3] Aber auch sonst hatte der Ort, wo die
Verstorbenen „in der erden vervuoletin" [4], manches Unheimliche an
sich. Kam doch daselbst bisweilen irgend ein Stück des mensch-
lichen Gerippes zum Vorschein, so dafs Berthold aus Erfahrung
berichten kann: „Dîu nase (ist) von fünf stücken, wan (denn) wer
eins tôten houbet siht daz erfûlet ist, der siht wol daz diu nase
von fünf beinen (Knochen) ist gewesen." [5] Zuletzt zerfiel der ganze
Leichnam in Staub. Darauf deutete schon der Priester am Ascher-
mittwoche hin, wenn er Asche auf das Haupt des Gläubigen mit
den Worten streute: „Memento homo quod cinis es et in cinerem
reverteris. Menfche gedenke daz du efche bift. und daz du wider
ze efchen werden folt." [6] Aber auch Berthold versichert: „Und
daz wir gar ein kleinez stücke der erden sín, daz mac man wol
sehen, swâ (wo) ein mensche erfûlet ist, sô ist gar wênic erden ûz
im worden, wan ez was ein kleinez stücke der erden, dâ uns got
selbe ûz machet." [7] Als die Zeit, innerhalb welcher die Verwesung
erfolgt, werden zwanzig Jahre angegeben. Von einem Schreiber

---

[1] Geyler von Keyferfzberg, *Poftill.* teyl II. S. XCVI. Pred. Am Frytag
noch Letare.
[2] H Leyser, *Deutfche Predigten des XIV. Jahrhundertos.* S. 71.
[3] W. Wackernagel, *Altdeutsche Predigten und Gebete.* S. 137.
[4] H. Leyser, *Deutsche Predigten des XIV. Jahrhunderts.* S. 94.
[5] Berthold, ed. F. Pfeiffer. Bd. II. S. 25.
[6] W. Wackernagel, *Altdeutsche Predigten und Gebete.* S. 135.
[7] Berthold, ed. F. Pfeiffer. Bd. II. S. 25.

Richard, der im Prämonstratenserkloster Arnsburg lebte und die
meisten Bücher für dasselbe abgeschrieben hatte, wird nämlich be-
richtet: „Nachdem er gestorben und an einem Ehrenplatze begraben
worden war, wurde nach zwanzig Jahren die Gruft geöffnet. Da
fand man den ganzen Leib in Staub zerfallen, nur die rechte Hand,
mit der er geschrieben, war ganz frisch; sie wird noch im Kloster
aufbewahrt."[1] Zeigten sich nach der Verwesung noch Knochenreste,
so wurden dieselben gesammelt und in einem „beinhûs"[2] aufbewahrt.

Während dies die gewöhnliche Art der Beerdigung bildete, galt es
für besonders ehrenvoll, in einem „goteshûse"[3] oder einer „kirche"[4]
begraben zu werden. War doch diese schon ihrem Namen nach
dem Herren geweiht, denn „Kyriaca heiffzt ein Kirch proprie, a
Kyrios grece, quod eft dominus latine. Im ober teütfchland nennēt
fye es ein kilch, aber kirch ift dem kriechifchen neher."[5] Deshalb
segnete sie auch ein Bischof feierlich ein: „Da der byfchof ain
chirchen wihet. Da fprenget er mit dem wihen brunnen. Da zündet
man die chertzen alle. man falbet fi mit dem hailigen Öle. Er
fchribet mit finem ftab an den eftrich. unde an die mur und fegnot
fi.‟[6] Nicht minder entsprach das Äufsere derselben der Heiligkeit
des Ortes. Oft fand man „unfer vrowen fente merien bilde gemalet
an der muoren"[7], und die alten Geschlechter stifteten Fenster und
Altäre, mit ihren Wappen verziert, dorthin: „Und machen fenfter,
und altaer in die kirchen, und zeichen die mit fchilten, unnd woellen
das es alle menfchen wiffen, damit haben fy genömen iren lon."[8]
So entstanden denn jene herrlichen Gotteshäuser, wie „die houbt-
kirch im Elfas"[9], der Strafsburger Dom, von dem Tauler berichtet:
„Zuo gleycher weifz als die da zimmern in dem thuom (Dom) in

---

[1] Caefarius v. Heifterbach, Dial. mirac. XII, 47.
[2] F. Pfeiffer, *Deutsche Mystiker des 14. Jahrhunderts.* Bd. I. S. 164.
[3] Berthold, ed. F. Pfeiffer. Bd. I. S. 3.
[4] Geyler von Keyferfzberg, *Poftill.* teyl II. S. LX. Pred. Am Zynftag
noch Oculi. — [5] Ebendas.
[6] W. Wackernagel, *Altdeutsche Predigten und Gebete.* S. 54.
[7] H. Leyser, *Deutsche Predigten des XIV. Jahrhunderts.* S. 103.
[8] Joannis Taulery *Predig Am VIII. Sontag nach Trinitatis.* S. XCIII.
[9] Geyler von Keyferfzberg, *Poftill.* teyl II. S. V. Pred. Am Donder-
ftag vor Inuocauit.

dem münfter, da ift mächerley weyfz und werck, da müge villeicht
mer dañ hundert mēfchen iñ arbeiten, oder darzuo dienen, in mancher-
ley weyfz, etlich trage ftein, die andern moerter (Mörtel), difz
mächerley dienen legt mä alles zuo dem einigen werck das der
thuom uñ die kirch wol gezimmert, unnd gemacht werd."[1] Noch
berühmter aber war die Peterskirche in Rom, deren unsere Prediger
gleichfalls öfter gedenken.[2]

In „sente Pêters munster"[3] hatten denn auch die vornehmsten
Apostel ihre Ruhestätte gefunden. So erfahren wir über den hei-
ligen Jakobus und Philippus durch Hermann von Fritslar: „Dise
zwêne aposteln ligen zu Rôme in sancte Pêters munster, alse (wenn)
man în gêt ûffe di linken hant dô ist ir gebeine inne vormûret in
eime philêre (Pfeiler) der kirchen."[4] Rechts daneben waren nach
derselben Quelle Simon und Judas bestattet: „Dar uber oder dar
gegen ûffe di gerechten hant dâ lît (liegt) sente Symôn und sente
Jûdas in eime philer und ouch ir gebeine vormûret; und zwêne
êrlîche (schöne) eltêre (Altäre) stênt an deme philer, und dises
gebeines mac niman nicht (teilhaftig) werden, man muste di kirchen
brechen, und diz tar (wagt) niman tun wan (als) der bâbist (Pabst)
alleine, und deme staten sîn (gestatten es) ouch di Rômêre nicht
daz her (er) daz heilictum gebe von Rôme."[5] Die beiden Apostel-
fürsten, Petrus und Paulus, aber ruhten unter dem Hochaltar da-
selbst: „Sente Pêters gebeine und sente Paulus ligen under dem
hôhen alter sente Pêters in der kluft (Gruft), ouch vermûret under
deme altâre; und dô tar (wagt) niman messe obe singen wan (als)
der bâbist (Pabst) alleine."[6] Wie die Genannten, so hatte auch
der Evangelist St. Johannes sein Grab bei einem Altar, denn wir
hören von ihm: „Do hiez er im ein grab machin hinder dem altere."[7]
Aber auch noch in späterer Zeit wurden die Heiligen gerne in einer
Kirche begraben, wobei es als Auszeichnung galt, wenn der Sarg

---

[1] Joannis Taulery Predig Am V. Sontag nach Trinitatis. S. LXXXV—
LXXXVI.

[2] F. Pfeiffer, Deutsche Mystiker des 14. Jahrhunderts. Bd. I. S. 230.

[3] Ebendas. — [4] Ebendas. Bd. I. S. 123. — [5] Ebendas. — [6] Ebendas.

[7] H. Leyser, Deutsche Predigten des XIV. Jahrhunderts. S. 81.

nicht versenkt ward, sondern über der Erde stehen blieb. Daher
verbot St. Hieronymus in seinem demütigen Sinne, „daz man nicht
sîn gebeine ader (oder) sînen sarc solde erheben pobin (über) di
erden alsô (wie) andere heiligen, wan (denn) her (er) keine êre
wolde haben in dirre (dieser) zît. Dar umme liz in der bâbist be-
graben zu Rôme in einer kirchen, di heizit zu sancte Marîen Ma-
joren, in der erden und liz einen einveldigen (einfachen) mermelstein
(Marmorstein) legen ûffe sîn grap; in den mermelstein liz her (er)
gizen ein guldîn krûze drîer fuze lang und zweier breit, und alle
di dar ûf kussen und alsô (so) dicke (oft) alsô (als) si dar ûf kussen
sô haben si hundert tage aplâz." [1]   Oft wurde auch noch hinterher
über dem Grabe eines Heiligen eine Kirche erbaut, wie wir denn
von der Leiche St. Priscae erfahren: „Und di kristenen lûte (Christen-
leute) von Rôme di nâmen disen lîcham heimelîchen und begruben
in mit grôzen êren, und bûweten dar uber eine schône kirchen." [2]
Da die Gebeine berühmter Heiligen einem Gotteshause kein geringes
Ansehen verliehen, so geschah es öfter, dafs man sie aus einer
Kirche in die andere versetzte. Ein Beispiel dieser Art ist der
heilige Matthias, über den eine Leysersche Predigt mitteilt: „Sin
heilich gebeine nam fider (wieder) die kuoniginne helena kuonik
conftantines muoter die daz heilige cruoce vant da got al der werlde
(aller der Welt) heilant die martere an leit (litt) und vuortis (führte
es) mit ir zu conftinopolim. von dannen quam er zu triere. wane
(denn) fuomeliche (einige) buoch daz faget daz fie von dannen buor-
tich (gebürtig) were." [3]
      Aber auch andere angesehene Personen, sowohl Männer als
Frauen, liefsen sich gerne in einem Dome beisetzen. Beispielsweise
findet sich in den ältesten Jahrbüchern der Stadt Zürich über je-
manden berichtet, er sei „zuo Babenberc (Bamberg) êrlîch (ehren-
voll) begraben in dem münster." [4]   Ebenso bilden noch heute die

---

[1] F. Pfeiffer, *Deutsche Mystiker des 14. Jahrhunderts.* Bd. I. S. 212.
[2] Ebendas. Bd. I. S. 65.
[3] H. Leyser, *Deutsche Predigten des XIV. Jahrhunderts.* S. 87.
[4] *Die beiden ältesten deutschen Jahrbücher der Stadt Zürich,* ed. L. Et
müller. Zürich 1844. 51, 38.

Gräber dieses oder jenes Adelsgeschlechtes einen hervorragenden
Schmuck mancher älteren Gotteshäuser. Namentlich der stille Friede
der Klosterkirchen schien mehr als einem für seine letzte Ruhe-
stätte erwünscht, so dafs wir hören: „Im klôster ligend ir (ihrer)
vil vergraben"[1] (begraben). Einer dieser vielen war auch Tauler,
der im Dominikanerkloster zu Strafsburg unter einem Steine mit
Epitaphium bestattet wurde.[2]

Im vollsten Gegensatze zu diesen bevorzugten Begräbnissen
stand das Hinausschaffen des Leichnams auf das Feld oder an die
Stätte der Erhängten. Daher glaubte ein heidnischer Richter,
Namens Decianus, den heiligen Vincentius noch im Tode beschimpfen
zu können, wenn er seinen Dienern befahl: „Mochte wir in nicht
lebende uberwinden, sô wollen wir in tôt uberwinden: ir sult den
lichame nemen unde sult in tragen ûffe daz velt daz in di vogele
ezzen und di tir."[3] Ebenso fordert Berthold in Bezug auf die,
welche unrechtes Gut nicht zurückgeben wollen: „Und ir sult ir
halt niht bestaten in deheinem (keinem) gewîhten frithove noch an
deheiner gewîhten stat. „Bruoder Berhtolt, war (wohin) suln wir in
danne tuon?" „Dâ sult irn an daz velt ziehen, als ein schelmigez
(infiziertes) rint: wan (denn) er ist ûzsetzic unde schelmic unde sol
in ouch dehein getouftiu hant niemer mêr an gerüeren."[4] An einer
anderen Stelle aber sagt er von denselben Personen noch genauer,
wie mit ihnen verfahren werden soll: „Ir sült sie niemer bestaten
an deheiner stat diu wewîhet sî, noch sie sol niemer halt dehein
getouftiu hant an gerüeren. „Bruoder Berhtolt, wie suln wir in
danne tuon?" Dâ sult ir nemen ein seil unde machet einen stric
dran unde leget im den stric an den fuoz mit einem hâken und
ziehet in zer tür ûz. „Bruoder Berhtolt, ob diu swelle danne hôch
ist: wie sullen wir in danne tuon?" Dâ sullet ir durch die swelle
graben unde sult in derdurch ûz ziehen, daz eht niemer getouftiu

---

[1] W Wackernagel, Altdeutsches Lesebuch. Basel 1839. 926, 42.

[2] Handschriftliche Bemerkung vor dem Titelblatt von Joannis Tauleri
des heiligê lerers Predig, faſt fruchtbar zuo eim recht chriſtlichen leben. Baſel
MDXXI, auf der Hamburger Stadtbibliothek.

[3] F. Pfeiffer, *Deutsche Mystiker des 14. Jahrhunderts.* Bd. I. S. 71.

[4] Berthold, ed. F. Pfeiffer. Bd. I. S. 119.

hant an in kome, unde bindet in einem rosse an den zagel (Schweif) unde füeret in ûz an daz gewicke (Wegscheide), dâ die erhangenen unde die erslagenen dâ ligent. Füeret in eht gegen dem galgen unde gegen des galgen gesinde. Des ist er dannoch kûme (gar nicht) wert."[1] Die Gesundheitspflege kam freilich bei dieser Art, sich eines Toten zu entledigen, ebenso wenig wie bei den Begräbnissen innerhalb der Kirchen zu ihrem Rechte.

---

[1] Berthold, ed. F. Pfeiffer. Bd. I. S. 394—395.

Schluſs.

Beurteilung des Mitgeteilten.

Überblicken wir zum Schlusse die hygienischen Anschauungen unserer Geistlichen noch einmal, so werden wir denselben im groſsen und ganzen unsere Anerkennung nicht versagen dürfen. Wie berechtigt ist nicht der Kampf, den sie gegen die Verfälschung der Nahrungs- und Genuſsmittel, sowie gegen die Völlerei und Trunksucht führen, und wie gemäſsigt sind nicht die Forderungen, die sie in Bezug auf die Enthaltung von Speisen während der Fasten aufstellen! Aber auch was sie über die Haut- und Haarpflege, die Vorzüge der Bäder, die Thorheit des Schminkens, die Verweichlichung durch Kleider und Betten, die Anforderungen der Hygiene an die Wohnungen sagen, ist durchaus gesunder Natur. Nicht minder werden wir ihnen beipflichten, wenn sie die privilegierte und nicht privilegierte Prostitution, die widernatürliche Unzucht, den künstlichen Abortus, die Heirat naher Verwandter, die Kohabitation mit kranken oder hochschwangeren Frauen auch deshalb untersagen, weil dadurch die Gesundheit leicht geschädigt werden kann. Endlich sind sie auch damit im Rechte, daſs sie gegen die Kurpfuscherei der Priester und anderer Personen, gegen die laxe oder schablonenhafte Behandlung der Kranken seitens des Arztes, gegen zu späte Konsultation desselben oder Auſserachtlassen seiner Vorschriften, gegen Heilungsversuche mit Zaubermitteln, gegen die mangelhafte

Versorgung der Siechen in den Hospitälern, sowie gegen die Verderbnis der Luft durch die innerhalb der Stadt gelegenen Kirchhöfe ihre Stimme erheben.

Fragen wir nach dem Grunde dieser durchaus richtigen Anschauungen, so liegt derselbe vornehmlich in der vielseitigen Bildung unserer Geistlichen, die sich auf fast alle Gebiete des damaligen Wissens erstreckte. Allerdings sind sie in erster Linie, was sie sein wollen, nämlich Gottesgelehrte. Daher reden sie am häufigsten von den Personen des Alten und Neuen Testamentes, von „unſerm vater und unſer muoter. hern adami[1] und vorn (= vrouwe, Frau) even"[2], von „hern Nôê"[3], „hern Abrahâm und Ysââc"[4], „herren Loht, herren Abrahames bruoder ſun"[5], „hern moyſes"[6], von „dem heiligen wiſſagen unſers herren gotes hern david dem propheta"[7], von „dem wiſen man herren Salomon"[8], von „Hern Job"[9], „hern ysayas dem propheta"[10] und weniger ehrfurchtsvoll, sondern zutraulicher von „dem guoten sant Johannes"[11] und „dem guten ſente paulus."[12] Auch die Kirchenväter, „Sanctus Grêgôrius"[13], „sant Ambrôsius"[14],

---

[1] Berthold, ed. F. Pfeiffer. Bd. I. S. 551.

[2] H. Leyser, *Deutsche Predigten des XIV. Jahrhunderts.* S. 127.

[3] Berthold, ed. F. Pfeiffer. Bd. I. S. 275.

[4] Ebendas. Bd. II. S. 191.

[5] F. K. Grieshaber a. a. O. Abt. 1. S. 24.

[6] H. Leyser, *Deutsche Predigten des XIV. Jahrhunderts.* S. 26. Berthold, ed. F. Pfeiffer. Bd. II. S. 191.

[7] M. Haupt u. H. Hoffmann, *Altdeutsche Blätter.* Bd. II. S. 179. H. Leyser, *Deutsche Predigten des XIV. Jahrhunderts.* S. 28. F. K. Grieshaber a. a. O. Abt. 2. S. 55.

[8] F. K. Grieshaber a. a. O. Abt. 1. S. 56, vgl. Berthold, ed. F. Pfeiffer. Bd. I. S. 563.

[9] W. Wackernagel, *Altdeutsche Predigten und Gebete.* S. 126. Berthold, ed. F. Pfeiffer. Bd. II. S. 191.

[10] M. Haupt u. H. Hoffmann, *Altdeutsche Blätter.* Bd. II. S. 181. H. Leyser, *Deutsche Predigten des XIV. Jahrhunderts.* S. 128.

[11] Berthold bei H. Rinn a. a. O. S. 23.

[12] H. Leyser, *Deutsche Predigten des XIV. Jahrhunderts.* S. 104.

[13] Berthold, ed. F. Pfeiffer. Bd. II. S. 38. H. Leyser, *Deutsche Predigten des XIV. Jahrhunderts.* S. 136. Geyler von Keyferfzberg, *Poſtill.* teyl I. S. XXXIII. Pred. Am Sonnentag Sexagefima. Ebendas. teyl II. S. LXXVIII.

[14] Berthold, ed. F. Pfeiffer. Bd. I. S. 302.

„Crisostomus"[1] und „der guote sant Augustin"[2] werden oft von
ihnen erwähnt. Ebenso gedenken sie des Bischofs von Augsburg
„sant Uolrichs"[3], „Hugos"[4] von S. Victor, „des guoten sant Bern-
hart"[5], des Stifters der Dominikaner „Sanctus Dominicus"[6], sowie
der Scholastiker „Anſhelmus"[7], „ſant Thomas"[8], „Albertus magnus"[9],
„Scotus"[10] und ihrer Werke.

Nicht minder zeigen sie sich mit dem klassischen Altertume
nach den verschiedensten Seiten hin vertraut. Von den griechischen
Schriftstellern citieren sie Homer[11] und die Odyssee[12], den Fabel-
dichter Aesop[13], die Schule der „Stoici"[14], den Geographen „Ptole-
meus"[15] und vor allem „die groſſen meiſter[16] Plato[17] und Ariſto-
tiles."[18]   Mit „Plâtô dem grôzen pfaffen"[19] war besonders Eckhart

[1] F. Pfeiffer, *Deutsche Mystiker des 14. Jahrhunderts*. Bd. I. S. 14.
Geyler von Keyſerſzberg, *Poſtill*. teyl II. S. CVI. Pred. Am Zynſtag noch
Judica. Ebendas. teyl III. S. LXVIII. Ebendas. teyl. III. S. LXXX.

[2] Berthold, ed. F. Pfeiffer. Bd. I. S. 4 u. S. 269. F. Pfeiffer, *Deutsche
Mystiker des 14. Jahrhunderts*. Bd. I. S. 18. Geiler vö Keyſerſperg, *Von
den ſyben ſcheiden, das ſechſt ſchwert*.

[3] Berthold, ed. F. Pfeiffer. Bd. II. S. 37.

[4] Geiler vö Keyſerſperg, *Von den ſyben ſcheiden, das ſechſt ſchwert*.

[5] Berthold, ed. F. Pfeiffer. Bd. I. S. 186. H. Leyser, *Deutsche Pre-
digten des XIV. Jahrhunderts*. S. 26. Joannis Taulery *Predig Uff ſant
Johannis baptiſten geburt*. S. CXXXVII. Geiler vö Keiſerſperg, *Die Emeis*.
S. XXI.

[6] Johaſs geiler gnāt von keiſerſzbergk, *Chriſtenlich bilgerſchafft*.
S. CXL.

[7] W. Wackernagel, *Altdeutsche Predigten und Gebete*. S. 127.

[8] Joannis Taulery *Predig Uff ſant Johannis baptiſten geburt*. S. CXXXIX.
Geiler vö Keyſzerſperg, *Der ſeelen Paradiſz*, cap. IX. Von fürſichtikeit.
S. LIIII.

[9] Joannis Taulery *Predig Uff ſant Johannis baptiſten geburt*. S. CXXXVIII.

[10] Geyler von Keyſerſzberg, *Poſtill*. teyl III. S. LXVII. Pred. An
dem Neünden ſonnentag noch Trinitatis.

[11] R. Cruel a. a. O. S. 136 f. — [12] Ebendas. S. 467.

[13] H. Rinn a. a. O. S. 8,

[14] Geiler vö Keyſerſperg, *Von den ſyben ſcheiden, das ſechſt ſchwert*.

[15] Derselbe, *Poſtill*. teyl II. S. XV. Pred. Am Sonnentag noch Inuocauit.

[16] Joannis Taulery *Predig Uff ſant Johannis baptiſten geburt*. S. CXLI.

[17] Geiler vö Keyſerſperg, *Von den ſyben ſcheiden, das ſechſt ſchwert*.

[18] Joannis Taulery *Predig Am XIII. Sontag nach Trinitatis*. S. CV·

[19] F. Pfeiffer, *Deutsche Mystiker des 14. Jahrhunderts*. Bd. II. S. 261.

bekannt, noch mehr aber mit Aristoteles, so dafs ihn Trithemius „meister Eckart in philosophia Ariftotelica suo tempore doctiffimum"[1] nennt. Doch auch von Tauler wird „der heydenfche meifter Ariftoteles"[2] genannt, und Geiler erwähnt ihn gleichfalls[3], indem er „Ariftotelem in fua rhetorica"[4], „Ariftotelem j. Metaphifice"[5] und „dz buoch vō dē fitten Ariftotelis"[6] anführt. Aus der Zahl der römischen Autoren treten uns der Lustspieldichter „Terentius" entgegen, von dem „ein alt fprichwort. Obfequiū amicos, veritas odiū parit"[7] mitgeteilt wird, Marcus „Tullius" Cicero, dessen insbesondere Geiler[8] gedenkt, und „Her Kâtô"[9], „d' heid"[10], auch „d' wifz Catho"[11] genannt. Berthold bemerkt über den letzteren: „Der was gar ein guoter, slehter (schlichter), gerehter man und muoz doch êwiclich in der helle sîn, von éiner sünde wegen, die er ûf im hete, daz ist, daz er des geloubens niht enhete, und daz ist diu aller schedelichste sünde."[12] Trotzdem beruft sich Geiler vielfach auf ihn[13] und teilt gerne seine Sentenzen, wie „Patere legē quā ipfe tuleris. Lid das gefatz dz du felber macheft"[14], und andere[15] mit. Derselbe Geiler erwähnt auch den Geschichtsschreiber Sallust:

---

[1] R. Cruel a. a O. S. 372.

[2] Joannis Taulery *Predig Uff die kirchwyhe.* S. CCXXXVIII.

[3] Geyler von Keyferfzberg, *Poftill.* teyl III. S. LXXXII. Pred. Am Fünffzehenden fonnentag noch Trinitatis.

[4] Ebendas. teyl II. S. VII. Pred. Am Donderftag vor Innocauit.

[5] Ebendas. teyl II. S. LXXVII. Pred. Am Sonnentag Oculi.

[6] Derselbe, *Der feelen Paradifz,* cap. IX. Von fürfichtikeit. S. LIIII.

[7] Derselbe, *Poftill.* teyl II. S. CV. Pred. Am Zynftag noch Judica.

[8] Ebendas. teyl II. S. VII. Pred. Am Donderftag vor Innocauit. Ebendas. teyl II. S. XXIIII. Ebendas. teyl III. S. XXVI. Derselbe, *Chriftenlich bilgerfchafft.* S. LXXI. Derselbe, *Der feelen Paradifz,* cap. IX. Von fürfichtikeit. S. LIIII.

[9] Berthold, ed. F. Pfeiffer. Bd. I. S. 128.

[10] Geiler vō Keyfzerfperg, *Der feelen Paradifz,* cap. VI. Von warer keüfcheit. S. XXXVIII.

[11] Derselbe, *Poftill.* teyl II. S. XXXV. Pred. Am Zynftag noch Reminifcere.

[12] Berthold, ed. F. Pfeiffer. Bd. II. S. 1—2.

[13] Geiler vō Keiferfperg, *Die Emeis.* S. XI.

[14] Derselbe, *Poftill.* teyl II. S. XXXV. Pred. Am Zynftag noch Reminifcere.

[15] Ebendas. teyl III. S. XXXX. Pred. An dem Erften fonnentag noch Trinitatis.

„Vide in Saluftij jugurtino"[1], Ovids Metamorphosen[2], besonders
häufig aber „Senecam d' lerer"[3], der auch „der frū̄ heid"[4] genannt
wird, obwohl er nach Berthold sich gleichfalls in der Hölle be-
findet.[5] Ebenso begegnen wir dem Historiker „Valerius maximus"[6]
bei ihm.

Vielfach ziehen unsere Prediger neben den klassischen Schrift-
stellern auch die alte Geschichte zum Belege für ihre Behauptungen
heran. So erzählt Geiler „vō eim Pericles genant, d' wz ein
namhafftiger frūꞋer mā zuo Athenis in Krieche" (Griechenland);
dieser Perikles habe auf Kosten der Athenienser eine Brücke ge-
baut, sei aber aufser stande gewesen, Rechnung darüber abzulegen.
„Der felb hat ein vettren oder als etlich wellen, ein ftieff fuon (do
lyt nit vil an) der hiefz Alcibiades. Der fprach zuo feim ftieffvatter.
Worumb biftu betruebt? was lyt (liegt) dir an? Er feyts jm. Do
fprach der iung. Lieber vatter, du muoft ein finn erdencken, das
du kein rechnung doerffteft geben. Das nam der in fein rymen,
und gedocht der fach noch, und macht ein zwyttracht zwüfchen
Athenis, uñ einer andren ftatt, Lacedemonia. uñd gewunnen die
zuo Athenis fovil zuofchaffen, das fye der rechnung vergoffen (ver-
gafsen), und dorfft kein rechnung thuon."[7] Ebenso interessant ist
die folgende Geschichte, die gleichfalls Geiler mitteilt: „Ich habe
gefen von zweyen künigen, von Dario uñd Alexandro wen ich, die
ftrittent wider einander. Darius der fchickte dem Alexandro zwenn
oder drey feck vol mag (Mohn) fomen, uñd fchreib im dar zuo,
das er mer volckes het weder (als) er, darumb fo folt er abfton wan
(denn) er hett als (fo) vil zekriegen, als manch körnli in den fecken

---

[1] Geyler von Keyferfzberg, *Poftill.* teyl III. S. XCIX. Pred. Am Ein-
undzwentzigften fonnentag noch Trinitatis.

[2] R. Cruel a. a. O. S. 467.

[3] Geiler vō Keyferfperg, *Von den fyben fcheiden, das fecht fchwert.*
Derfelbe, *Der feelen Paradifz,* cap. IX. Von fürfichtikeit. S. LIIII. Derfelbe,
Die Emeis. S. XI.

[4] Derfelbe, *Poftill.* teyl III. S. LXI. Pred. An dem Achtenden fonnentag
noch Trinitatis.

[5] Berthold, ed. F. Pfeiffer. Bd. I. S. 128.

[6] Geyler von Keyferfzberg, *Poftill.* teyl III. S. LXVIII. Pred. Am
Neünden fonnentag noch Trinitatis. R. Cruel a. a. O. S. 467. — [7] Ebendas.

wer. Da nam der Alexander ein brieflyn und thet pfefferkornlin
darin unnd fchickt es Dario, unnd embott im damit, wie wol er
wenig volcks het gegen feinem volck, fo wer aber fein wenig volck
gar zapffrefz und kün dann fein volck, darumb fo wer fein volck
als magfomen, und fein volck wer als pfefferkoernlin da ein koerlin
mer bitzlet auf der zungen, dan (als) ein gantze hand fol magfomen." [1]
Tauler aber, als er davon fpricht, dafs man, um die ewige Wahr-
heit zu erkennen, gesammelt und in fich versunken fein müsse,
führt als Beispiel solcher innerlichen Sammlung den Archimedes
an: „Ein heidnifcher meifter was gekeret uff ein kunft, das wz ein
rechnung. Er het alle fein krefft darzuo gekert, und fafz vor effen
und zalte unnd fuochet die kunft. Da kam einer unnd zuckt ein
fchwert, und er wefzt nit das er der meifter was, und fprach.
Sage wie heiffeft du, oder ich toedte dich. Der meifter was fo fere
ingezogē, (in fich gekehrt) das er den fyēde (Feind) weder fach
noch hort, noch künde fich fo vyl geeüffern das er fprechen moecht,
Ich heifz alfo. Und do der fyend lang und vyl geruoffet, und er
nicht fprach, do fchluog er im den halfz ab." [2]

Am meiften aber ftreuen unsere Geistlichen aus den verschie-
denen Zweigen der Naturwissenschaft und verwandter Fächer aller-
lei Notizen in ihre Predigten ein. Berthold macht von seinen
geographischen Kenntnissen Gebrauch, indem er schildert, wie Gott
„grôze ftarke guldine berge in Indiâ" [3] habe. Tauler weifs von
Flüssen mit zum Teil unterirdischem Laufe zu berichten: „Zuo
gleicher weifz als die waffer flieffen uff uñ nyder, uñ yetzūd fincken
in ein abgrundt, unnd fcheinet da als ob kein waffer da fey, unnd
als bald über ein kleine zeit, fo raufchet es heraufz, als ob es alle
ding umb fich ertrenckē woelle, alfo geet difz alles in ein abgrundt." [4]
Geiler endlich redet nicht nur von „Moeren land, Sicilien land,
Nyderland, Engelland, Hyfpanien, Frāckrich" [5], sondern meint auch,

[1] Geiler vö Keiferfperg, *Die Emeis.* S. XI.
[2] Joannis Taulery *Predig An der heilgen dry künig tag.* S. XI.
F. Pfeiffer, *Deutsche Mystiker des 14. Jahrhunderts.* Bd. II. S. 13.
[3] Berthold, ed. F. Pfeiffer. Bd. I. S. 271.
[4] Joannis Taulery *Predig Uff fant Johannis baptiften geburt.* S. CXL.
[5] Geyler von Keyferfzberg, *Poftill.* teyl II. S. XV. Pred. Am Sonnen-
tag noch Innocauit.

dafs die Geographen die Entfernungen auf der Erde wohl zu schätzen
verständen: „Wenn fye hatten zwo oder dry tagreifen von Hierufalem
bifz gon Nazareth. Ift by XV oder XVI tütfcher mylen. Als die
Ptolomiften wol wiffent.“ [1]

Auch die Astronomie wird von unseren Autoren wiederholt in
den Kreis ihrer Betrachtung gezogen. Zwei Predigten Bertholds
handeln „von den siben planêten“ [2]: „Der êrste planête heizet Sol,
daz ist diu sunne.“ [3] „Der ander stern heizet der mâne“ [4] (Mond).
„Der dritte sterne heizet Mars.“ [5] „Der vierde stern heizet Mer-
curius —. Der ist ein mitter stern, ez sint drî vor im und drî nâch
im.“ [6] Der fünfte stern heizet Jupiter.“ [7] „Der fehste stern heizet
Vênus.“ [8] „Der sibente stern heizet Saturnus, saturans, Satjâr, er
heizet der traege stern. Der stern kumet in drîzic jâren niur
einsten umbe, sô staete (beharrend) ist er.“ [9] Bei demselben
Berthold erfahren wir auch: „Ez lesent die heidenischen meister
wunder unde wunder, wie manic tûsent mile ze dem himelriche gê
unz (bis) an den himel, dâ die sternen ane stênt, unde dâ lesent
sie gar vil von unde habent daz allez geschriben — wie manige
mile zuo dem mânen (Monde) sî von dem ertrîche (wan der mâne
ist der nidersten sternen einer, der iendert (irgend) an dem himele
sî), unde sie lesent danne aber ein wênic für baz, wie verre (weit)
von dem mânen unz (bis) aber an den naehsten sternen sî, unde wie
verre aber von dem naehsten sternen unz an den dritten himel sî,
unde von dem dritten unz an den vierden, unde wie verre von dem
vierden unz an den fünften sî, unde dannoch für baz unz an den
himel, dâ die sternen ane sint.“ [10] In noch gröfserem Umfange

---

[1] Geyler von Keyferfzberg, *Poftill.* teyl I. S. XXII. Pred. Am erften
Sonnentag noch dem Achten der heiligen dry künig tag.

[2] Berthold, ed. F. Pfeiffer. Bd. I. S. 48. Bd. II. S. 233.

[3] Ebendas. Bd. I. S. 52. Bd. II. S. 234.

[4] Ebendas. Bd. II. S. 235. Bd. I. S. 53.

[5] Ebendas. Bd. I. S. 54. Bd. II. S. 235.

[6] Ebendas. Bd. II. S. 235. Bd. I. S. 55.

[7] Ebendas. Bd. II. S. 236. Bd. I. S. 57.

[8] Ebendas. Bd. II. S. 236. Bd. I. S. 61.

[9] Ebendas. Bd. II. S. 237. Bd. I. S. 63.

[10] Ebendas. Bd. I. S. 179.

aber, als Berthold benutzt Jordan von Quedlinburg seine Kenntnisse in der Astronomie, um allerlei bildliche Ausführungen in seinen Predigten davon herzunehmen. So sagt er in einer Adventsrede über Lukas 21: „Erunt signa in sole et luna et stellis", durch Sonne, Mond und Sterne werden Christus, Maria und die Apostel angedeutet. Die Sonne bezeichne Christum, weil er ohne den Epicyklus der Sünde sei und gleich ihr von seiner Bahn weder zur Rechten, noch zur Linken abweiche. Denn die Sonne laufe immer auf der Ekliptik in der Mitte des Zodiakus, während die Planeten von derselben bald nach Süden, bald nach Norden abschweifen. Maria sei unter dem Monde zu verstehen wegen der Verschiedenheit ihrer Erscheinung gleich den vier Phasen desselben. Endlich gleichen die Apostel den Sternen, weil sie wie diese Träger des Lichtes und der Wärme sind."[1]

Was die physikalischen Kenntnisse unserer Prediger betrifft, so ist bei Tauler von einer optischen Täuschung die Rede. Er meint, daſs man Bewegung an einem Sterne zu beobachten glaube, während sich in Wirklichkeit nur die vor ihm hinziehende Wolke bewege: „Zuo gleicher weyſz, als ob d' ſternſchein eyn lebendig ding were, unnd ſich ſelber bewegte, wenn dann eyn wolcken darüber gieng, ſo vergieng auch das leben."[2] Einen anderen Vergleich nimmt er von dem Magneten her: „Wann als der Agſtein (Magnetstein) nach jm zeücht das eyſen, alſo zeücht nach jm chriſtus Jeſus alle hertzē, die da vō jm beruert werden, als das eyſen von dem ſtein wirt berueret mit ſeyner krafft ſo geet es zuo berg dem ſteyn nach, wie wol es doch ſeyn natur nit iſt, ſo raſt (rastet) es doch nit in jm ſelber, es komme dā vor über ſich in die hoehe."[3] Dasselbe Bild kommt auch bei Geiler vor, denn auch er redet davon, „wie der edel ſtein Magnes, die krafft hatt, dz er yſzen an ſich zeücht. wenn man doran haltet ein nodel, ſo ſpringt ſye doran."[4]

Neben der Physik wird auch die Alchemie nicht selten, und

---

[1] R. Cruel a. a. O. S. 429.

[2] Joannis Taulery *Predig An Der kirchwyhe.* S. CXXXV.

[3] Derselbe, *Predig An der uffart.* S. XLIIII.

[4] Geyler von Keyſerſzberg, *Poſtill.* teyl IV. S. XXIII. Pred. An des heyligen apoſtel ſanct Mattheus tag.

zwar namentlich von Berthold in seinen Predigten herangezogen. Ein oft wiederholter Gedanke ist bei ihm, dafs man den Geizigen nicht von seinem unrechten Gute abbringe, so wenig man Zinn und Kupfer zu scheiden vermöge: „Ez ist aber zin unde kopfer zuo einander komen swâ (wo immer) der gitige (Habgierige) unde daz unrehte guot zuo einander kumt: daz kan nieman gescheiden, als (so) wênic als man zin unde kupfer iemer (jemals) gescheiden mac; wan des tuon sich alle die meister abe, die hiute lebent unde die von gesmelze ie kunst gelernten. Zin unde bli brachte man wol von einander, unde silber unde zin unde golt daz brachte man allez wol von einander: aber zin unde kupfer des tuo sich alliu diu werlt (Welt) abe."[1] Aufser bei Berthold treten auch bei Jordan von Quedlinburg öfter chemische Kenntnisse zu Tage.[2]

Vor allem aber machen sich unsere Geistlichen das grofse Gebiet der beschreibenden Naturwissenschaften für ihre Zwecke dienstbar, indem sie allerlei Bilder und Allegorien aus demselben entnehmen. Anfangs beschränkte sich dies auf die Naturgeschichte der Tiere, und zwar schöpfte man hier aus einem einzigen Werke, dem Physiologus.[3] Später kamen allgemeinere Naturbeschreibungen, die man studierte, hinzu, wie verschiedene Bücher mit dem Titel: De natura rerum, des Bartholomäus de Glanvilla De proprietatibus rerum und das Speculum naturale des Vincenz von Beauvais. Noch häufiger wurde die Summa de exemplis et similitudinibus benutzt, die nach den einen von Johannes de S. Geminiano, nach den anderen von Helvicus Teutonicus herrührt und in der Vorrede gerühmt wird als ein „opus perutile et validum praedicatoribus, in quo similitudines inter creaturarum proprietates et inter virtutes et vitia ceteraque, de quibus in sermonibus mentio fieri solet, pulcerrime declarantur. Merkwürdiger noch ist das gleichfalls viel gelesene Lumen animae des Bruders Berengarius, dem an wissenschaftlicher Belesenheit nur noch der berühmte Vincenz von Beauvais gleichkommt.

---

[1] Berthold, ed. F. Pfeiffer. Bd. I. S. 225.
[2] R. Cruel a. a. O. S. 426.
[3] K. Ahrens, *Zur Geschichte des sogenannten Physiologus.* Programm des Gymnasiums zu Plön. 1885.

Der Verfasser hat nach der Vorrede zu Avignon mit Unterstützung des Pabstes Johann XXII von allen Seiten seltene naturgeschichtliche Schriften zusammengebracht und passende Stellen daraus mit geistlicher Deutung versehen. Auch aus speciellen Traktaten über Tiere, Pflanzen und Mineralien pflegten unsere Geistlichen zu entlehnen, was sich zu Vergleichungen, Sinnbildern und moralischen Nutzanwendungen gebrauchen liefs[1], wie denn beispielsweise das Chronicon Rastedense berichtet, dafs der Erzbischof Siwardus bei seiner Wahl zum Abt in Rastede 1140 auch ein „herbarium et lapidarium in uno volumine", sowie „Phisologum" ins Kloster mitgebracht habe.[2]

So predigte denn Jordan von Quedlinburg unter Zugrundelegung von Joh. 8, 59: „Tulerunt lapides Judaei, ut jacerent in eum" über den Saphir, den Topas, den Smaragd, den Karfunkel, den Amethyst, den Onyx, den Jaspis, den Chrysolith, den Beryll, den Opal, den Achat und den Sardius.[3] Der bereits öfter genannte Priester Meffreth aus Meifsen gibt in dem ersten 1443 vollendeten Teile seines Hortulus reginae eine Beschreibung des Beryll, der er eine ausführliche geistliche Erklärung hinzufügt.[4]

Handelt es sich hier um Mineralien, so weist Berthold darauf hin, wie viel man aus der Botanik zu lernen vermöge: „Dô man den guoten sant Bernhart frâgte, wâ von er sô wîse waere, dô sprach er: „ich lerne an den böumen."[5] Daher nimmt eine altdeutsche Predigt von Wackernagel öfter Vergleiche aus der Naturgeschichte der Pflanzen her, wie: „Unfer vrowe (Frau) gelichet fich ainer rebun"[6] (Rebe). Meffreth redet von dem Kraut Draguntea, das eine rote Blüte trage[7], sowie vom Fenchel, vom Wermut, von der Rose, vom Veilchen und von der Raute.[8] Des „edeln ruotlin"[9] thut gelegentlich auch Tauler Erwähnung.

---

[1] R. Cruel a. a. O. S. 459 ff. — [2] Ebendas. S. 265—266.
[3] Ebendas. S. 427 ff. — [4] Ebendas. S. 488.
[5] Berthold, ed. F. Pfeiffer. Bd. I. S. 49.
[6] W. Wackernagel, *Altdeutsche Predigten und Gebete*. S. 106.
[7] R. Cruel a. a. O. S. 459.
[8] Ebendas. S. 488.
[9] Joannis Taulery *Predig An der heilgen dry künig tag*. S. IX.

Am häufigsten aber nehmen unsere Geistlichen in ihren Reden
auf Tiere Bezug. Schon in den ältesten Predigten treten uns Bilder
entgegen, die sich auf die Naturgeschichte der Taube, des Einhorns,
des Adlers und des buntfarbigen Panthers beziehen.[1] Berthold
liebt Gleichnisse, die an „den hasen"[2], „diu nahtegal"[3], „den heu-
schrecken"[4], „den âmeizen"[5], „die unreine krote"[6] und „den mollen"[7]
(die Eidechse) anknüpfen, von welchem letzteren er sagt: „Daz ist
klein unde gêt in den welden und ez ist niht der mûlwelpfe (Maul-
wurf), daz die erden dâ hület und ûf wirft: ez ist niht vil groezer
danne (als) ein vinger."[8] Auch den Oktopus mit seinen zahlreichen
Saugnäpfen finden wir, wenngleich etwas fabelhaft, bei ihm geschildert:
„Etelîche sint als ein fisch, der ist in dem mere, der hât aht (acht)
füeze und an ieglichem fuoze drîhundert munde und ziuhet den man
ûz dem scheffe (Schiffe) in daz wazzer, niht darumbe daz er in ezze,
er sûget in biz an die wîle (so lange bis), daz er im daz leben ûz
gesûget."[9] Ein Nachahmer Bertholds, der gegen Ende des 13.
Jahrhunderts lebende Bruder Peregrinus, schrieb Sermone in
lateinischer Sprache, worin folgende Stelle vorkommt: „Dico vobis
de natura animalis cujusdam, quod vulgari dicitur eychhorn."[10] Bei
Meffreth begegnet uns von den Säugetieren der Elefant, der
Löwe, der Wolf, das Kaninchen und der Maulwurf, von den Vögeln
der Adler, der Habicht, der Storch, der Kranich, der Schwan, der
Papagei, der Hahn, die Taube, die Schwalbe, die Nachtigall, die
Lerche, die Grasmücke, von den Amphibien die Schlange, die Ei-
dechse und der Salamander.[11] Von der Schlange bemerkt er, dafs
sie ihre Haut abwerfe, wie der Hirsch sein Geweih.[12] Auch Geiler
entlehnt nach dem Vorbilde Christi gerne Gleichnisse aus der Tier-
welt: „Nym die dritt glichnüfz in voglen. Ein fpetzlin ift ouch ein
vogel, aber ein falck ift gar ein ander vogel weder (als) ein fpetz-

---

[1] R. Cruel a. a. O. S. 256—257.
[2] Berthold, ed. F. Pfeiffer. Bd. I. S. 554.
[3] Ebendas. Bd. I. S. 302. — [4] Ebendas. Bd. I. S. 559.
[5] Ebendas. Bd. I. S. 561. — [6] Ebendas. Bd. I. S. 413.
[7] Ebendas. Bd. I. S. 563. — [8] Ebendas. — [9] Ebendas. Bd. II. S. 263.
[10] R. Cruel a. a. O. S. 337. — [11] Ebendas. S. 488 ff.
[12] Ebendas. S. 490.

lin.“[1] Ein ander Mal berichtet er, Christus habe auf dem See Genezareth „als ein haſz mitt offnen ougen geſchlaffen.“[2] Dem Anhänger irdischen Gutes aber hält er vor, „das dein hertz ligt uff den ſelben rychtumb unnd yrdenſchen dingen, nit anders weder als ein roſſzkaefer in eim roſſztreck“[3], oder er vergleicht ihn mit dem Frosche, der von dem Kissen, auf das man ihn hebe, alsbald wieder in den Sumpf hineinhüpfe: „Wenn man ein froeſch uff ein küſſen ſetzt, ſo ſpringt er glichs wider haerab in treck, er mag uff dem küſſen nit bliben. Alſo auch biſt du im treck gelegen.“[4]

Was aber ganz besonders an unsern Predigern erfreut, ist das warme Herz, das in ihrer Brust für die unvergängliche Schönheit der Natur schlägt, und das nur aus dem innigsten Umgange mit dieser entsprungen sein kann. Mögen sie ihre Blicke nachts zum gestirnten Himmel erheben, oder mag ihnen im goldenen Lichte der Sonne die Erde erglänzen, immer und immer wieder sind sie der höchsten Bewunderung für die Herrlichkeit des Weltalls voll. So redet denn Berthold voller Entzücken von „der gezierde aller, dâ die almehtige got die werlt (Welt) mite gezieret hât, mit dem firmamente, unde wie er daz gezieret hât mit der sunnen (Sonne) unde mit dem edeln sternenschîne, mit edelkeit der steine unde mit maniger hande varwe unde mit ir kraft — unde mit maniger hande (Art) wurze (Pflanzen) unde mit maniger hande liehten (lichten) blüetevarwe unde gesmac (Geruch) der wurze unde der blüete unde der bluomen, und alle die genaemekeit (Annehmlichkeit) und alle die lustliche freude, die diu werlt hât von der sumerwunne unde von vogelsange unde von seitenklange unde von andern süezen stimmen, unde die freude die menschen anblic gît“[5] (gibt). Aber auch der Ton, den Geiler anschlägt, steht im schönsten Einklang hiermit, denn begeistert ruft er aus: „Nim numen (nur) ein foeglin, eyn diſtelzwiglin (Distelfinklein) für dich, und ſich wie das

---

[1] Geyler von Keyſerſzberg, *Poſtill.* teyl II. S. XXXIX. Pred. Am Zynſtag noch Reminiſcere.

[2] Ebendas. teyl I. S. XXIX. Pred. An dem vierden Sonnentag noch dem achtenden der heiligen dry künig tag.

[3] Ebendas. teyl III. S. LXXX. Pred. Am Fünfzehenden ſonnentag noch Trinitatis. — [4] Ebendas. — [5] Berthold, ed. F. Pfeiffer. Bd. I. S. 223.

got ſo hübſch un verwunderlich gemacht het, wie es ein klein ſpitzes
ſneblin het, uñ rote gele (gelbe) wiſze und mächerley federlin het,
und ſitzt uff eynē zwiglen, und kan ſo hübſch uñ lieblich ſingē, dz
eins ſich nit gnuog verwūdrē kan —. Nym numē ein bluom, ein
gilg (Lilie), uñ ſich das die von got ſo wunniglich gemacht und ge-
ſchaffē iſt, das eins moecht hinflieſſen in ſinē hertzē vō verwūderūg.“ [1]
In der deutſchen Litteratur dürfte das Lob der Natur nicht oft
ſchöner als in dieſen Stellen ausgeſprochen ſein, und ſo mögen
ſie denn unſerer unberedten Darſtellung zum beredten Schluſſe
dienen.

---

[1] Johañs geiler gnāt von keiferſzbergk, *Chriſtenlich bilgerſchafft.*
S. XXIX, vgl. Derſelbe, *Poſtill.* teyl III. S. LXXXII. Pred. Am Fünfftzehendeu
ſonnentag noch Trinitatis.

www.ingramcontent.com/pod-product-compliance
Lightning Source LLC
Chambersburg PA
CBHW030338270326
41926CB00009B/880